S. Micucci, N. Schmid

PflegeHeute

Lernen mit Fällen

Sarah Micucci, Nicole Schmid

PflegeHeute

Lernen mit Fällen

Pflegesituationen für die Ausbildung

2. Auflage

ELSEVIER

Elsevier GmbH, Bernhard-Wicki-Str. 5, 80636 München, Deutschland
Wir freuen uns über Ihr Feedback und Ihre Anregungen an kundendienst@elsevier.com

ISBN 978-3-437-26712-3
eISBN 978-3-437-05156-2

2. Auflage 2023

Wichtiger Hinweis

Die medizinischen Wissenschaften unterliegen einem sehr schnellen Wissenszuwachs. Der stetige Wandel von Methoden, Wirkstoffen und Erkenntnissen ist allen an diesem Werk Beteiligten bewusst. Sowohl der Verlag als auch die Autorinnen und Autoren und alle, die an der Entstehung dieses Werkes beteiligt waren, haben große Sorgfalt darauf verwandt, dass die Angaben zu Methoden, Anweisungen, Produkten, Anwendungen oder Konzepten dem aktuellen Wissensstand zum Zeitpunkt der Fertigstellung des Werkes entsprechen.
Der Verlag kann jedoch keine Gewähr für Angaben zu Dosierung und Applikationsformen übernehmen. Es sollte stets eine unabhängige und sorgfältige Überprüfung von Diagnosen und Arzneimitteldosierungen sowie möglicher Kontraindikationen erfolgen. Jede Dosierung oder Applikation liegt in der Verantwortung der Anwenderin oder des Anwenders. Die Elsevier GmbH, die Autorinnen und Autoren und alle, die an der Entstehung des Werkes mitgewirkt haben, können keinerlei Haftung in Bezug auf jegliche Verletzung und/oder Schäden an Personen oder Eigentum, im Rahmen von Produkthaftung, Fahrlässigkeit oder anderweitig übernehmen.

Für die Vollständigkeit und Auswahl der aufgeführten Medikamente übernimmt der Verlag keine Gewähr.
Geschützte Warennamen (Warenzeichen) werden in der Regel besonders kenntlich gemacht (®). Aus dem Fehlen eines solchen Hinweises kann jedoch nicht automatisch geschlossen werden, dass es sich um einen freien Warennamen handelt.

Bibliografische Information der Deutschen Nationalbibliothek
Die Deutsche Nationalbibliothek verzeichnet diese Publikation in der Deutschen Nationalbibliografie; detaillierte bibliografische Daten sind im Internet über https://www.dnb.de abrufbar.

24 25 26 27 5 4 3 2

In ihren Veröffentlichungen verfolgt die Elsevier GmbH das Ziel, genderneutrale Formulierungen für Personengruppen zu verwenden. Um jedoch den Textfluss nicht zu stören sowie die gestalterische Freiheit nicht einzuschränken, wurden bisweilen Kompromisse eingegangen. Selbstverständlich sind **immer alle Geschlechter** gemeint.

Planung: Martina Lauster, München
Projektmanagement und Herstellung: Nicole Kopp, München
Redaktion: Doris Tiu, Bonn; Ute Villwock, Heidelberg
Rechteklärung: Niklas Borck, Grünwald
Satz: abavo GmbH, Buchloe
Druck und Bindung: Drukarnia Dimograf Sp. z o. o., Bielsko-Biała/Polen
Umschlaggestaltung: Favoritbuero, München; SpieszDesign, Neu-Ulm
Titelfotografie: verasfotobuch, Vera Wagenpfeil, München
Titelillustrationen: © Macrovector/www.shutterstock.com
Aktuelle Informationen finden Sie im Internet unter **www.elsevier.de**

Vorwort

Liebe Auszubildende der Pflege,
Sie haben sich für einen überaus wichtigen und vielfältigen Beruf entschieden. Als Pflegefachpersonen begleiten und unterstützen Sie Menschen in allen Lebensphasen und Altersstufen. Dabei ist es wichtig, dass Sie als Vertreter der professionellen Pflege in der Lage sind, Ihre Aufgaben, Rollen und Arbeitszusammenhänge kompetent auszuführen und gegenüber der Gesellschaft darzustellen. Vieles hat sich getan in der Profession Pflege. Von den Herausforderungen der generalistischen Ausbildung über stetig neue pflegewissenschaftliche Erkenntnisse, bis hin zum demografischen Wandel und dem Anstieg der Anzahl multimorbider Menschen. Nicht zuletzt die weltweiten Auswirkungen der Covid-19-Pandemie haben vielen Pflegenden Großes abverlangt, jedoch auch darauf aufmerksam gemacht, wie wichtig jede einzelne Pflegefachperson ist. Ich möchte Sie bitten, sich dessen stets bewusst zu sein. Seien Sie mit Recht stolz auf Ihren Beruf. Denn Sie tragen eine große Verantwortung, welche – wissenschaftlich begründet – die Voraussetzung für eine optimale Versorgung unserer Gesellschaft ist.

Das vorliegende Lehr- und Arbeitsbuch soll Ihnen hierbei zur Seite stehen. In Anlehnung an das Lehrbuch **Pflege**Heute bietet es Ihnen zahlreiche Pflegesituationen, mit denen Sie praxisnah lernen können. Das heißt, jedes Kapitel bietet Möglichkeiten, theoretisches Wissen auf praktische Situationen im Pflegealltag zu übertragen. Im Sinne der Generalistik gilt es dabei, nicht nur eine Pflegesituation zu bearbeiten, sondern Wissen auf neue Situationen zu übertragen. Daher werden innerhalb eines Themenblocks zu pflegende Menschen unterschiedlicher Altersstufen und Lebensphasen oder auch Pflegesettings dargestellt. Ziel hierbei ist es, verschiedene Kontexte innerhalb eines Kapitelinhalts aufzuzeigen. Sie werden aufgefordert, Ihre Fähigkeiten dahingehend zu trainieren, Fachwissen aus einem Kontext heraus mit Neuem zu verknüpfen und in verschiedenen Pflegesituationen anzuwenden.

Wichtig bei der Bearbeitung der Aufgabe ist es nicht, immer direkt die korrekte Antwort parat zu haben. Vielmehr geht es darum, sich mit den Aufgabenstellungen auseinanderzusetzen, sich ggf. im Lösungsteil „auf die Sprünge" helfen zu lassen und in weiterer Literatur zu recherchieren. So kann beispielsweise bei Unsicherheiten für jede Aufgabe das **Pflege**Heute-Lehrbuch zu Hilfe genommen werden. **Pflege**Heute *Lernen mit Fällen* ist Ihr Fallbuch – nutzen Sie es so, wie es für Ihren persönlichen Lernprozess am besten ist. Markieren Sie Textabschnitte, machen Sie sich Notizen. Wo liegen Ihre Stärken? Was sollten Sie nochmal vertiefen? Die Reflexionsseiten bieten Ihnen die Möglichkeit, Übungen der vorigen Kapitel erneut zu überdenken sowie eigene Gedanken, Schwierigkeiten und individuelle Erfahrungen zu notieren.

Als Autorin liegt es mir sehr am Herzen, Ihnen Lernmaterial zur Verfügung zu stellen, welches neben dem Fachwissen auch auf die Individualität von zu pflegenden Menschen und Pflegefachpersonen eingeht. Fachwissen in realen Pflegesituationen anzuwenden bedeutet auch zu verstehen, dass das Gelernte nicht immer problemlos angewendet werden kann. Sie werden sich oft mit unerwarteten Herausforderungen konfrontiert sehen, denn jede Pflegesituation steht im Kontext mit der Patientensituation. Aber genau dadurch zeichnet sich auch das Schöne und Besondere an diesem Beruf aus: Pflege geschieht immer in Interaktion mit Menschen. Ich hoffe sehr, dass **Pflege**Heute *Lernen mit Fällen* mithilft, dies zu unterstreichen und wünsche Ihnen viel Freude und Erfolg beim Bearbeiten sowie während Ihrer beruflichen Laufbahn.

München, im November 2022
Sarah Micucci

Die Autorinnen

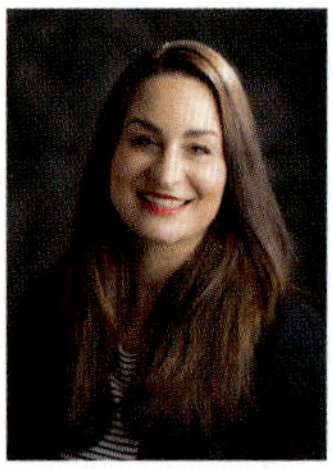

Sarah Micucci, geb. 1982 in Köln. Gesundheits- und Krankenpflegerin, Pflegepädagogin Bachelor (B.A.). Berufliche Tätigkeit auf einer Palliativstation, im Hospiz und in der ambulanten Pflege, arbeitet jetzt als externe Redakteurin und Autorin für Pflegefachliteratur.

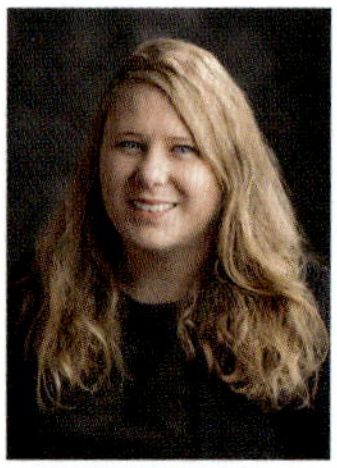

Nicole Schmid, geb. 1992 in Biberach. Gesundheits- und Kinderkrankenpflegerin, Pflegepädagogin Bachelor (B.A.). Arbeitet derzeit an der Berufsfachschule Pflege der ADK GmbH und als externe Autorin.

Abbildungsnachweis

Der Verweis auf die jeweilige Abbildungsquelle befindet sich bei allen Abbildungen in eckigen Klammern.

Alle nicht besonders gekennzeichneten Grafiken, Abbildungen und alle Mindmaps: **Heike Hübner,** Berlin

L138	Martha Kosthorst, Borken
L157	Susanne Adler, Lübeck
L190	Gerda Raichle, Ulm
L275	Martin Hoffmann, Neu-Ulm
V815	Achim Ruthner GmbH, Hirschhorn
W953	Aktion Saubere Hände. Charité – Universitätsmedizin Berlin
X221	Robert Koch Institut, Berlin

Fehler gefunden?

An unsere Inhalte haben wir sehr hohe Ansprüche. Trotz aller Sorgfalt kann es jedoch passieren, dass sich ein Fehler einschleicht oder fachlich-inhaltliche Aktualisierungen notwendig geworden sind.
Sobald ein relevanter Fehler entdeckt wird, stellen wir eine Korrektur zur Verfügung. Mit diesem QR-Code gelingt der schnelle Zugriff.

https://else4.de/978-3-437-26712-3

Wir sind dankbar für jeden Hinweis, der uns hilft, dieses Werk zu verbessern. Bitte richten Sie Ihre Anregungen, Lob und Kritik an folgende E-Mail-Adresse: kundendienst@elsevier.com

Inhaltsverzeichnis

AUFGABEN

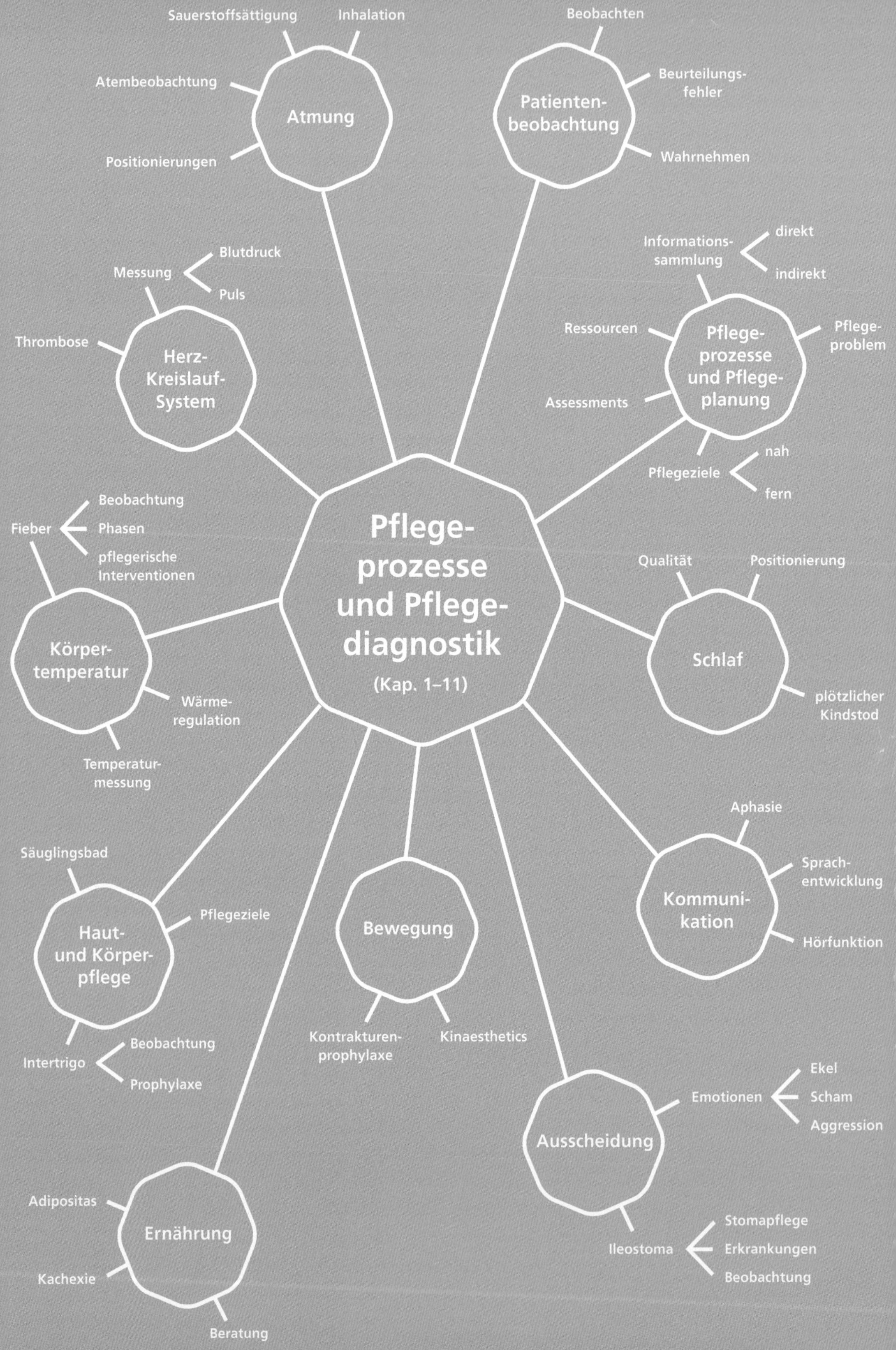
Pflegeprozesse und Pflegediagnostik
(Kap. 1–11)
Atmung
Sauerstoffsättigung
Inhalation
Atembeobachtung
Positionierungen
Patientenbeobachtung
Beobachten
Beurteilungsfehler
Wahrnehmen
Herz-Kreislauf-System
Messung
Blutdruck
Puls
Thrombose
Pflegeprozesse und Pflegeplanung
Informationssammlung
direkt
indirekt
Ressourcen
Pflegeproblem
Assessments
Pflegeziele
nah
fern
Körpertemperatur
Fieber
Beobachtung
Phasen
pflegerische Interventionen
Wärmeregulation
Temperaturmessung
Schlaf
Qualität
Positionierung
plötzlicher Kindstod
Haut- und Körperpflege
Säuglingsbad
Pflegeziele
Intertrigo
Beobachtung
Prophylaxe
Bewegung
Kontrakturenprophylaxe
Kinaesthetics
Kommunikation
Aphasie
Sprachentwicklung
Hörfunktion
Ausscheidung
Emotionen
Ekel
Scham
Aggression
Ileostoma
Stomapflege
Erkrankungen
Beobachtung
Ernährung
Adipositas
Kachexie
Beratung

1 VORBEHALTSAUFGABEN UND PFLEGEPROZESS-STEUERUNG

Pflegesituation

Frau Elisabeth Lindner ist 86 Jahre alt. Die ehemals leidenschaftliche Grundschullehrerein ist seit drei Jahren verwitwet. Seitdem lebt sie alleine in einem großen Haus. Es fällt ihr jedoch zunehmend schwer, sich im Haus ohne Unterstützung zu orientieren. Sie leidet an einer fortschreitenden altersbedingten Makuladegeneration und kann mittlerweile nur noch Schatten wahrnehmen. Gegenüber ihrer Tochter, die sie jedes Wochenende besucht, äußert Frau Lindner oft, nicht mehr leben zu wollen. Ihren Mann vermisst sie jeden Tag – vor allem die gemeinsamen Wanderungen. Heute schafft es die zunehmend geschwächte Dame nur noch bis auf die Bank in ihrem Garten, und dies auch nur an guten Tagen. Bei einer Körpergröße von 1,63 m und 46 kg Körpergewicht fällt es ihr schwer, mit dem Rollator die kleine Stufe vor der Eingangstür zu überwinden. Zusätzlich leidet Frau Lindner an starkem Schwindel. Unterstützung im Haushalt erhält sie von Montag bis Freitag durch eine Haushaltshilfe. Diese wurde von Frau Lindners Tochter insbesondere damit beauftragt, ihrer Mutter Essen zu kochen und sie daran zu erinnern, genügend zu trinken. Denn der Tochter ist zunehmend der trockene Hautzustand ihrer Mutter aufgefallen. Doch hierin ist die ältere Dame sehr eigen. Sie hat kaum noch Appetit, und wenn, dann schmeckt ihr nur das, was sie selbst kocht. Eines Tages findet die Haushaltshilfe Frau Lindner im Garten neben der Bank auf dem Boden bewusstlos vor. In unmittelbarer Nähe der umgekippte Rollator. Sie hat eine blutende Platzwunde an der Stirn und reagiert nicht auf Ansprache. Daraufhin informiert die Haushaltshilfe sofort den Notdienst. Im örtlichen Krankenhaus wird Frau Lindners Platzwunde mit wenigen Stichen genäht. Neben einer leichten Gehirnerschütterung hat sie eine distale Radiusfraktur, die operativ versorgt werden muss. Außerdem hat sie mehrere Prellungen an Oberkörper und Beinen sowie eine Hautablederung am rechten Schienbein. Auf der chirurgischen Unfallstation zeigt sich die ältere Dame orientiert, aber ängstlich. In einem Gespräch mit einer der zuständigen Pflegefachfrauen äußert sie: „Es ist mir sehr unangenehm, dass ich so oft klingeln muss, aber alleine finde ich mich hier noch nicht zurecht. Ich traue mich nicht, das Bett zu verlassen. Auch, weil mir dann der ganze Körper so weh tut.“ Die Pflegefachfrau sieht, dass Frau Lindner ihre Mahlzeit kaum angerührt hat, und spricht sie hierauf an. Diese erwidert: „Bitte seien Sie mir nicht böse, aber mir schmeckt das nicht. Außerdem fürchte ich, dass ich dann so oft auf Toilette muss. Ich habe solche Angst, wieder zu fallen.“

1

AUFGABEN

Erstellen Sie anhand der hier gegebenen Informationen eine Pflegeplanung für Frau Lindner nach dem 6-Schritt-Pflegeprozessmodell nach Fiechter und Meier. Die nachfolgenden Aufgabenstellungen werden Ihnen hierbei behilflich sein.

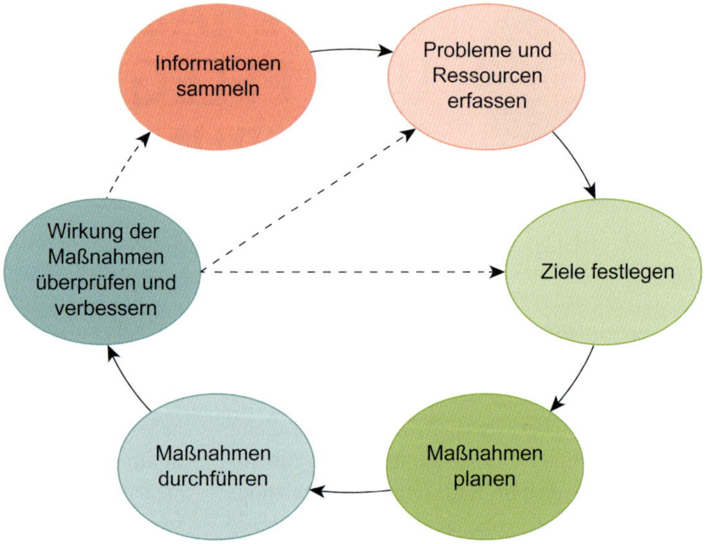

AUFGABE 1 Als erste Pflegeprozessphase dient die Informationssammlung. Was ist hierbei der Unterschied zwischen einer direkten und einer indirekten Information?

AUFGABE 2 Nennen Sie fünf mögliche Informationsquellen, die Pflegefachpersonen nutzen können.

AUFGABE 3 Sammeln Sie stichpunktartig alle Ihnen bekannten Informationen über Frau Lindner.

AUFGABE 4 Welche Informationen könnten darüber hinaus noch relevant sein und sollten in Erfahrung gebracht werden?

Die zweite Pflegeprozessphase besteht darin, Pflegeprobleme und Ressourcen zu erfassen. Als Ressource bezeichnet man in diesem Zusammenhang Fähigkeiten des Betroffenen, die zu berücksichtigen sind, um eine umfassende und aktivierende Pflege leisten zu können.

AUFGABE 5

Was genau versteht man unter einem Pflegeproblem?

a) Probleme, die sich durch fehlerhafte pflegerische Interventionen ergeben haben und nun kurativ zu behandeln sind.
b) Eine Beeinträchtigung der Gesundheit und Selbstständigkeit des zu pflegenden Menschen, deren Ausgleich nicht aus eigener Kraft heraus erlangt werden kann und die durch pflegerische Interventionen positiv beeinflusst werden kann.
c) Fähigkeiten und Fertigkeiten des zu pflegenden Menschen, welche durch Pflegefachpersonen nicht erkannt und gefördert werden.

AUFGABE 6

Neben körperlichen Fähigkeiten können weitere Ressourcen identifiziert werden. Welche sind das?

AUFGABE 7

Nennen Sie drei Pflegeprobleme, welche bei Frau Lindner bestehen. Orientieren Sie sich hierbei an dem ABEDL®-Modell nach Krohwinkel.

AUFGABE 8

Welche Ressourcen erkennen Sie bei Frau Lindner?

Nach dem Ermitteln der Pflegeprobleme und Ressourcen gilt es, im dritten Schritt des Pflegeprozesses realistische Pflegeziele zu formulieren, die sich an der individuellen Situation des zu pflegenden Menschen orientieren.

AUFGABE 9

Was unterscheidet hierbei Nahziele von Fernzielen?

AUFGABE 10

Korrekt formulierte Pflegeziele sollten bestimmte Anforderungen beinhalten, welche nach der SMART-Regel einzuhalten sind. Wofür stehen die Buchstaben SMART und worauf weisen sie hin?

S ____________________
M ____________________
A ____________________
R ____________________
T ____________________

AUFGABE 11

Formulieren Sie drei Nahziele für Frau Lindner, die sich auf ihre zuvor formulierten Pflegeprobleme beziehen.

Als nächster Schritt folgt die Planung der Pflegemaßnahmen. Entscheidungen hierzu werden von den Pflegefachpersonen – nach Möglichkeit in Abstimmung mit dem zu pflegenden Menschen – getroffen.

AUFGABE 12 Formulieren Sie zu jedem Ihrer Pflegeziele für Frau Lindner diejenigen Maßnahmen, die für die jeweilige Zielerreichung notwendig sind.

AUFGABE 13 Anhand welcher Entscheidungsgrundlagen wählen Pflegefachpersonen spezielle Pflegemaßnahmen aus?

Der fünfte Schritt im Pflegeprozessmodell nach Fiechter und Meier bezieht sich auf die Ausführung der geplanten Pflegemaßnahmen. Im sechsten Schritt werden die Maßnahmen auf ihre Wirkung überprüft und, falls erforderlich, angepasst.

AUFGABE 14 Wie hoch ist Ihrer Meinung nach der Wert des sechsten und letzten Schritts des Modells? Bitte begründen Sie Ihre Meinung.

NEUE PFLEGESITUATION

Nachdem sich Frau Lindners Allgemeinzustand stabilisiert hat, konnte sie nun wieder nach Hause entlassen werden. Ihr rechter Arm ist durch einen Gipsverband ruhiggestellt. Angesichts der noch immer vorliegenden Schmerzen durch die Fraktur und die Prellungen erhält Frau Lindner Analgetika. Dennoch verweilt sie oft in Schonhaltungen und möchte an vielen Tagen das Bett nicht verlassen. Schon vor der Entlassung aus dem Krankenhaus hat ihre Tochter Kontakt mit einem ambulanten Pflegedienst aufgenommen. Dieser besucht Frau Lindner nun zweimal täglich. Am Morgen, um sie bei der Körperpflege, dem An- und Auskleiden und der Medikamenteneinnahme zu unterstützen, sowie am Abend, um ihr zu helfen, sich bettfertig zu machen, und das Abendessen herzurichten. Ebenso sind die Pflegefachpersonen für die Wundversorgung ihres rechten Schienbeins zuständig. Frau Lindner zeigt sich gegenüber dem Pflegedienst freundlich. Dabei erscheint sie den Pflegefachpersonen jedoch zunehmend in sich gekehrt und resigniert. Gegenüber dem Pflegefachmann Theo Schmitz erwähnt sie einmal: „Ich sehe einfach nicht mehr den Sinn bei der ganzen Arbeit, die Sie sich hier machen. Mir bleibt doch eh nichts mehr, als hier zu sitzen und auf den Tod zu warten."

Um eine Pflegeplanung erstellen und regelmäßig evaluieren zu können, ist den Pflegefachpersonen des ambulanten Dienstes eine zielgerichtete und überlegte Einschätzung von Frau Lindners Zustand sehr wichtig. Dabei beziehen sie sich neben intuitiven Einschätzungen auf solche, die durch Pflegeassessmentinstrumente gestützt sind.

AUFGABE 15

Bitte nennen Sie drei Assessmentinstrumente, welche von Theo Schmitz und seinen Kollegen verwendet werden können, sowie zwei nicht instrumentengestützte Assessments.

AUFGABE 16

In der ambulanten Pflege wird die Qualität der pflegerischen Versorgung und der Pflegeplanung regelmäßig geprüft. Wer ist für diese Überprüfung zuständig?

NEUE PFLEGESITUATION

Vor seiner Tätigkeit bei dem ambulanten Pflegedienst war der Pflegefachmann Theo Schmitz Praxisanleiter in einem Pflegeheim. Er erinnert sich an eine Dame, die von ihrem Gemütszustand und ihrer körperlichen Verfassung her Frau Lindner sehr ähnelte. Damals, beim Einzug der Dame in das Pflegeheim, leitete er eine seiner Schülerinnen an, anhand diverser Assessmentinstrumente Informationen bezüglich der Bewohnerin zu sammeln. Für die Pflegeschülerin war der Umgang mit diversen Instrumenten ungewohnt, und sie hinterfragte des Öfteren deren Sinn. Theo Schmitz erläuterte ihr daraufhin Pro- und Kontra-Argumente diverser Assessmentmethoden.

AUFGABE 17

Bitte nennen Sie jeweils drei Argumente, die für und gegen Assessmentinstrumente vorgebracht werden können.

AUFGABE 18

Der Barthel-Index ist ein Instrument zur Erfassung der Selbstständigkeit bei grundlegenden Aktivitäten und umfasst 10 Items. Was sind Items?

a) Einzelfragen im Rahmen eines Assessments
b) Tests zur Erfassung der kognitiven Leistungsfähigkeit
c) Qualitätskriterien zur Überprüfung des Assessments

AUFGABE 19

Was versteht man unter Screenings?

a) Assessmentinstrumente für eine erste grobe Einschätzung
b) Varianten von Assessments
c) Assessmentmethoden, die eine gezielte Beobachtung fokussieren

SITUATIONSMERKMALE

Tab. 1.1 Situationsmerkmale, Kapitel 1

Handlungsanlass	• Sehstörungen aufgrund einer Makuladegeneration • Sturzrisiko • Schädel-Hirn-Trauma Grad 1 • Distale Radiusfraktur • Schmerzen • Appetitlosigkeit, Mangelernährung
Kontext	• Chirurgische Unfallstation einer Klinik
Akteure	• Zu pflegender Mensch Elisabeth Lindner (86 Jahre) • Pflegefachfrau • Haushaltshilfe • Tochter
Erleben/ Deuten/ Verarbeiten	**Elisabeth Lindner** • Pflegephänomene Abhängigkeit und Scham • Erleben von Hilfe- und Unterstützungsbedarf und Umgang mit der Zuweisung von „Pflegebedürftigkeit" • Unsicherheit und Angst vor Stürzen • Verschiedene individuelle Gründe für einen bewegungsarmen Lebensstil/eingeschränkte Mobilität **Pflegefachfrau** • Den eigenen Körper in Interaktion mit anderen erfahren • Wirksamkeit von Pflege, Nähe, Bezogenheit
Handlungsmuster	• Feststellung der Pflegebedarfe • Beratung, Schulung und Unterstützung bei der Erhaltung und Stärkung der eigenständigen Lebensführung • Eine sichere Umgebung für Menschen aller Altersstufen auch mit Beeinträchtigungen des Sehens gestalten

2 PATIENTENBEOBACHTUNG

Pflegesituation

Frau Elke Riederer ist 82 Jahre alt und lebt seit drei Jahren in einem Pflegeheim, da sie an einer Alzheimer-Demenz erkrankt ist und sich zuhause nicht mehr selbstständig versorgen konnte. Seit einem Jahr ist sie immobil. Die ältere Dame ist bei den Pflegefachpersonen für ihren offenen und humorvollen Charakter bekannt. Frau Riederer war in früheren Zeiten Besitzerin einer Kneipe und hat ihr halbes Leben lang hinter der Theke gearbeitet. An manchen Tagen spricht sie das Pflegepersonal und ihre Mitbewohner so an, als ob sie sich wieder in ihrer kleinen Eckkneipe befinden und mit ihren Gästen über die Höhen und Tiefen des Lebens philosophieren würde. Von den Pflegefachpersonen werden diese Momente, trotz Frau Riederers Erkrankung, als sehr positiv wahrgenommen. Sie bemerken, wie dann die Augen der älteren Dame zu strahlen beginnen und sie ohne Vorwarnung plötzlich anfängt, so herzlich zu lachen, dass die meisten ihrer Mitbewohner ebenfalls lachen müssen. Dabei klopft sie sich beherzt mit der flachen Hand auf den Schenkel. Wenn eine der Pflegefachpersonen dann fragt: „Frau Riederer, was ist denn so lustig?“, erwidert sie gerne: „Liebelein, ich hab' es dir schon hundertmal gesagt: Frau Riederer war meine Mutter, ich bin die Elke!“ Eines Abends wird die Bewohnerin, wie gewohnt nach dem Abendessen, von dem Pflegefachmann Albert Kuhn in ihr Zimmer gebracht. Auf die Frage, ob sie noch etwas im Rollstuhl sitzen bleiben und fernsehen möchte, erfolgt von der sonst so gesprächigen Frau nur ein kurzes: „Bett!“ Dem Pflegefachmann fällt ihr veränderter Gemütszustand sofort auf. Mithilfe eines Patientenlifters hebt er Frau Riederer in ihr Bett. Nachdem er ihre Hose ausgezogen hat, bittet er sie, sich auf ihre linke Seite zu drehen, damit er das Gesäß säubern und die Schutzhose wechseln kann. Frau Riederer folgt wie gewohnt der Anweisung, wobei dem Pflegefachmann auffällt, dass ihre Bewegungen heute verlangsamt sind und sie zunehmend geschwächt zu sein scheint. Während des Schutzhosenwechsels achtet Albert Kuhn besonders auf Frau Riederers Hautzustand. Er stellt zufrieden fest, dass dieser seit der Verwendung der Antidekubitusmatratze intakt ist und die Pflegemaßnahme erfolgreich zu sein scheint. Beim Ankleiden ihrer Pyjamahose bemerkt er jedoch auch einen zunehmend trockenen Hautzustand, woraufhin er die Beine und Füße der Dame eincremt und dabei sehr genau ihre Fersen inspiziert. Auch nach einem Fingerdrucktest sind dort keine Rötungen zu erkennen. Allerdings nimmt der Pflegfachmann, während er Frau Riederers Haut berührt, sofort wahr, dass sie sich sehr warm anfühlt. Daraufhin misst er ihre Körpertemperatur.

Die Pflegfachpersonen nehmen Frau Riederers Erinnerungen an frühere Ereignisse oft als positiv wahr. Ebenso beobachten sie die Bewohnerin, um diverse Maßnahmen, wie z. B. den Einsatz einer Antidekubitusmatratze, planen, steuern, überprüfen und anpassen zu können.

AUFGABE 1 Bitte erläutern Sie den Unterschied zwischen Wahrnehmen und Beobachten.

AUFGABE 2 Beobachtungsarten unterscheiden sich durch den Blickwinkel des Beobachters. Die Patientenbeobachtung, die der Pflegefachmann während der abendlichen Pflegemaßnahmen durchführt, nennt man…

a) teilnehmende Beobachtung.
b) nicht teilnehmende Beobachtung.

Bitte begründen Sie Ihre Meinung.

AUFGABE 3 Warum ist die Patientenbeobachtung eine Grundlage der professionellen Pflege, und inwiefern spielt Fachwissen hierbei eine Rolle?

AUFGABE 4 Nennen Sie fünf Faktoren, welche die Beobachtungsfähigkeit im pflegerischen Alltag hemmen können.

NEUE PFLEGESITUATION

Aufgrund seiner Beobachtungen hinsichtlich der Körpertemperatur und des Allgemeinzustands von Frau Riederer verständigt Albert Kuhn den zuständigen Arzt. Dieser diagnostiziert eine Pneumonie und ordnet wegen ihres labilen Zustands eine Krankenhauseinweisung an. Weil Frau Riederer jede Nacht frühestens um 3.00 Uhr einschläft, attestieren die Pflegefachpersonen in der Klinik eine Schlafstörung. Sie sehen hierin ein wesentliches Pflegeproblem, das sie auf die Demenz und die räumliche Umgewöhnung zurückführen. Der Besuch einer Pflegefachfrau aus dem Pflegeheim gibt Aufschluss darüber, dass Frau Riederer aufgrund ihrer jahrelangen Arbeit als Wirtin einen veränderten Tag-Nacht-Rhythmus hat und grundsätzlich immer erst zu dieser späten Stunde einschläft.

AUFGABE 5

Setzen Sie diese neu gewonnene Erkenntnis des Klinikpersonals in Zusammenhang mit folgender Aussage und erläutern Sie Ihre Stellungnahme:

Pflegende sind sich der möglichen Einschränkungen ihrer Beobachtungsfähigkeit sowie der Subjektivität ihrer Beobachtungen bewusst.

Das Urteil der Pflegefachpersonen in der Klinik bezüglich Frau Riederers Schlafstörungen wurde aufgrund falscher Schlussfolgerungen gebildet. Eine ungewohnte Umgebung führt zwar in vielen Fällen zu Schlafstörungen, kann aber im Umkehrschluss nicht jedem Menschen mit Schlafproblemen zugesprochen werden.

AUFGABE 6

Wie nennt man diese Form eines Beurteilungsfehlers? Bitte markieren Sie die korrekte Antwort.

a) Halo-Effekt
b) Kontrast-Effekt
c) Logischer Fehler
d) Milde-Effekt

AUFGABE 7

Pflegende beobachten mit ihren Sinnesorganen. Wodurch werden diese Beobachtungen häufig unterstützt? Bitte markieren Sie die korrekte Antwort (mehrere Antworten sind möglich).

a) Apparate und Instrumente (z. B. Thermometer, Waage, Monitoring-Geräte)
b) Assessments (z. B. Mini Nutritional Assessment zur Risikoeinschätzung einer Unterernährung)
c) Gespräche mit zu pflegenden Menschen, Angehörigen, Teammitgliedern sowie anderen Berufsgruppen

SITUATIONSMERKMALE

Tab. 2.1 Situationsmerkmale, Kapitel 2

Handlungsanlass	• Veränderter Zustand der Bewohnerin • Gesundheitsrisiken älterer Menschen
Kontext	• Einrichtung der stationären Langzeitpflege
Akteure	• Zu pflegender Mensch Elke Riederer (82 Jahre) • Pflegefachmann Albert Kuhn
Erleben/ Deuten/ Verarbeiten	**Elke Riederer** • Abhängigkeit und beeinträchtigte Selbstbestimmung • Wirksamkeit von Pflege • Nähe und Distanz • Erleben von Verlust sozialer Kontakte **Albert Kuhn** • Wahrnehmung von Veränderungen • Verantwortung angesichts möglicher Risiken • Pflegeprozess als Problemlösungs- und Beziehungsprozess • Nähe und Distanz • Wirksamkeit von Pflege
Handlungsmuster	• Gestaltung von Pflegesituationen • Interventionen zur Reduktion von Risiken • Menschen bei Alltagsaktivitäten in ihrer Mobilität unterstützen und bei Bedarf technische Hilfsmittel nutzen • Gestaltung von Pflegeprozessen unter Einbezug des Expertenstandards „Beziehungsgestaltung in der Pflege von Menschen mit Demenz" und relevanter Leitlinien sowie weiterer pflegewissenschaftlicher Erkenntnisse • Erzählungen und Erinnerungen anregen („narrative Kultur") • Sprachlich-prozedurale und leiblich-affektive Interaktion mit demenziell veränderten Menschen

3 ATMUNG

Pflegesituation

Schwungvoll betritt die Pflegefachfrau Viola Fink die Kinderarztpraxis: „Entschuldigung, heute Morgen war schon so viel auf den Straßen los." Eigentlich wollte sie schon früher in der Praxis eintreffen, denn heute ist der Terminkalender sehr voll. Impfungen, U-Untersuchungen, Blutabnahmen, grippale Infekte und die Notfälle, die noch zusätzlich versorgt werden müssen. Viola Fink eilt in die Umkleide, um sich umzuziehen. Sie ist schon auf dem Weg zur Anmeldung, als ihr Kollege, Dr. Manfred Kugler, ihr zuruft: „Kannst du mich gleich mal bitte unterstützen?" Das erste Kind im Untersuchungszimmer ist Victor Berger. Seit seinem ersten Lebensjahr hat er vermehrte Atemwegsinfekte, aber heute ist er nur zu einer Kontrolluntersuchung da. Der aktuell drei, fast vier Jahre alte Junge kommt gerne in die Kinderarztpraxis und setzt sich sofort auf die Behandlungsliege. „Wenn Sie bitte Victor gleich mal das T-Shirt ausziehen würden, damit wir ihn abhören und untersuchen können." Viola Fink legt das Stethoskop und weitere Utensilien bereit. Sie bittet die Mutter, ihren Sohn mithilfe eines Buchs abzulenken, um schon einmal die Atemfrequenz zu messen. Frau Berger liest ihrem Sohn leise aus dem Buch vor. Eine Minute später bestätigt Frau Fink der besorgten Mutter, dass die Atemfrequenz wieder im Normalbereich ist. Im nächsten Moment betritt Dr. Kugler das Behandlungszimmer: „So Victor, dann wollen wir mal sehen, wie es deiner Lunge geht." Victor beobachtet alles sehr aufmerksam. Dr. Kugler beendet die Untersuchung schließlich mit den Worten, auf die sich alle Kinder freuen: „Jetzt sind wir fertig. Die Mama kann dich wieder anziehen, und du darfst dir was aus der Schatzkiste raussuchen, weil du das so toll gemacht hast." Victors Mutter scheint jedoch noch besorgt zu sein und möchte genauer wissen, was sich beim Abhören der Lunge ergeben hat. Der Arzt beruhigt sie: „Die Lunge hört sich völlig frei an, und die Atmung ist auch wieder normal." Während er in der Schatztruhe wühlt, wird der kleine Victor neugierig. Er sieht zu der Pflegefachfrau hoch und fragt sie: „Wie ist das denn, wenn meine Atmung normal ist?"

AUFGABE 1 Wie wird eine normale Atmung in der Fachsprache bezeichnet?

a) Apnoe
b) Tachykardie
c) Eupnoe

AUFGABE 2 Welche Eigenschaften kennzeichnen eine normale Atmung?

AUFGABE 3 Bei welchen zu pflegenden Menschen ist eine gezielte Atembeobachtung notwendig? Kreuzen Sie die richtigen Aussagen an (mehrere Antworten sind möglich).

a) Mögliche Indikationen sind während einer Sauerstofftherapie und nach Gabe von atemdepressiven (die Atemfunktion beeinträchtigenden) Medikamenten.
b) Die Atembeobachtung muss ausschließlich bei zu pflegenden Menschen mit Lungenerkrankungen oder Atemauffälligkeiten durchgeführt werden.
c) Im Rahmen eines Erstgesprächs oder der Pflegeanamnese ist bei allen zu pflegenden Menschen eine gezielte Atembeobachtung notwendig.

AUFGABE 4 Was gilt es bei der Atembeobachtung zu berücksichtigen? Bitte entscheiden Sie, welche Aussagen richtig und welche falsch sind.

	Richtig	Falsch
Bei bewusstlosen zu pflegenden Menschen kann die Atemfrequenz durch das Auflegen der flachen Hand auf der Brust ermittelt werden.		
Bei Neugeborenen und Säuglingen kann die Atemfrequenz nur mit einem Monitor ermittelt werden.		
Kinder wie Victor sollten während der Datenerhebung abgelenkt werden. Ansonsten besteht die Möglichkeit, dass sie sehr tief und verändert atmen, da sie dieses Verhalten von ärztlichen Untersuchungen kennen.		
Wird der Mensch sich seiner Atmung bewusst, beeinflusst und verändert er diese. Deshalb sollte die Atmungsbeobachtung vorher angekündigt werden.		
Wird der Mensch sich seiner Atmung bewusst, beeinflusst und verändert er diese. Deshalb ist es günstig, nach Erfassung der Pulskontrolle das Handgelenk weiter zu halten. Dabei können die Atmung beobachtet und die Atemzüge gezählt werden.		

Aufgabe 5

Wie lange muss die Pflegefachfrau Viola Fink die Atemfrequenz zählen, um ein aussagekräftiges Ergebnis zu erhalten?

a) 15 Sekunden
b) 30 Sekunden
c) 1 Minute

NEUE PFLEGESITUATION

„Kinderarztpraxis Dr. Kugler, guten Morgen." „Hallo hier ist Frau Berger, die Mutter von Victor. Wir waren letzte Woche bei Ihnen zur Kontrolluntersuchung. Seit zwei Tagen hat Victor wieder Atemprobleme und hustet ganz schlimm. Der Husten ist so schlimm, dass sogar Blut im Sputum war." Als Frau Berger mit Victor eine Stunde später in der Kinderarztpraxis ankommt, hat sich seine Atmung nochmals verschlechtert. Die medizinische Fachangestellte Frau Gerner bringt Victor sofort in das Behandlungszimmer und kontrolliert die Sauerstoffsättigung. Da diese nur 88 % beträgt, erhält Victor eine Sauerstofftherapie. Er zeigt eine deutliche Dyspnoe und ein Rasselgeräusch beim Atmen. Dr. Manfred Kugler kommt sofort dazu, bringt ihn in eine Oberkörperhochpositionierung und lässt Victor mittels eines Spacers inhalieren. „Ich kann eine deutliche Minderbelüftung des unteren linken Lungenflügels hören und einen exspiratorischen Stridor", äußert Dr. Kugler, als er mit der Auskultation fertig ist. Er informiert sofort den Rettungsdienst, der Victor in die Kinderklinik bringt.

AUFGABE 6

Was wird unter dem Begriff Sauerstoffsättigung verstanden?

AUFGABE 7

Nennen Sie den Normwert der Sauerstoffsättigung.

a) < 90 %
b) < 95 %
c) 98–100 %

AUFGABE 8 Verbinden Sie die aufgeführten Begrifflichkeiten mit den jeweiligen zugehörigen Erläuterungen bzw. Definitionen.

Dyspnoe	Abhorchen z. B. der Lunge oder des Herzens mittels eines Stethoskops.
Rasselgeräusch	Pfeifendes Atemgeräusch, das durch eine Verengung der Atemwege entsteht.
Minderbelüftung	Abhusten bzw. Aushusten von blutigem Sekret oder von geringen Mengen an Blut.
Stridor	Atemgeräusch, das im Rahmen einer Auskultation differenziert werden kann.
Hämoptyse	Geringe Belüftung einzelner Abschnitte bzw. Bereiche der Lunge. Ursachen können eine flache Atmung oder ein Sekretstau sein.
Auskultation	Atemnot. Stellt ein bedrohliches Ereignis dar, das Ausdruck einer schweren Atemstörung ist.

AUFGABE 9 Victor zeigt deutliche Symptome einer Dyspnoe. Nennen Sie vier mögliche Dyspnoe-Zeichen, die im Kindes- sowie im Erwachsenenalter beobachtet werden können.

AUFGABE 10

Die Oberkörperhochpositionierung ist eine mögliche Maßnahme, um die Belüftung der Lunge zu verbessern. Welche der folgenden Aussagen zu ventilationsfördernden Maßnahmen sind richtig, welche sind falsch?

	Richtig	Falsch
Atemerleichternde und -unterstützende Positionierungen, z. B. die V-A-T-I-Positionierung, fördern eine bewusste Atmung. Die V-Positionierung bewirkt eine Dehnung des oberen und vorderen Lungenbereichs.		
Eine atemstimulierende Einreibung bewirkt eine regelmäßige und vertiefte Atmung. Durch die bewusste Wahrnehmung des Körpers konzentriert sich der zu pflegende Mensch auf die eigene Atmung.		
Feuchtwarme Wickel um den Thoraxbereich fördern eine bessere Durchblutung. Auch durch die Verstärkung mit Zusätzen wie z. B. Zitronensaft kann eine entspannende und beruhigende Wirkung entstehen. Zusätzlich besteht eine sekretlösende Wirkung.		

AUFGABE 11

Die Inhalation bei Victor erfolgt mit einem Spacer (Dosieraerosol). Dabei wird das Arzneimittel mithilfe eines Treibgases vernebelt. Bringen Sie die folgenden Aussagen durch Nummerierung von 1–4 in die korrekte Reihenfolge.

	Arzneimittelbehälter entsprechend der Vorrichtung auf den Spacer setzen
	Medikamentenbehälter schütteln und Verschlusskappe entfernen
	Wenn vorhanden, Spacer mit Verschlusskappe verschließen
	Entweder Spacer mit einem Hub des Medikaments füllen, dann Verschlusskappe entfernen und inhalieren, oder die Auslösung des Hubs erfolgt gleichzeitig mit einer tiefen, aber langsamen Einatmung

AUFGABE 12

Nennen Sie zwei weitere Prinzipien, welche generell bei allen Inhalationssystemen während der Inhalation beachtet werden müssen.

SITUATIONSMERKMALE

Tab. 3.1 Situationsmerkmale, Kapitel 3

Handlungsanlass	• Kontrolluntersuchung beim Kinderarzt nach mehreren Atemwegsinfekten
Kontext	• Kinderarztpraxis
Akteure	• Pflegefachfrau Viola Fink • Kinderarzt Dr. Manfred Kugler • Zu pflegendes Kind Victor Berger (3 Jahre) • Mutter
Erleben/ Deuten/ Verarbeiten	**Victor Berger** • Interesse zeigen • Erleben von Unsicherheit der Mutter • Wunsch nach Normalität **Mutter** • Erleben von Angst und Unsicherheit • Zeitliche, physische und psychische Beanspruchung von pflegenden Bezugspersonen **Viola Fink** • Freude über vollzogene Entwicklungsschritte eines Kindes • Verantwortung in der inter- und intraprofessionellen Zusammenarbeit
Handlungsmuster	• Zusammenarbeit im interprofessionellen Team • Beobachtung und Einschätzung von Atmung und Atemwegsobstruktionen bei einem Kind • Information, Schulung und Beratung von Kindern und Jugendlichen und ihren Bezugspersonen

4 HERZ-KREISLAUF-SYSTEM

Pflegesituation

Es ist 7:10 Uhr an einem Mittwochmorgen. Die Auszubildende Lea Morgenstern und der Pflegefachmann Martin Jakobs sind auf ihrem morgendlichen Rundgang durch die Patientenzimmer der chirurgischen Station eines Krankenhauses. Die Schülerin befindet sich momentan am Ende ihres ersten Ausbildungsjahres zur Pflegefachfrau. Mittlerweile hat sie schon eine gewisse Routine bei der Überprüfung der Vitalzeichen. Sie klopft an die Tür des nächsten Zimmers und begrüßt die Patientinnen. Lea Morgenstern wendet sich der Dame im ersten Bett, Frau Maria Kölsch, zu. Freundlich erkundigt sie sich nach dem Befinden der 64-Jährigen und fragt, ob sie heute Nacht gut geschlafen habe. Frau Kölsch: „Ganz gut, danke. Ich habe nur immer Angst, dass ich mit dieser Nadel hier irgendwo hängen bleibe. Aber ich glaube, die sitzt noch, oder?“ Frau Kölsch verweist auf den periphervenösen Zugang an ihrem linken Unterarm. Lea Morgenstern überprüft die Venenverweilkanüle und bereitet dann alles für die Vitalzeichenkontrolle und deren Dokumentation vor. Die Pflegeschülerin unterrichtet Frau Kölsch darüber, dass sie nun den Puls misst, und ertastet ihr Handgelenk. „Ich glaube, da werden Sie Probleme haben, etwas zu spüren, Frau Morgenstern. Zumindest haben mir das schon viele Ihrer Kollegen gesagt.“ Der Pflegefachmann Martin Jakobs hat die Unterhaltung zwischen den beiden Frauen mitgehört und wirft ein: „Das stimmt, Lea, da habe auch ich Probleme. Versuch es am besten direkt an der Carotis.“ Die Auszubildende muss kurz überlegen, weiß aber dann, was gemeint ist. Die Pulsfrequenz liegt bei 76/Min. Lea Morgenstern setzt die morgendlichen Routinemaßnahmen fort, legt die Manschette um den Arm der Patientin und beginnt, den Blutdruck zu messen – 140/90 mmHg. Martin Jakobs betrachtet die Werte: „Na, das sieht doch gut aus, Frau Kölsch. Dann kann die Frau Morgenstern Sie ja jetzt direkt mit ins Bad begleiten und Ihnen bei der Körperpflege helfen. Ich denke, alleine wird das noch nicht gehen nach Ihrer Schulter-OP.“ Frau Kölsch scheint wenig begeistert: „Ach, könnten wir das heute nicht im Bett machen, wie bei meiner Bettnachbarin gestern? Mir tut schließlich auch jede Bewegung mit dem Arm weh.“ Der Pflegefachmann erwidert: „Das glaube ich Ihnen. Wir können Ihnen gerne die verordnete Bedarfsmedikation vorweg bringen. Aber es ist sehr wichtig, dass Sie sich bewegen. Nach Möglichkeit auch nicht nur ins Bad und zurück, Frau Kölsch. Wir wollen ja nicht, dass Sie eine Thrombose bekommen.“

AUFGABE 1 Ist es von Bedeutung, an welchem Arm die Pflegeschülerin bei Frau Kölsch Blutdruck misst? Bitte begründen Sie Ihre Meinung.

AUFGABE 2 Welche Indikationen sind ausschlaggebend dafür, dass an einem Arm kein Blutdruck gemessen werden darf? Bitte markieren Sie die korrekten Antworten (mehrere Antworten sind möglich).

a) Shunt bei Dialysepatienten
b) Sensibilitätsstörung oder gelähmter Arm z. B. bei zu pflegenden Menschen mit Apoplex
c) Tätowierungen, die mehr als 2/3 des Arms bedecken
d) Lymphödem
e) Venöse oder arterielle Gefäßzugänge

AUFGABE 3 Lea Morgenstern misst den Puls von Frau Kölsch an der Arteria carotis communis (Halsschlagader). Bitte beschriften Sie die nachfolgende Abbildung mit den jeweiligen Fachbegriffen weiterer geeigneter Taststellen zur Pulsmessung.

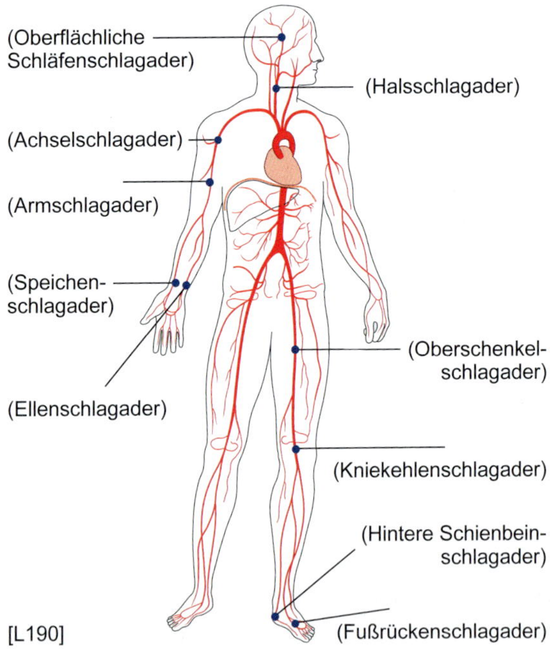

[L190]

AUFGABE 4

Der Pflegefachmann Martin Jakobs verweist auf die hohe Relevanz der Thromboseprophylaxe durch Mobilisation. Nennen Sie die drei Hauptursachen, welche nach der Virchow-Trias das Entstehen einer Thrombose begünstigen.

NEUE PFLEGESITUATION

Es ist Blockwoche. Die Pflegeschüler sind im Klassenzimmer und warten auf den Lehrer. Es herrscht viel Unruhe. Der erste Schultag nach den Praxiseinsätzen ist immer der interessanteste. Alle tauschen sich über ihre neuen Erfahrungen aus, auch über positive und negative Situationen aus dem Praxisalltag. So auch Lea Morgenstern, die sich angeregt mit ihrer Klassenkameradin Samira Güler unterhält. Samira hat ihren letzten Praxiseinsatz auf einer Kinderstation absolviert und scheint noch immer sehr begeistert zu sein. Euphorisch berichtet sie: „Der Umgang mit den Kindern ist so schön! Und es ist so interessant, dass bei den kleinen Säuglingen ja letztlich schon alle Körperfunktionen eines erwachsenen Menschen da sind. Natürlich mit anderen Werten, da muss man sich aber erstmal dran gewöhnen."

AUFGABE 5

Was passt zusammen? Bitte verbinden Sie das Alter mit den jeweils korrekten Richtwerten für die Pulsfrequenz.

Alter	Pulsfrequenz
Neugeborene (bis 28. Lt.)	70/Min.
Kleinkinder (2.–3. Lj.)	80/Min.
Kinder (4.–12. Lj.)	90/Min.
Jugendliche (13.–18. Lj.)	140/Min.
Erwachsene (ab. 19. Lj.)	95/Min.
Ältere Menschen (ab ca. 60. Lj.)	120/Min.

AUFGABE 6 Auch die physiologischen Blutdruckwerte stehen in Abhängigkeit vom Lebensalter. Bitte verbinden Sie das Alter mit den jeweils korrekten Richtwerten.

Neugeborene (> 2.000 g, bis 28. Lt.)	100/60
Säuglinge (29. Lt.–1. Lj.)	140/90
Kleinkinder (2.–3. Lj.)	120/80
Kinder (4.–12. Lj.)	60/40
Jugendliche (13.–18. Lj.)	80/60
Erwachsene (ab 19. Lj.)	95/60
Ältere Menschen > 60 Jahre	110/70

SITUATIONSMERKMALE

Tab. 4.1 Situationsmerkmale, Kapitel 4

Handlungsanlass	• Postoperativer Unterstützungsbedarf • Gesundheitsrisiken durch Mobilitätsbeeinträchtigungen, z. B. Thrombose- und Sturzrisiko
Kontext	• Chirurgische Station eines Krankenhauses
Akteure	• Auszubildende Lea Morgenstern • Pflegefachmann Martin Jakobs • Zu pflegender Mensch Maria Kölsch
Erleben/ Deuten/ Verarbeiten	**Maria Kölsch** • Akuter Schmerz • Abhängigkeit und beeinträchtigte Selbstbestimmung • Unsicherheit und Angst vor Schmerzen **Lea Morgenstern** • Gefühl der Verunsicherung • Hierarchische Arbeitszusammenhänge
Handlungsmuster	• Mitwirkung im Team • Postoperative Pflege • Schmerzmanagement (bei akuten Schmerzen) • Information, Schulung und Beratung in Krisensituationen • Dokumentation der Vitalzeichenwerte • Aufgaben angepasst an die Qualifikationsprofile und -niveaus im Pflegeteam delegieren und koordinieren

SELBSTREFLEXION

Bei welchen Themen und Aufgabenstellungen der letzten Kapitel habe ich mich sicher gefühlt?

Welche Themen und Aufgabenstellungen der letzten Kapitel waren für mich schwieriger zu bearbeiten?

Wo genau lagen meine Verständnisprobleme?

Was kann ich machen, um diese Verständnisprobleme zu überwinden?

Nach der Bearbeitung der Kapitel haben sich folgende Fragen an meine Praxisanleiterin oder meine Lehrerin ergeben:

Welche kapitelbezogenen Themen, die innerhalb der Fragestellungen nicht behandelt wurden, würden mich interessieren?

Gibt es Erlebnisse aus meinen Praxiserfahrungen, die ich mit den bearbeiteten Fallbeispielen und Aufgabenstellungen in Verbindung bringen kann? Kamen mir Situationen bekannt vor?

Was nehme ich für meinen nächsten praktischen Einsatz mit?

5 KÖRPERTEMPERATUR

Pflegesituation

„Entschuldigung, können Sie mal bitte Mateo anschauen. Diese Hautfarbe im Gesicht hatte er noch nie. Ich glaube er ist schon wieder unterkühlt." Frau Genter streichelt ihren Sohn Mateo vorsichtig übers Gesicht. Die Pflegefachfrau Anette Ottmann geht sofort an den Vorratsschrank im Patientenzimmer und entnimmt eine Mütze und eine Decke. „Das ist alles noch normal, Frau Genter. Mateo schafft es noch nicht, seine Körpertemperatur selbstständig aufrechtzuerhalten. Wir ziehen ihm jetzt zusätzlich eine Mütze auf und legen ihm noch eine leichte Bettdecke über. Vielen Frühgeborenen reicht die Körperwärme der Mutter beim Känguruhen. Bei Mateo ist das leider noch nicht der Fall, aber das ist in Ordnung. Wenn Sie ihm nachher eine frische Windel anlegen, kontrollieren Sie bitte rektal nochmal seine Körperkerntemperatur." Frau Genter hört dies nicht zum ersten Mal. Sie weiß, dass ihr kleiner Sohn noch Probleme mit dem Aufrechterhalten der Körpertemperatur hat. Aber sie wünscht sich so sehr, dass das alles schneller geht. Mateo war bei der Geburt in der 36. Schwangerschaftswoche (36+3); er wurde also etwas früher als errechnet geboren. Außer der unreifen Körpertemperaturregulation zeigt Mateo ansonsten keine weiteren Einschränkungen. Momentan liegt er daher noch in einem Wärmebett mit 35,5 Grad. So sind seine Körpertemperaturwerte in Normaltemperaturbereich.

AUFGABE 1 Frau Genter befürchtet, dass Mateo unterkühlt. Kreuzen Sie in diesem Zusammenhang die richtigen Aussagen an. Mehrere Antworten sind möglich.

a) Der Fachbegriff für Unterkühlung ist die Hyperthermie.
b) Unter 35 °C Körpertemperatur spricht man von einer Hypothermie.
c) Ursache von Mateos Körperregulationsstörung ist die Unreife des Temperaturregulationszentrums.
d) Um beim Wickeln einer Hypothermie vorzubeugen, kann ein Wärmestrahler genutzt werden.
e) Es dürfen keine angewärmten Infusionen verwendet werden.

AUFGABE 2 Im speziell eingestellten Wärmebett befindet sich Mateos Körpertemperatur im Normaltemperaturbereich. Ordnen Sie die Fieberhöhen den entsprechenden Temperaturbereichen zu.

Normaltemperatur	38,6 °C–39,0 °C
Subfebrile Temperatur	38,1 °C–38,5 °C
Leichtes Fieber	37,5 °C–38,0 °C
Mäßiges Fieber	40,0 °C–42,0 °C
Hohes Fieber	39,1 °C–39,9 °C
Sehr hohes Fieber	36,5 °C–37,4 °C

AUFGABE 3 Nennen Sie die Besonderheiten der Wärmeregulation bei Neugeborenen.

AUFGABE 4 Erläutern Sie, was bei der rektalen Temperaturmessung bei Mateo zu beachten ist. Nennen Sie eine alternative Methode der Temperaturmessung.

NEUE PFLEGESITUATION

Mateos Mutter ist nach der Aussage der Pflegefachfrau nun wieder etwas beruhigter. Sie betrachtet ihren Sohn. Plötzlich muss sie an ihren kürzlich verstorbenen Vater denken. „Ein Leben geht und ein Neues kommt.", besinnt sie sich einen Moment lang. Dabei kommt ihr der Gedanke, wie viele Parallelen es doch gibt. Ihr Vater, welchen sie als pflegende Angehörige über einen längeren Zeitraum mit ambulanter pflegerischer Unterstützung zuhause versorgte, war in seinem letzten Lebensjahr nicht mehr orientiert und zeitweise sehr unruhig. Beim Wechsel der Schutzhose haben die Pflegefachfrauen damals ebenfalls rektal die Körpertemperatur gemessen, nachdem sie die warme, gerötete Haut des zu pflegenden Menschen wahrgenommen haben. Frau Genter erinnert sich, dass sie sich zu diesem Zeitpunkt sehr große Sorgen machte, da ihr Vater nichts essen wollte und sich in einem sehr geschwächten Allgemeinzustand befand.

AUFGABE 5

Fieber verläuft in drei Phasen. Bitte benennen Sie diese mit den entsprechenden Symptomen. In welcher dieser Phasen befindet sich der Vater von Frau Genter in der beschriebenen Situation?

AUFGABE 6

Warum sollten Pflegende einen zu pflegenden Menschen insbesondere im Fieberabfall engmaschig beobachten?

NEUE PFLEGESITUATION

Nach einiger Zeit betritt die Pflegefachfrau Anette Ottmann erneut das Zimmer, um sich zu vergewissern, wie es dem kleinen Mateo geht. Frau Genter: „Darf ich Sie mal etwas fragen? Wenn wir früher Fieber hatten, hat uns unsere Mutter immer Wadenwickel gemacht. Und als mein Vater älter war und ich mich um ihn kümmerte, habe ich sie auch einmal bei ihm angelegt, als er fieberte. Meines Erachtens hilft das immer sehr gut. Aber ist das jetzt eigentlich nur ein bewährtes Hausmittelchen, oder wird das auch in der professionellen Pflege angewendet? Machen Sie das in der Kinderkrankenpflege auch?"

AUFGABE 7

Bitte antworten Sie anstelle der Pflegefachfrau: Werden in der professionellen Pflege Wadenwickel angewendet?

AUFGABE 8

Welche Besonderheit ist bezüglich der Anwendung von Wadenwickeln bei Kleinkindern zu beachten?

SITUATIONSMERKMALE

Tab. 5.1 Situationsmerkmale, Kapitel 5

Handlungsanlass	• Pflegebedarfe von Frühgeborenen: Wärmeverlust
Kontext	• Wochenbettstation
Akteure	• Mutter Frau Genter • Zu pflegender Säugling Mateo • Pflegefachfrau Anette Ottmann
Erleben/ Deuten/ Verarbeiten	**Frau Genter** • Angst, Unsicherheit **Anette Ottmann** • Erleben einer moderaten Frühgeburt mit leichter Unreife
Handlungsmuster	• Pflegerische Unterstützung bei der Versorgung eines Neu-/Frühgeborenen • Risikoeinschätzung/frühzeitiges Erkennen von Gesundheits- und Entwicklungsrisiken bei Frühgeborenen • Erhebung des Unterstützungs- und Informationsbedarfs der Bezugspersonen • Beobachtung und Einschätzung der Vitalität des Frühgeborenen

6 HAUT- UND KÖRPERPFLEGE

Pflegesituation

Susanne Müller hat vor fünf Monaten erfolgreich ihre Ausbildung zur Pflegefachfrau abgeschlossen. Seitdem arbeitet sie für einen ambulanten Pflegedienst. Hier fährt Frau Müller unter anderem täglich zu dem 63-jährigen Herrn Alfred Gratz. Herr Gratz ist Witwer und wohnt in einem alten Bauernhaus auf dem Land. Im gleichen Haus, jedoch separiert, wohnt seine Schwester, Frau Bayer, mit ihrer Familie. Seiner Arbeit kann Herr Gratz aufgrund einer rheumatischen Erkrankung nicht mehr nachgehen. Zentrales Problem ist die schmerzhaft eingeschränkte Beweglichkeit, die durch sein Körpergewicht noch verstärkt wird. Bei einer Körpergröße von 1,83 wiegt Herr Gratz aktuell 154 kg und ist somit stark adipös. Seit einigen Wochen sind durch seinen Hausarzt Kompressionsstrümpfe verordnet. Die Aufgabe des Pflegedienstes besteht darin, diese am Morgen an- und am Abend auszuziehen sowie den zu pflegenden Menschen bei der Körperpflege zu unterstützen. Diese Aufgabe kann mitunter einiges an Überzeugungsarbeit beinhalten, denn für den sehr freundlichen und gesprächigen Mann scheint die Körperhygiene nicht im Vordergrund zu stehen. Eher bezeichnet er sie als lästiges Übel, um das viel zu viel Aufwand betrieben wird. Oft verweigert er die morgendliche Körperpflege mit dem Argument, seine Schwester werde ihm später behilflich sein.

Es ist 19:00 Uhr, Susanne Müller befindet sich auf ihrer Spätdienst-Tour und ist nun bei Herrn Gratz eingetroffen. Es war ein heißer Tag. Die Pflegefachfrau nimmt einen unangenehmen Körpergeruch wahr. Nach dem Ausziehen der Kompressionsstrümpfe bereitet sie eine Waschschüssel vor, um die Beine abzuwaschen und danach einzucremen. Herr Gratz: „Das schäumt ja gar nicht! Also, wenn das schon sein muss, dann machen Sie doch mal ordentlich was rein. Ist doch genug Duschgel da. Ach, und noch eine Bitte: Könnten Sie mir bitte kurz helfen, das Oberteil auszuziehen, und mal unter meiner rechten Brust nachsehen, ob da was ist? Das tut irgendwie weh.“ Susanne Müller wechselt ihre Einmalhandschuhe und hebt vorsichtig die Brust des adipösen Mannes an, welcher in Brust- und Bauchfalten stark transpiriert. Der Hautzustand an beschriebener Stelle ist stark mazeriert, gerötet und wund. Die Pflegefachfrau: „Herr Gratz, ich fürchte hier ist eine Intertrigo entstanden. Wissen Sie, was das ist?“ Herr Gratz: „Nein, aber am besten cremen Sie es gut ein und machen da einfach ein Pflaster drauf. Dann kann das nicht so aneinander reiben. Und eine Salbe zur Wundheilung kann ja nicht schaden, oder?“

AUFGABE 1 Was versteht man unter einer Intertrigo? Bitte erklären Sie an Frau Müllers Stelle Herrn Gratz die Begrifflichkeit.

AUFGABE 2 Im Sinne der Gesundheitsförderung und Prävention berät Frau Müller Herrn Gratz zu seiner individuellen Haut- und Körperpflege. Welche Aussage wäre passend bezüglich seiner Forderung nach mehr Duschgel im Wasser?

a) Das Waschen mit Seife oder Duschgel beinhaltet grundsätzlich ein folgendes Entfernen der Reinigungsmittel mit klarem Wasser. Da diese zusätzliche Leistung nicht im Leistungskatalog des zu pflegenden Menschen aufgeführt ist, muss von der Verwendung jeglicher Reinigungszusätze abgesehen werden.
b) In diesem Fall stehen das Wohlbefinden und der Wunsch des zu pflegenden Menschen im Mittelpunkt. Die Pflege sollte Empathie zeigen und auf das Bedürfnis reagieren, indem zukünftig mehr Waschlotion verwendet wird.
c) Normale Seifen und Waschlotionen sollten nur in Maßen bzw. nur bei starken Verschmutzungen verwendet werden, da sie einen stark alkalischen pH-Wert haben, der den sauren pH-Wert der Haut zerstört. Zusätzlich führen sie zu einer starken Entfettung der Haut. Da das Waschen der Beine nach dem Ausziehen der Kompressionsstrümpfe mehr dem Wohlbefinden und der Erfrischung als der Säuberung gilt, sollte von dem gewünschten „Schaumbad“ abgesehen werden.

AUFGABE 3 Nennen Sie fünf Ziele der Hautreinigung.

AUFGABE 4 Warum sind Pflaster und Wundsalbe in diesem Fall nicht heilungsfördernd? Bitte klären Sie Herrn Gratz auf.

NEUE PFLEGESITUATION

Nach einer genaueren Beobachtung des Hautzustands von Herrn Gratz ist festzuhalten, dass an mehreren Körperstellen ein Intertrigorisiko besteht. Da seine Schwester sich bereit erklärt hat, ihren Bruder bei alltäglichen Aktivitäten und auch bei der Körperpflege zu unterstützen, vereinbart die Pflegefachfrau Susanne Müller einen Termin gemeinsam mit ihr und Herrn Gratz. Ziel ist es, den zu pflegenden Menschen und die Angehörige über eine gezielte Beobachtung der Haut, Hautveränderungen und vorbeugende Maßnahmen zur Intertrigoprophylaxe aufzuklären und zu beraten. Frau Bayer zeigt sich sehr interessiert: „Es ist schon faszinierend, was alles allein durch die Körperpflege erreicht werden kann. Vor Jahren lag ich mit hohem Fieber im Krankenhaus. Ich erinnere mich, dass eine Pflegerin mich am ganzen Körper gewaschen hat und es tatsächlich besser wurde. Wonach hat das damals noch gerochen?"

AUFGABE 5 Haben Sie eine Idee, um welche Waschung es sich damals bei Frau Bayer gehandelt haben könnte und welchen Geruch sie wahrgenommen hat?

AUFGABE 6

Welche prophylaktischen Maßnahmen kann Susanne Müller Herrn Gratz und seiner Schwester aufzeigen, die bei konsequenter Durchführung sehr wirkungsvoll zur Vermeidung einer Intertrigo sind? Bitte nennen Sie sechs Intertrigoprophylaxen.

AUFGABE 7

Bitte ergänzen Sie den folgenden Satz.

Die Pflegefachfrau leitet Frau Bayer an, bei einer Hautreinigung von einer zu hohen Wassertemperatur abzusehen, …

a) weil zu warmes Wasser die Durchblutungsfähigkeit hemmt.
b) weil, je heißer das Wasser ist, umso mehr Fett aus der Haut entfernt wird.
c) weil bei warmem Wasser die Gefahr einer Keimbesiedlung auf der Haut besteht.
d) weil durch kühles Wasser die Patienten wacher werden.

NEUE PFLEGESITUATION

Während die frisch examinierte Pflegefachfrau die Angehörige bei der Durchführung der erklärten Pflegemaßnahmen beobachtet, empfindet sie es als sehr schönes Gefühl, nun selbst in der beratenden Position sein zu dürfen. Noch vor Kurzem war sie diejenige, die als Schülerin bei der Körperpflege angeleitet wurde. Hierbei erinnert sie sich, dass sie damals vor allem auf der Neugeborenenstation große Angst hatte, etwas falsch zu machen.

AUFGABE 8

Im Rahmen einer Anleitungssituation musste die Schülerin ein Säuglingsbad durchführen. Nennen Sie fünf Prinzipien, die bei einem Säuglingsbad beachtet werden müssen.

AUFGABE 9

Die Schülerin erinnert sich an die damalige Aussage einer Mutter: „Aber eine halbe Stunde baden tut dem Baby gut. Das machen wir jetzt häufiger die Woche." Was würden Sie der Mutter auf Grundlage dieser Aussage raten?

AUFGABE 10

Auch bei Säuglingen kann eine Intertrigogefahr vorliegen. Die Rede ist dann jedoch von einer Windeldermatitis. Kreuzen Sie die richtigen Antworten zur Vorbeugung oder Verbesserung einer Windeldermatitis an (mehrere Antworten sind möglich).

a) Sollten bereits Anzeichen einer Windeldermatitis auftreten, sollte die Anwendung von Stoffwindeln vermieden werden.
b) Bei einem „Wundsein" im Intimbereich der Säuglinge reicht es meistens aus, häufiger zu wickeln.
c) Den Säugling zeitweise ohne Windel liegen lassen. So kommt Luft an das Gesäß.
d) Eine gründliche Reinigung ist durch ein starkes Reiben des Windelbereichs zu gewährleisten.

AUFGABE 11 Häufig werden Säuglinge und Kleinkinder am Wickeltisch gewaschen. Nennen Sie eine essenzielle Besonderheit, die dabei beachtet werden muss.

AUFGABE 12 Neugeborene und Säuglinge sind an den Fingerkuppen sehr empfindlich. Bereits kleine Verletzungen am Nagelbett können bei einem schwerwiegenden Verlauf zu einer Sepsis führen. Welche der folgenden Aussagen ist richtig oder falsch?

	Richtig	Falsch
Die Nagelpflege sollte in den ersten drei Lebenswochen des Neugeborenen niemals durchgeführt werden.		
Nur bei äußerstem Bedarf kann in den ersten vier Lebenswochen vorsichtig die Nagelpflege durchgeführt werden – allerdings mit besonderer Vorsicht.		

SITUATIONSMERKMALE

Tab. 6.1 Situationsmerkmale, Kapitel 6

Handlungsanlass	• Veränderungen des Hautzustands und Erfordernis entsprechend ausgewählter Prophylaxen • Schmerzen
Kontext	• Ambulanter Pflegedienst – häusliches Setting
Akteure	• Pflegefachfrau Susanne Müller • Zu pflegender Mensch Alfred Gratz
Erleben/ Deuten/ Verarbeiten	**Alfred Gratz** • Pflegebedürftigkeit und das Gefühl von Abhängigkeit • Erleben von Hilfe- und Unterstützungsbedarf • Scham • Biografisch bedingte Gewohnheiten **Susanne Müller** • Umgang mit dem Recht auf Verwahrlosung
Handlungsmuster	• Gesundheit und Autonomie bei Beeinträchtigungen der Selbstversorgung gestalten • Informieren, beraten, schulen

7 ERNÄHRUNG

Pflegesituation

Als die Pflegeschülerin Anna Jäger das Patientenzimmer der 10-jährigen Anette Siegsdörfer betritt, sitzt diese tränenüberströmt auf ihrem Bett. Die Schülerin ist sich zunächst nicht sicher, ob sie das junge Mädchen ansprechen soll oder nicht. Ihre Mutter scheint momentan nicht vor Ort zu sein. Anna Jäger entscheidet sich, die Initiative zu ergreifen, und spricht Anette vorsichtig an: „Anette, tut dir etwas weh? Geht es dir nicht gut?" Doch das Mädchen reagiert nicht. „Soll ich deine Mama anrufen?" „Nein, bloß nicht meine Mama – die ist doch an allem schuld!", schreit sie plötzlich auf. Nach einiger Zeit gelingt es der Auszubildenden doch noch, das Vertrauen des zu pflegenden Kindes zu gewinnen. Anette öffnet sich im Gespräch zunehmend und zeigt der Pflegeschülerin letztlich den Grund für ihre Niedergeschlagenheit: Ein Video auf ihrem Handy. Hierauf zu sehen sind einige ihrer Mitschüler, welche ein Lied über Anettes Figur singen und sich zweifellos über sie lustig machen. Dass Anette Siegsdörfer kaum etwas von ihren Freunden erzählt, ist dem Team der Kinderstation für Essstörungen bereits aufgefallen. Mit ihren 10 Jahren wiegt Anette schon 48 kg bei einer Größe von 1,20 m. Bereits beim Aufnahmegespräch berichtete ihre Mutter, dass Anette ein großes Mobbing-Problem in ihrer Klasse hat und kaum Freunde findet. Die Einweisung zu der stationären Betreuung erfolgte durch die zuständige Kinderärztin. Die Erhebung der Messwerte des jungen Mädchens sowie ihre depressive Neigung machten der Ärztin zunehmend Sorgen.

AUFGABE 1 Nennen Sie Ursachen, die im Kindesalter zu Adipositas führen können.

AUFGABE 2 Welche Kostform würden Sie im Krankenhaus für Anette Siegsdörfer bestellen?

a) Wunschkost
b) Purinarme Diät
c) Energiedefinierte Kost
d) Vollkost

Die Folgen von Mangel- bzw. Überernährung führen erst in einem höheren Lebensalter zu immensen körperlichen Einschränkungen. Umso wichtiger ist es auch im Bereich der pflegerischen Versorgung von Kindern, dass zu pflegende Menschen und ihre Angehörigen aufgeklärt werden.

AUFGABE 3 Bitte ergänzen Sie den nachfolgenden Text durch die aufgeführten Begriffe.

Hypertonie – Vitamine – essenzielle – Energielieferant – zu pflegende Menschen – Ernährungsberatung – Kohlenhydrate

Die Energieversorgung des Körpers ist auf die Zufuhr von Nahrungsmitteln angewiesen. Diese dienen dem Organismus als ________________. Eine vollwertige Ernährung als Grundprinzip ist daher enorm wichtig. Unter anderem sollte sie die drei energieliefernden Nahrungsbestandteile beinhalten: Fett, Eiweiß und Kohlenhydrate. ________________ decken den größten täglichen Bedarf mit 55–60 % der Gesamtkalorienzahl ab. Neben einem ausreichenden Bedarf an Nährstoffen benötigt der Organismus ________________, Mineralstoffe und Ballaststoffe. Durch komplexe metabolische Stoffwechselvorgänge können bestimmte Nahrungsmittelbestandteile umgewandelt und gespeichert werden. Andere Nahrungsmittelbestandteile, wie z. B. einige Vitamine, können nicht vom Organismus selbst produziert werden und müssen zugeführt werden. Diese werden auch als ________________ Nahrungsbestandteile bezeichnet. Besteht ein Übergewicht, kann dies zu starken körperlichen Einschränkungen führen. Übergewicht begünstigt bereits im Kindesalter Störungen des Fettstoffwechsels, ________________ und einen Diabetes mellitus als Folgeerkrankung. Durch eine ________________ können die individuellen Bedürfnisse sowie Risikofaktoren von zu pflegende Menschen wie Anette Siegsdörfer beachtet und das Essverhalten an Ernährungsregeln angepasst werden. Die Entscheidung, bestehende Ernährungsgewohnheiten zu ändern, muss in erster Linie vom ________________ selbst getroffen werden.

AUFGABE 4

Welche Aussagen zur Beurteilung der Ernährungssituation sind korrekt? Mehrere Antworten sind möglich.

a) Der Body-Mass-Index (BMI) kann bereits ab dem Säuglingsalter verwendet werden.
b) Mittels Perzentilenkurven kann festgestellt werden, ob der Gewichts- und Körpergrößenverlauf „im Rahmen" liegt. Dadurch wird der Entwicklungsverlauf des Kindes festgehalten.
c) Der Body-Mass-Index (BMI) betrachtet das Verhältnis von Körpergewicht und Körpergröße.
d) Zur Erfassung der Ernährungssituation muss das Ernährungsverhalten im Zusammenhang mit dem Kindesalter betrachtet werden.

NEUE PFLEGESITUATION

Ein wesentlicher Teil der stationären Betreuung wie im Fall von Anette Siegsdörfer ist die Beratung der zu pflegenden Menschen und deren Angehörigen. Involviert sind hierbei Diätassistenten und Pflegende. Die Pflegeschülerin Anna Jäger erinnert sich in diesem Zusammenhang an eine Beratungssituation, die sie wenige Monate zuvor bei ihrem Einsatz auf einer anderen Station erlebt hat. Der zu pflegende Mensch, Herr Mutter, war 86 Jahre alt. Er litt an einem Morbus Parkinson und war aufgrund eines Schädel-Hirn-Traumas nach einem Sturz auf die Schläfe stationär aufgenommen worden. Schon kurz nach seiner Aufnahme fiel Herr Mutter den Pflegefachpersonen aufgrund seiner Essgewohnheiten auf. Der kachektische, in sich zurückgezogen wirkende Mann verweigerte häufig die Mahlzeiten. Auch Versuche, ihn zum Trinken zu animieren, schienen oft vergebens. Als die Auszubildende in einem Frühdienst die Tabletts vom Mittagessen abräumte, fand sie Herrn Mutter in seinem Zimmer hustend und nach Luft ringend vor. Sofort betätigte sie die Notfallklingel, und dem Patienten konnte geholfen werden. Kurz danach erfolgte das Beratungsgespräch, bei dem neben den Pflegefachpersonen auch Herrn Mutters Tochter sowie eine weitere Fachkraft vor Ort waren.

AUFGABE 5

Auf welche Störung lassen die Anzeichen bei Herrn Mutter schließen? Bitte nennen Sie den Fachausdruck.

AUFGABE 6

Bei dem Beratungsgespräch war neben der Pflege noch eine weitere Profession vertreten. Welche könnte das sein? Bitte ergänzen Sie folgenden Satz mit der korrekten Lösung:

Die Behandlung von Schluckstörungen fällt in den Aufgabenbereich der…
a) Kinaesthetics.
b) Podologie.
c) Orthopädie.
d) Logopädie.

Situationen, wie sie die Pflegeschülerin mit Herrn Mutter erlebt hat, sind keine Seltenheit und können lebensbedrohlich werden. Um diesen vorzubeugen, müssen insbesondere Pflegende auf diverse Maßnahmen achten.

AUFGABE 7 Von welcher Prophylaxe ist hier die Rede?

AUFGABE 8 Nennen Sie vier prophylaktische Maßnahmen, die im Fall von Herrn Mutter einem „Verschlucken" entgegenwirken können.

SITUATIONSMERKMALE

Tab. 7.1 Situationsmerkmale, Kapitel 7

Handlungsanlass	• Adipositas • Depressive Neigung
Kontext	• Stationäre Kinderstation für Essstörungen
Akteure	• Auszubildende Anna Jäger • Zu pflegendes Kind Anette Siegsdörfer (10 Jahre)
Erleben/ Deuten/ Verarbeiten	**Anette Siegsdörfer** • Erleben von Stigmatisierung • Körperliches und emotionales Wohlbefinden • Traurigkeit, anders zu sein **Anna Jäger** • Wahrnehmung von kindlicher Verletzlichkeit und Schutzbedürftigkeit • Nähe und Verbundenheit zu den zu pflegenden Kindern und Jugendlichen
Handlungsmuster	• Beziehungsaufbau und -gestaltung • Emotionale Unterstützung des Kindes • Unterstützung im Umgang mit der gegenwärtigen Situation und Förderung des Wohlbefindens • Stärkung der Selbstwirksamkeit und Rollenfindung • Beratung und Schulung von älteren Kindern

8 AUSSCHEIDUNG

Pflegesituation

„Dass ich sowas mal mitmachen muss, damit hätte ich nie gerechnet." Martina Baltes schüttelt ungläubig den Kopf. Sie liegt in ihrem Bett und hebt das T-Shirt an, sodass ihr Bauch sichtbar wird. Dabei wendet sie sich vom Geschehen ab, als wolle sie gar nicht mitbekommen, was jetzt passiert. Die Pflegefachfrau Sophia Dimitriadis hat alle Materialien, die sie zum Wechsel des zweiteiligen Versorgungssystems benötigt, vorbereitet. Frau Dimitriadis gibt sich viel Mühe, die Dame, welche es pflegerisch zu versorgen gilt, zu beruhigen, und informiert sie über die nachfolgenden Schritte. Auch wenn es sich für sie um eine Routinemaßnahme handelt, ist sich die Pflegefachfrau darüber bewusst, dass der nun folgende Anblick für Frau Baltes noch alles andere als gewöhnlich ist. Bei der Patientin wurde kürzlich aufgrund eines Morbus Crohn eine Dickdarmresektion durchgeführt und ein endständiges Ileostoma angelegt. Die neue Lebenssituation der 64-jährigen Frau bedarf nicht nur des besonderen Einfühlungsvermögens vonseiten der Ärzte und des Pflegepersonals. Es gilt auch, Frau Baltes dahingehend anzuleiten, dass sie schon bald in der Lage ist, eigenständig die Versorgung und Pflege des Stomas durchzuführen. Der erste Versorgungswechsel des Systems ist bereits erfolgt. Nun heißt es, sich nach und nach an den Anblick zu gewöhnen, um in den Prozess involviert zu werden. Sophia Dimitriadis, die bereits den ersten Wechsel durchgeführt hat, beurteilt die Situation heute jedoch schon als ein wenig entspannter. Frau Baltes wirkt gesprächiger und traut sich nun doch, einen Blick auf das freigelegte Ileostoma zu werfen: „Ohje, das ist ja ganz rot und guckt raus! Ist das so richtig?"

AUFGABE 1 Bitte ergänzen Sie den folgenden Satz: Ein Ileostoma ist eine…

a) temporäre Stomaanlage im Colon sigmoideum.
b) chirurgisch herbeigeführte Ableitung des Urins durch die Haut nach außen.
c) operativ geschaffene Öffnung des Dünndarms zur Körperoberfläche.

AUFGABE 2 Frau Baltes scheint der Anblick des rötlich hervorstehenden Stomas zu beängstigen. Die nachfolgenden Aussagen beziehen sich auf Beobachtungsschwerpunkte. Bitte geben Sie an, ob diese richtig oder falsch sind.

	Richtig	Falsch
Das Stoma muss immer deutlich über Hautniveau (prominent) angelegt sein, damit eine optimale Stomaversorgung gewährleistet werden kann.		
Die umgebende Haut sollte feucht gehalten werden, da ein trockener Hautzustand zu starkem Juckreiz unter der Basisplatte führen kann.		
Eine weißliche Verfärbung des Stomas weist darauf hin, dass ein Pilzbefall vorliegt.		
Eine rosarote Färbung des Stomas ist physiologisch und weist auf eine gute Durchblutung hin.		

AUFGABE 3 Die Pflegefachfrau hat sich im Vorfeld alle benötigten Materialien zur Stomapflege zurechtgelegt. Welche Materialien werden hierbei benötigt? Bitte benennen Sie diese.

NEUE PFLEGESITUATION

Während der pflegerischen Maßnahme scheint Frau Baltes schon bald um einiges beruhigter. Sie beobachtet die Pflegefachfrau bei der Durchführung und seufzt: „Wissen Sie, alt zu werden ist nun wirklich nicht schön. Jedenfalls habe ich mir das immer anders vorgestellt. Ich wollte noch weiterhin in meinem Verein aktiv sein, vielleicht noch ein paar Busreisen mit meinen Freundinnen unternehmen. Wie soll das jetzt alles damit funktionieren? Ich glaube, essen darf ich jetzt auch nicht mehr, was ich will, dabei habe ich immer so gerne gegessen." Sophia Dimitriadis kann Frau Baltes Ängste nachempfinden und erwidert: „Frau Baltes, glauben Sie mir, eine der obersten Prioritäten besteht darin, dass Sie Ihre Lebensqualität behalten und sich so schnell wie möglich wieder in Ihrem gewohnten Umfeld bewegen können. Reisen und Vereinstätigkeiten sollten bestimmt kein Problem sein. Auch Sport und viele andere Aktivitäten sind mit einem Stoma möglich. Aber darauf wird Ihre Stomatherapeutin noch genauer eingehen. Es gibt übrigens viele Menschen mit einem Stoma, die um einiges jünger sind als Sie. Selbst bei Kindern und sogar Säuglingen sind Stomaanlagen keine Seltenheit."

AUFGABE 4

Eine Stomaanlage kann in jedem Lebensalter notwendig sein. Entscheidend dabei ist die zugrunde liegende Erkrankung. Nennen Sie vier Erkrankungen, die eine Indikation im Säuglings- und Kindesalter für eine Stomaanlage darstellen.

AUFGABE 5

Die Unreife des Säureschutzmantels und der Hautschichten stellt bei Neu- und Frühgeborenen ein erhöhtes Risiko für Infektionen und Hautirritationen dar. Kreuzen Sie die richtigen Aussagen zum Hautschutz an.

a) Da adhäsive Pasten Alkohol enthalten, sind diese bei Kindern und zu pflegenden Menschen, welche bereits eine geschädigte Haut aufweisen, nicht geeignet.
b) Modellierstreifen enthalten Alkohol und sind deshalb bei Neugeborenen nicht anzuwenden.
c) Bei zu pflegenden Menschen, die zu Allergien neigen, eignen sich adhäsive Platten. Diese verfügen über ein geringeres Allergiepotenzial.
d) Zum Entfernen von Kleberückständen kann Wundbenzin verwendet werden.
e) Zur Hautpflege im Bereich des Stomas können fettfreie und transparente Hautschutzlotionen genutzt werden.

AUFGABE 6

Die Mutter möchte ihren Säugling einige Tage nach der Stomaanlage wieder stillen. Welche Aussage ist korrekt?

a) Dies ist nicht möglich, da eine spezielle Diät notwendig ist.
b) Sofern nicht wegen der Grunderkrankung des Säuglings eine Diät eingehalten werden muss, kann die Mutter ihr Kind wieder stillen.

NEUE PFLEGESITUATION

Noch bevor Sophia Dimitriadis das neue Versorgungssystem anbringen konnte, entleert sich ein wenig dünnbreiiger Stuhlgang aus dem Stoma. Frau Baltes erschrickt: „Ach herrje! Tut mir leid! Das ist mir ja so unangenehm! Ich kann das gar nicht steuern! Und Sie Ärmste müssen das auch noch alles mitansehen – das ist ja so peinlich!" Lächelnd erwidert die Pflegefachfrau: „Frau Baltes, keine Sorge, das muss Ihnen vor mir und meinen Kollegen ganz bestimmt nicht unangenehm sein." In diesem Moment muss Frau Dimitriadis an eine ältere, demente Dame denken, die sich ihr Stoma-System abgerissen hatte und ihr stuhlverschmiert auf dem Stationsflur entgegenkam. Der Gedanke an diese Situation, die bereits einige Jahre zurückliegt, löst auch heute noch starken Ekel in ihr aus, obwohl sie die Frau sehr gerne mochte. Zu jener Zeit hatte Frau Dimitriadis aufgrund ihrer Gefühle ein sehr schlechtes Gewissen – schließlich war sie doch die Pflegerin. Heute weiß sie besser mit solchen Emotionen umzugehen.

AUFGABE 7

Aus welchem Grund ist bei einem Ileostoma der Stuhl flüssig bis dünnbreiig?

AUFGABE 8

Ekelgefühle sind in der Pflege keine Seltenheit. So gehört die Konfrontation mit Ausscheidungen zu den alltäglichen Situationen. Es ist wichtig, mit diesen Emotionen richtig umzugehen und sie nicht zu unterdrücken. Bitte ergänzen Sie dazu den nachfolgenden Text.

zu pflegenden Menschen – Gewaltprävention – Gerüchen – unterdrücken – Toleranzgrenzen – Ekelmanagement – Unterdrückung – Aggression – Team – Ekels – beruflich

Das Gefühl des ________________ ist eine angeborene Emotion und dient dem Aufzeigen von persönlichen ________________. Im Kontext der Profession Pflege kann sich Ekel als sehr belastend bei der Ausübung alltäglicher pflegerischer Maßnahmen auswirken. In vielen Situationen können Pflegende einerseits das natürliche Bedürfnis verspüren, ekelerregenden Anblicken, ________________ etc. auszuweichen, andererseits besteht jedoch auch im Sinne der Empathie und Patientenfürsorge der Anspruch, Ekel zu ________________. Da es ________________ bedingt meist nicht möglich ist, sich abstoßenden Gegebenheiten zu entziehen, besteht ein großes Risiko, dass sich bei Pflegenden eine Frustration ausbreitet. Diese kann sich mit der Zeit in ________________ wandeln, die unter Umständen auf die ________________ übertragen wird. Somit spielt die Unterdrückung von Emotionen – also auch die ________________ von Ekel – eine wesentliche Rolle bei der Entstehung von „Gewalt in der Pflege“. Eine wichtige Strategie zur ________________ gegenüber zu pflegenden Menschen besteht darin, dass Pflegende lernen, in beruflichen Situationen mit Ekelgefühlen umzugehen und ein ________________ anzuwenden. Austausch und gegenseitige Unterstützung im ________________ hat dabei einen sehr hohen Stellenwert.

SITUATIONSMERKMALE

Tab. 8.1 Situationsmerkmale, Kapitel 8

Handlungsanlass	• Neuanlage eines endständigen Ileostomas • Versorgungswechsel des Systems • Belastende Gefühle des zu pflegenden Menschen
Kontext	• Klinik
Akteure	• Pflegefachfrau Sophia Dimitriadis • Zu pflegender Mensch Martina Baltes (64 Jahre)
Erleben/ Deuten/ Verarbeiten	**Martina Baltes** • Umgang mit einer neuen Lebenssituation • Anpassungsleistungen und Bewältigungsressourcen **Sophia Dimitriadis** • Sensibilität und Empathie
Handlungsmuster	• Information, Schulung und Beratung in Krisen- und Konfliktsituationen • Förderung des psychischen Wohlbefindens • Kommunizieren, informieren, schulen

9 BEWEGUNG

Pflegesituation

Es ist Blockwoche. Die Schülerinnen und Schüler des zweiten Ausbildungsjahres zur/zum Pflegefachfrau/Pflegefachmann befinden sich in ihrem Klassenraum, darunter Nadja Schreber. Die 20-jährige Auszubildende hält ein Arbeitsblatt in ihren Händen, das der Lehrer in der Klasse ausgeteilt hat. Thema des heutigen Tages ist die Kontrakturenprophylaxe. Nadja Schreber betrachtet die Abbildung, die auf der ersten Seite zu sehen ist, sowie die nachfolgenden Fragestellungen.

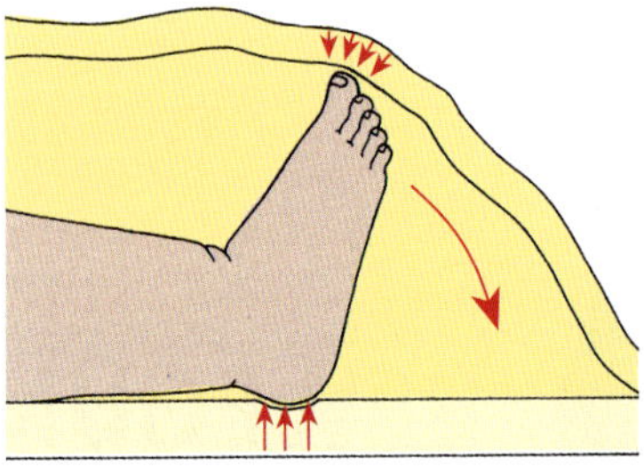

[L157]

AUFGABE 1 Definieren Sie den Begriff Kontraktur.

AUFGABE 2 Nennen Sie fünf Risikofaktoren, die eine Kontraktur begünstigen können.

AUFGABE 3 Welche Aussagen sind korrekt? Mehrere Antworten sind möglich.

a) Maßnahmen zur Kontrakturenprophylaxe werden in mobilitätsfördernde und positionsunterstützende Interventionen unterschieden.
b) Kontrakturenprophylaxe kann in Pflegehandlungen integriert werden.
c) Maßnahmen zur Kontrakturenprophylaxe beinhalten eine Risikoerkennung, Maßnahmenplanung, Durchführung und Evaluation.
d) Eine Weichpositionierung ist grundsätzlich förderlich, um Kontakturen vorzubeugen.

AUFGABE 4 Die Abbildung verdeutlicht das Risiko einer Kontraktur des oberen Sprunggelenks in Streckstellung. Um welche besondere Form einer Kontraktur handelt es sich hierbei? Welche zu pflegenden Menschen sind hiervon am häufigsten betroffen?

NEUE PFLEGESITUATION

Während der Unterrichtseinheit verweist der Lehrer mehrmals auf die hohe Bedeutung des Themas für die Pflege. Nadja Schreber bemerkt hierzu gegenüber ihrer Sitznachbarin: „Wahrscheinlich insbesondere im Bereich der Altenpflege. Für die Kinderkrankenpflege braucht man das wohl eher nicht, oder?"

AUFGABE 5 Liegt die Schülerin mit ihrer Vermutung richtig, oder spielen Kontrakturen und deren Prophylaxen bei der Pflege von Kindern ebenfalls eine Rolle? Wenn ja, nennen Sie Beispiele in Bezug auf die Kinderkrankenpflege.

NEUE PFLEGESITUATION

Der Schulblock ist vorbei und es warten neue Praxiserfahrungen auf die Auszubildenden. Nadja Schreber hat die Möglichkeit, einen Einsatz bei einem ambulanten Pflegedienst zu absolvieren. Heute begleitet sie die Pflegefachfrau Irina Schäfer. Der erste Besuch am heutigen Tag gilt dem 93-jährigen Herrn Werner. Er wurde erst vor kurzem in die ambulante Versorgung aufgenommen. Herr Werner lebt mit seiner zehn Jahre jüngeren Ehefrau zusammen, die sich seit Jahren um ihren zunehmend immobiler werdenden Ehemann kümmert. In der letzten Zeit scheint sie jedoch den Anstrengungen nicht mehr gewachsen zu sein. Insbesondere nachdem vor einem Jahr ihr Mann im Bad gestürzt ist und sich eine Schenkelhalsfraktur zugezogen hat, scheint Herr Werner vor jedem Transfer verängstigt. Das eigenständige Gehen ist ihm seither nicht mehr möglich. Die meiste Zeit des Tages verbringt er in seinem Pflegebett. So hat sich Frau Werner entschlossen, eine 24-Stunden-Kraft zur täglichen Unterstützung sowie den ambulanten Pflegedienst hinzuzuziehen. Nach einer vorherigen Absprache soll es unter anderem auch Aufgabe des ambulanten Dienstes sein, die 24-Stunden-Betreuerin Frau Sanja Stancovic, die durch eine serbische Agentur beauftragt wurde, bei Fragen und Unsicherheiten zu unterstützen und anzuleiten. Die Pflegefachfrau Irina Schäfer, Frau Stancovic und die Pflegeschülerin haben Herrn Werner bei der morgendlichen Körperpflege unterstützt und angekleidet. Zum Frühstück erfolgt nun normalerweise ein Transfer in den Sessel, doch heute möchte er lieber im Bett bleiben. Herr Werner gibt an, sich zu schwach zu fühlen. Nachdem das Kopfteil des Bettes hochgestellt und der zu versorgende Mann in eine angenehme Oberkörperhochpositionierung gebracht wurde, betrachtet die Pflegefachfrau seine Füße, welche auf der Matratze Richtung Bettende aufliegen. „Nadja, was fällt dir auf, wenn du Herrn Werners Füße betrachtest?" Die Schülerin hat eine Ahnung, worauf sie hinaus will. Schon beim Anziehen der Strümpfe ist ihr aufgefallen, dass die Füße stark versteift und in zunehmend gestreckter Position sind. Nadja Schreber erinnert sich an den Unterricht zur Kontrakturenprophylaxe.

AUFGABE 6

Die Pflegefachfrau macht die 24-Stunden-Betreuerin Frau Sanja Stancovic auf die bereits veränderte Gelenkfunktion aufmerksam und leitet sie zu prophylaktischen Maßnahmen an. Welche könnten das im Fall von Herrn Werner sein?

Frau Stancovic ist dankbar für die pflegerische Anleitung. Nach den Pflegemaßnahmen bemerkt sie gegenüber den beiden Frauen, dass sie sich in den letzten Wochen zunehmend mit Kinaesthetics auseinandergesetzt hat. Gerne würde sie diese Form der Bewegungslehre vermehrt in den pflegerischen Alltag bei Familie Werner integrieren.

AUFGABE 7

Nennen Sie drei Ziele der Kinaesthetics, die insbesondere dieses Konzept von anderen Formen der Bewegung absetzen.

SITUATIONSMERKMALE

Tab. 9.1 Situationsmerkmale, Kapitel 9

Handlungsanlass	• Bearbeitung eines Arbeitsblattes zum Thema Kontrakturenprophylaxe
Kontext	• Blockwoche in der Pflegeschule
Akteure	• Auszubildende Nadja Schreber (20 Jahre) • Lehrer
Erleben/ Deuten/ Verarbeiten	**Nadja Schreber** • Lernen anhand eines Arbeitsblattes • Motiviert sein • Rollenerleben/Rollenfindung **Lehrer** • Engagiert sein
Handlungsmuster	• Ausbildungsinhalte/ neues Wissen aneignen • Handlungsmuster zu ausgewählten Szenarien, die den Auszubildenden begegnen werden

10 KOMMUNIKATION

Pflegesituation

Frida Lange hat sich in den Vorratsraum der Station zurückgezogen und sortiert die bestellten Materialien wie Nasenbrillen und Kathetersets in die Schränke ein. Sie kommt nicht umhin, sich dabei die eine oder andere Träne von ihren Wangen zu wischen. Die junge Frau ist 18 Jahre alt und befindet sich im zweiten Ausbildungsjahr zur Pflegefachfrau, wobei sie sich als Vertiefung im dritten Ausbildungsjahr für Pädiatrie entschieden hat. Die Tür des Vorratsraums öffnet sich, und ihre Praxisanleiterin Carola Maier kommt herein. Frau Maier: „Hier bist du! Ich habe dich schon gesucht. Das hat doch Zeit, Frida. Komm, jetzt essen wir erstmal was." Frida Lange nickt wortlos. Sie ist etwas beschämt, in dieser Situation gesehen zu werden. Carola Maier hat mittlerweile die bedrückte Stimmung der Pflegeschülerin wahrgenommen und erkundigt sich vorsichtig: „Sag mal, ist irgendetwas vorgefallen? Du weinst ja!" Die Auszubildende wendet sich ihr zu und schafft es nun noch weniger, ihre Tränen zu unterdrücken: „Der Herr Iwanow, der ist immer so böse zu mir. Dabei gebe ich mir so viel Mühe, wirklich! Aber ich verstehe ihn halt so schwer. Und wenn ich nachfrage, wird er noch wütender. Ich traue mich schon gar nicht mehr da rein. Ich kann doch nichts dafür, dass er krank ist! Das ist alles so ungerecht! Ich bin so froh, wenn ich endlich in der Kinderkrankenpflege arbeiten kann, dann muss ich mich über so etwas nicht mehr ärgern!" Carola Maier überlegt kurz. Herr Iwanow – das ist der 54-jährige Mann in Zimmer 216, Zustand nach Apoplex mit Hemiplegie und Aphasie. Ein schweres Schicksal. Als Ernährer einer fünfköpfigen Familie wurde er von heute auf morgen aus seinem Leben gerissen. Die langjährige Pflegefachfrau weiß, welche Auswirkungen solche Schicksalsschläge auf die Psyche der Betroffenen haben können. Aber auch sie musste erst lernen, hiermit umzugehen. Nun hofft sie, ihr Wissen an die junge Schülerin weitergeben zu können. Denn in einem Punkt ist sie sich ziemlich sicher: „Weißt du, Frida, ich glaube nicht, dass es in der Kinderkrankenpflege so viel anders ist."

AUFGABE 1 Ergänzen Sie den folgenden Satz: Eine Aphasie ist eine …

a) zentrale Sprachstörung nach abgeschlossener Sprachentwicklung bei intakten Sprechwerkzeugen.
b) zentralnervös bedingte Sprechstörung mit Schädigung der zum Sprechen notwendigen nervalen Strukturen.
c) Beeinträchtigung der Mundmuskulatur.

Der Umgang mit zu pflegenden Menschen, die an einer Aphasie leiden, ist sehr anspruchsvoll. Wie im Fall von Herrn Iwanow können die Reaktionen der Betroffenen sehr unterschiedlich sein und von Wut bis Distanzierung reichen.

AUFGABE 2 Im Umgang mit Menschen mit Sprachstörungen sollten Pflegende verschiedene Maßnahmen beachten. Bitte nennen Sie sechs solcher Maßnahmen.

AUFGABE 3 „Weißt du, Frida, ich glaube nicht, dass es in der Kinderkrankenpflege so viel anders ist." Wie lässt sich diese Aussage der Praxisanleiterin, bezogen auf die Pflege als kommunikativer Prozess, deuten? Bitte erläutern Sie Ihre Meinung.

NEUE PFLEGESITUATION

Frida Lange ist nun bereits im dritten Lehrjahr. Ihr aktueller Einsatz in der Kinderkrankenpflege bereitet ihr sehr viel Freude. Heute ist sie im Spätdienst. Sie betritt das Zimmer der kleinen Lea. Das Mädchen ist zweieinhalb Jahre alt und wurde gestern Abend aufgrund starker Diarrhö und Emesis eingeliefert. Seitdem erhält sie die Pädiatrische Elektrolytlösung 2. Die Auszubildende begrüßt beim Eintreten lächelnd die kleine Lea. Diese antwortet jedoch nicht und blättert ungerührt weiter in ihrem Bilderbuch. Auch als Frida Lange ihren Namen ruft, reagiert Lea nicht, und auch ihre Mimik bleibt unverändert. Das Mädchen wirkt komplett in sich gekehrt. Der Pflegeschülerin kommt dieses Verhalten auffällig vor und sie beschließt, ihre Kollegin zu informieren.

AUFGABE 4 Wie nennt man die Störung, bei der das Sprachverhalten eines Kindes verglichen mit seinem Alter reduziert erscheint? Benennen Sie zwei mögliche Ursachen.

AUFGABE 5 Was würden Sie Leas Mutter in Bezug auf die verzögerte sprachliche Entwicklung des Mädchens raten? Kreuzen Sie die zutreffenden Aussagen an. Mehrere Antworten sind möglich.

a) Die Mutter sollte den Kinderarzt bei Abweichungen der physiologischen Sprachentwicklung informieren.
b) Man kann erst einmal abwarten, bis Lea in den Kindergarten und die Schule geht. Durch den Kontakt mit anderen Kindern entwickelt sich das Sprech- und Sprachverhalten zügig.

c) Durch das rechtzeitige Erkennen einer verzögerten sprachlichen Entwicklung können frühzeitig Maßnahmen eingeleitet werden.
d) Die Hörfunktion hat keine Auswirkung auf das Sprechvermögen.
e) Pflegefachpersonen sollten das altersentsprechende Sprachverhalten sowie das Hörvermögen beobachten.

AUFGABE 6

Bei Säuglingen wird bereits in den ersten Lebenstagen eine Früherkennungsuntersuchung bezüglich der Hörfunktion durchgeführt. Um welche Untersuchung handelt es sich?

NEUE PFLEGESITUATION

Frida Lange berichtet einer Pflegefachfrau, was sie bei der kleinen Lea beobachtet hat. Irgendwie erinnert sie die Situation an ihren Einsatz im Pflegeheim. Viele zu pflegende Menschen wirkten dort abwesend oder distanziert, dabei lag die Lösung oft sehr nahe.

AUFGABE 7

Auch Hörstörungen können für die Betroffenen eine ernstzunehmende Behinderung darstellen und führen nicht selten zu Misstrauen und sozialer Isolation. Nennen Sie sechs hilfreiche Maßnahmen im Umgang mit schwerhörigen Menschen.

SITUATIONSMERKMALE

Tab. 10.1 Situationsmerkmale, Kapitel 10

Handlungsanlass	• Bedrückte Stimmung der Auszubildenden • Belastende Situation
Kontext	• Neurologische Station für Erwachsene
Akteure	• Auszubildende Frida Lange (18 Jahre) • Pflegefachfrau und Praxisanleiterin Carola Maier • Zu pflegender Mensch Herr Iwanow (54 Jahre)
Erleben/ Deuten/ Verarbeiten	**Frida Lange** • Belastende Gefühle, insbesondere Hilflosigkeit, Unsicherheit, Angst, Sprachlosigkeit • Angst vor Gewalt • Bewältigungsstrategien **Carola Maier** • Umgang mit Frida Langes Gefühlen
Handlungsmuster	• Mit belastenden/fordernden Erfahrungen umgehen • Kollegiale Beratung in Anspruch nehmen • Identifikation drohender Konflikte und Methoden zur Konfliktprävention

SELBSTREFLEXION

Bei welchen Themen und Aufgabenstellungen der letzten Kapitel habe ich mich sicher gefühlt?

Welche Themen und Aufgabenstellungen der letzten Kapitel waren für mich schwieriger zu bearbeiten?

Wo genau lagen meine Verständnisprobleme?

Was kann ich machen, um diese Verständnisprobleme zu überwinden?

Nach der Bearbeitung der Kapitel haben sich folgende Fragen an meine Praxisanleiterin oder meine Lehrerin ergeben:

Welche kapitelbezogenen Themen, die innerhalb der Fragestellungen nicht behandelt wurden, würden mich interessieren?

Gibt es Erlebnisse aus meinen Praxiserfahrungen, die ich mit den bearbeiteten Fallbeispielen und Aufgabenstellungen in Verbindung bringen kann? Kamen mir Situationen bekannt vor?

Was nehme ich für meinen nächsten praktischen Einsatz mit?

11 SCHLAF

Pflegesituation

Julius Wagner dreht und wälzt sich in seinem Bett hin und her. Irgendwie findet er mal wieder nicht die richtige Schlafposition. Bereits die vierte Nacht in Folge findet der junge Mann kaum Schlaf. Vielleicht liegt es an seinem Bett, vielleicht aber auch an den vielen Gedanken, die ihm zurzeit durch den Kopf gehen. Das dritte Ausbildungsjahr zum Pflegefachmann neigt sich dem Ende zu, und die Examensprüfungen kommen näher. Er hätte schon längst anfangen müssen zu lernen. Momentan fühlt er sich noch sehr unsicher. Seine praktische Prüfung wird er in dem Altenpflegeheim absolvieren, wo er derzeit eingesetzt ist. „Wenigstens heute kein Frühdienst", denkt sich der Schüler und findet letztlich doch noch ein wenig Schlaf. Später am Tag erscheint er zum Spätdienst im Pflegeheim. Der Übergabe kann er nur schwer folgen. Am liebsten hätte er seinen Kopf auf den Tisch gelegt und die Augen geschlossen – nur für fünf Minuten, was würde er dafür geben! Nachdem die Bewohner zu Abend gegessen haben, widmen sich Julius Wagner und der Pflegefachmann Jens Ahrends zunächst jenen, die in ihren Betten positioniert werden müssen. Doch der Pflegeschüler kann nur noch daran denken, dass in zwei Stunden endlich Feierabend ist und er sich hinlegen kann. Seine leichte Gereiztheit und der manchmal abwesende Blick bleiben dem Kollegen nicht verborgen. Glücklicherweise haben beide ein gutes kollegiales Verhältnis, sodass der Schüler von seinen Schlafstörungen erzählen kann. Sie betreten das Zimmer von Frau Margarete Kaiser. Bei der 86-jährigen Frau liegen nach einem Apoplex eine Hemiplegie der rechten Körperhälfte sowie eine Aphasie vor. Die Bewohnerin wird von der Rückenlage auf ihre linke Körperseite in eine 30°-Seitenlage gebracht. Julius Wagner deckt sie zu, fährt das Pflegebett herunter und wünscht ihr freundlich eine gute Nacht, während er sich bereits zum Gehen wendet. Aber Jens Ahrends hält ihn zurück. Der Pflegefachmann geht in die Hocke, sodass er auf Kopfhöhe mit Frau Kaiser ist. Mit einer Hand greift er vorsichtig unter ihren Kopf und vergewissert sich, dass ihr Ohr nicht abgeknickt ist. Dann nimmt er ihre Bettdecke und bedeckt damit die Füße der Bewohnerin, die noch am Bettende hervorschauten. Die Klingel platziert er so, dass Frau Kaiser sie mit der gesunden Hand erreichen kann. Nachdem die beiden das Zimmer verlassen haben, spricht Jens seinen Schüler mit ruhiger Stimme an: „Weißt Du, Julius, eigentlich solltest du momentan doch ganz gut wissen, was es bedeutet, wenn man nicht schlafen kann. Jetzt stell dir mal vor, du wärst zusätzlich nicht in der Lage, dich eigenständig in eine andere Position zu bringen, und könntest dich verbal nicht äußern. Versuch doch bitte, dein Verhalten gerade zu reflektieren. Was meinst du, was könntest du besser machen?"

AUFGABE 1 Welche wesentliche Frage an Frau Kaiser hat der Pflegeschüler zu stellen vergessen?

AUFGABE 2 Verschiedene Faktoren können die Schlafqualität beeinträchtigen. Bitte nennen Sie fünf hemmende Einflüsse auf den Schlaf, die im Fall des Pflegeschülers vorliegen könnten, und fünf Aspekte, auf die es im Fall der Bewohnerin zu achten gilt.

AUFGABE 3 Frau Kaiser wird in der 30°-Seitenlage positioniert. Für welche Prophylaxe wird diese Positionierung klassischerweise angewendet?

AUFGABE 4 Nennen Sie vier Prinzipien der Positionierung von Pflegebedürftigen.

AUFGABE 5 Welche Aussage ist korrekt? Bitte markieren Sie die richtige Antwort. Im Schlaf dominiert der…

a) Parasympathikus, tagsüber dagegen der Sympathikus.
b) Sympathikus, tagsüber dagegen der Parasympathikus.

NEUE PFLEGESITUATION

Am nächsten Abend kontrolliert der Auszubildende Julius Wagner beim letzten Zimmerrundgang noch einmal die Position bei Frau Kaiser und erkundigt sich, ob für sie alles in Ordnung sei. Vor der Übergabe für den Nachdienst setzt er sich mit Jens Ahrends im Stationsraum zusammen. Sie unterhalten sich über Julius Wagners aktuelle Lernsituation und darüber, wie weit er bereits mit den Prüfungsvorbereitungen ist. Der Pflegeschüler, den die momentane Lage sichtlich nervös macht, bemerkt: „Eigentlich klappt es bei den meisten Themengebieten ja schon ganz gut. Aber in die Kinderkrankenpflege kann ich mich nach wie vor nur schwer reinversetzen. Na, wenigstens gibt es hierbei keine Fragen zur Lagerung und Positionierung.", lacht der Auszubildende. „Na, wenn du dich da mal nicht täuschst!", erwidert der Pflegefachmann.

AUFGABE 6 Kreuzen Sie nachfolgend die richtigen Aussagen zur Bauchlagerung bei Säuglingen an (mehrere Antworten sind möglich).

a) Durch die Bauchlagerung kann die motorische Entwicklung des Säuglings gefördert werden (z. B. die Kopfhaltung).
b) Die Bauchlagerung wird als Prävention für den plötzlichen Kindstod (SIDS, Sudden Infant Death Syndrome) empfohlen.
c) Um die Bauchlagerung durchzuführen, wird das Kind mittels eines Kissens unter der Brust auf den Bauch positioniert. Die Arme sollten dabei unter dem Rumpf hervorgeholt werden.
d) Die Bauchlagerung stellt ein hohes Risiko für das SIDS dar und soll nur während den Wachzeiten des Kindes durchgeführt werden.

AUFGABE 7

Es gibt ein Konzept zur physiologischen Bewegungsunterstützung von Säuglingen und Kleinkindern, mit dem Pflegefachpersonen die Interaktion mit den Kindern über die Bewegung gestalten können. Wie heißt dieses Konzept?

a) Bobath Infant Handling
b) Kinaesthetics Infant Handling

AUFGABE 8

Nennen Sie zwei Besonderheiten der Positionierung von Frühgeborenen im Inkubator.

AUFGABE 9

Was versteht man unter dem plötzlichen Kindstod?

AUFGABE 10

Es gibt Empfehlungen, die das Risiko des plötzlichen Kindstods minimieren sollen. Eltern sollten darüber bei Geburt oder bei weiteren stationären Aufenthalten im Krankenhaus aufgeklärt werden. Nennen Sie die acht Empfehlungen zur Prävention des SIDS.

Menschen können nicht abrupt zwischen Wachsein und Schlafen wechseln. Gerade Kinder brauchen dazu abendliche Einschlafrituale und meist auch die Anwesenheit der Eltern, die aber im Krankenhaus nicht immer gewährleitet werden kann.

AUFGABE 11

Nennen Sie mögliche Einschlafrituale bei Kindern.

AUFGABE 12

Nicht nur erwachsene Menschen wie Julius Wagner leiden an Schlafstörungen. Auch Kinder und Säuglinge können Störungen im Schlafrhythmus haben. Nennen Sie mögliche Ursachen.

SITUATIONSMERKMALE

Tab. 11.1 Situationsmerkmale, Kapitel 11

Handlungsanlass	• Konzentrationsstörungen aufgrund von Schlafmangel • Prüfungsangst
Kontext	• Altenpflegeheim
Akteure	• Auszubildender Julius Wagner • Pflegefachmann Jens Ahrends • Zu pflegender Mensch Margarete Kaiser
Erleben/ Deuten/ Verarbeiten	**Julius Wagner** • Stressüberlastung, Unruhe • Angst zu versagen
Handlungsmuster	• Kritische Reflexion und Evaluation im Hinblick auf Ergebnis- und Patientenorientierung

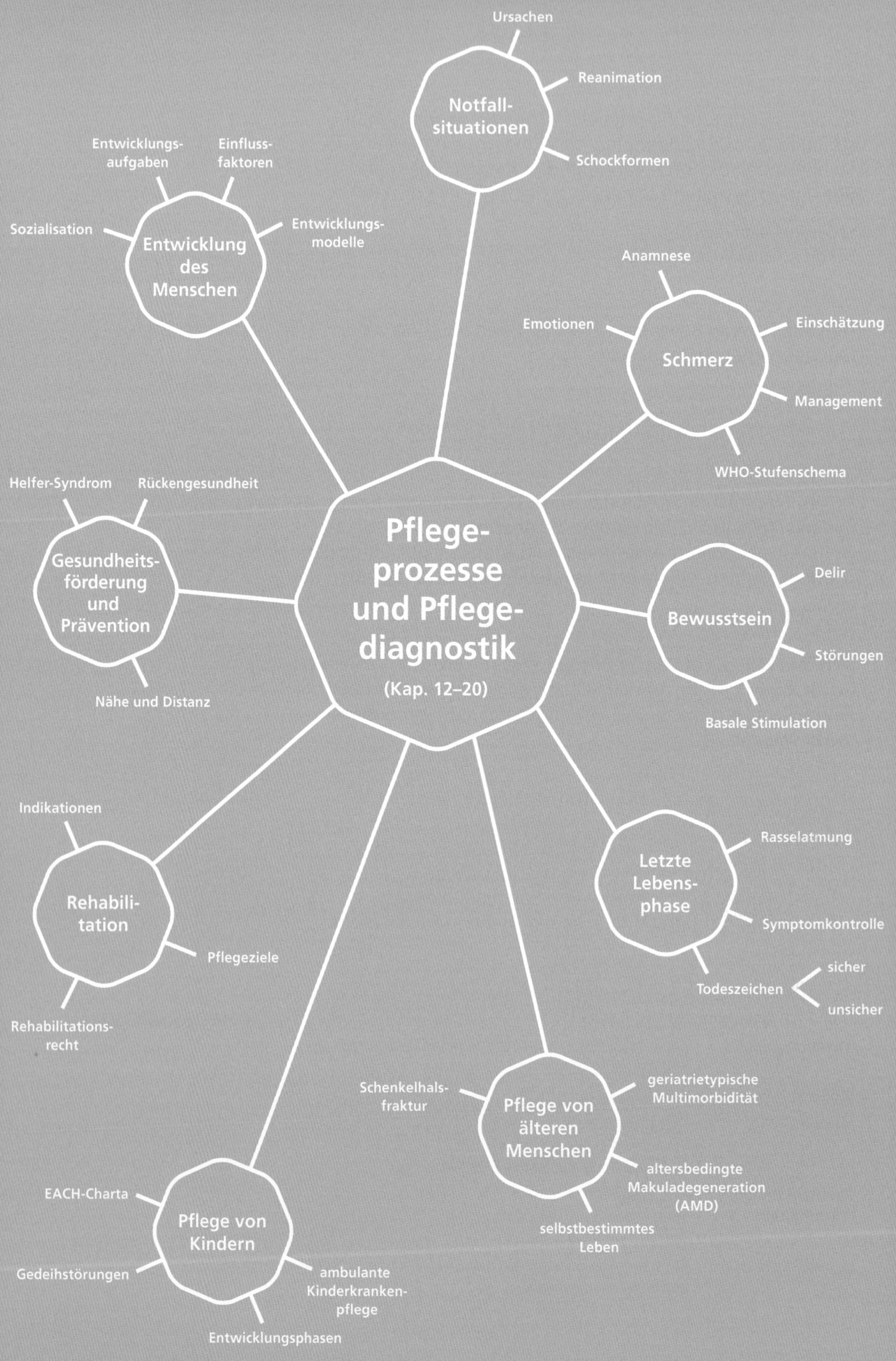
Pflege-prozesse und Pflege-diagnostik
(Kap. 12–20)
Notfall-situationen
Ursachen
Reanimation
Schockformen
Entwicklung des Menschen
Entwicklungs-aufgaben
Einfluss-faktoren
Sozialisation
Entwicklungs-modelle
Schmerz
Anamnese
Emotionen
Einschätzung
Management
WHO-Stufenschema
Gesundheits-förderung und Prävention
Helfer-Syndrom
Rückengesundheit
Nähe und Distanz
Bewusstsein
Delir
Störungen
Basale Stimulation
Rehabili-tation
Indikationen
Pflegeziele
Rehabilitations-recht
Letzte Lebens-phase
Rasselatmung
Symptomkontrolle
Todeszeichen
sicher
unsicher
Pflege von älteren Menschen
Schenkelhals-fraktur
geriatrietypische Multimorbidität
altersbedingte Makuladegeneration (AMD)
selbstbestimmtes Leben
Pflege von Kindern
EACH-Charta
Gedeihstörungen
ambulante Kinderkranken-pflege
Entwicklungsphasen

12 BEWUSSTSEIN, WAHRNEHMUNG UND VERHALTEN

Pflegesituation

Sie sind Pflegefachperson auf der Unfallchirurgie eines örtlichen Klinikums. In Ihrem heutigen Dienst gibt es viel zu tun. Zu den täglichen Routinemaßnahmen sind zahlreiche Neuaufnahmen hinzugekommen. Unter anderem ein 19-Jähriger, der gestern Nacht mit einem leichten Schädel-Hirn-Trauma und einer Sprunggelenksfraktur des rechten Beins eingeliefert wurde, nachdem er alkoholisiert vom Skateboard stürzte. Bei dem jungen Mann, Oliver Baumweber, erfolgen eine operative Versorgung und eine Stabilisierung durch einen Fixateur externe. Nach der Operation befindet sich Herr Baumweber nun auf Station. Das Patientenzimmer teilt er sich mit dem 48-jährigen Herrn Falkowski. Sie betreten das Zimmer der beiden Herren. Der stets gesprächige Herr Falkowski begrüßt Sie mit den Worten: „Na, was habt ihr denn mit dem Burschen hier gemacht? Der hat ja ein schickes Gestell verpasst bekommen! Noch ganz neben der Spur, das Kerlchen! Keine Sorge, das wird schon wieder werden, Oli!" Oliver Baumweber lächelt verschlafen und nickt mit dem Kopf. Sie wenden sich dem jungen Mann zu und beginnen eine Unterhaltung. Aufgrund seines alkoholisierten Zustands sowie der leichten Gehirnerschütterung war seine gestrige Wahrnehmungsfähigkeit stark beeinträchtigt. Umso wichtiger ist heute die Patientenbeobachtung. Insbesondere durch eine gezielte Befragung versuchen Sie zu erkennen, wie die Bewusstseinslage des jungen Mannes einzuordnen ist. Sie begrüßen ihn und stellen sich vor: „Hallo, Herr Baumweber. Sie wissen, wo Sie hier sind und vor allem warum?" Doch bereits die ersten Äußerungen von Oliver geben Grund zur Beruhigung. Während er genervt die Augen verdreht, äußert er mit gequälter Stimme: „Ja! So ein Scheiß! Und das kurz vor den Abi-Prüfungen! Meine Mutter wird mich umbringen, die kommt gleich nach ihrem Dienst. Und das Schlimmste an der Sache ist, die ist auch Pflegefachfrau." Sie erwidern: „Na, dann sind Sie ja in besten Händen!", und können sich ein breites Grinsen nicht verkneifen.

AUFGABE 1 Bitte ordnen Sie die folgenden Definitionen den jeweils korrekten Begriffen zu.

Bewusstsein	Bewusstseinsstörung mit komplexem Symptombild aus Desorientiertheit, Denkstörungen und Gedächtnisstörungen.
Wahrnehmung	Gesamtheit aller psychischen Vorgänge (Gedanken, Gefühle, Wahrnehmungen) sowie die Verbindung bezüglich des Wissens um das eigene „Ich".
Verwirrtheit	Sinngebende Verarbeitung von Reizen unter Einbezug von Erfahrung und Lernen.

AUFGABE 2 Sie wissen, dass nach einem Schädel-Hirn-Trauma, wie im Fall von Oliver Baumweber, eine Beobachtung des Bewusstseinszustands unverzichtbar ist. Nennen Sie weitere Situationen, die eine Beobachtung des Bewusstseins erfordern.

AUFGABE 3 Nennen Sie 7 Beobachtungskriterien, auf welche Sie während einer gezielten Befragung und Unterhaltung mit Herrn Baumweber achten.

AUFGABE 4 Richtig oder falsch? Bitte beurteilen Sie die folgende Aussage: „Bei einer quantitativen Bewusstseinsstörung sind jeweils einzelne Fähigkeiten des Bewusstseins, z. B. die Orientierungsfähigkeit, betroffen."

a) Richtig
b) Falsch

NEUE PFLEGESITUATION

Einen Tag später bekommen Herr Baumweber und Herr Falkowski weitere Gesellschaft durch den 79-jährigen Herrn Johannes Möller. Herr Möller erlitt bei einem Sturz eine linksseitige Schenkelhalsfraktur. Während einer längeren Operation wurde dem an Herzinsuffizienz leidenden Mann eine Hüft-TEP (Totalendoprothese der Hüfte) eingesetzt. Nach der pflegerischen Überwachung im Aufwachraum befindet er sich nun wieder auf Normalstation. Seine Vitalwerte wurden von Ihnen bereits überprüft und dokumentiert. Herr Möller ist wach und ansprechbar. Während Sie gerade auf dem Flur Richtung Stationszimmer unterwegs sind, bemerken Sie, dass im Zimmer der drei Herren die Patientenklingel betätigt wurde. Beim Eintreten werden Sie direkt von Herrn Falkowski angesprochen: „Sie sollten sich mal den Herrn Möller ansehen. Irgendwas stimmt da nicht. Ich habe das Gefühl, der weiß gar nicht, wo er ist." Als Sie sich Herrn Möller zuwenden und sich nach seinem Befinden erkundigen wollen, reagiert dieser aggressiv und verängstigt. Er beginnt zu schreien: „Ich gehe jetzt weg hier! Ich muss doch den Anschlussflug bekommen!" Besorgt, dass der frisch operierte Mann, bei dem bisher keine Demenz oder Verwirrtheitszustände bekannt waren, das Bett verlassen könnte, betätigen Sie die Klingel und rufen nach Ihren Kolleginnen und Kollegen. Im Zimmer befindet sich neben Ihnen und den drei zu pflegenden Menschen auch die Mutter von Herrn Baumweber. Diese bemerkt: „So eine ähnliche Situation hatte ich vor kurzem auch auf Station. Dabei hat es sich um ein delirantes Syndrom gehandelt."

AUFGABE 5

Bitte markieren Sie die korrekte Aussage.

a) Das delirante Syndrom entspricht einer akuten Verwirrtheit.
b) Das delirante Syndrom entspricht einer chronischen Verwirrtheit.
c) Ursache für das delirante Syndrom ist immer eine Demenz.

AUFGABE 6

Welche Faktoren können ein Delir begünstigen? Welches Zusammenspiel von möglichen Faktoren erkennen Sie bei Herrn Möller?

AUFGABE 7

Bitte ergänzen Sie den folgenden Text mit den jeweils korrekten Begriffen.

Überwachung – Ursache – Anamnese – Notfälle – chronische – Stunden – akuten – Verwirrtheitszustand – Demenz – Tagen

Bei einem plötzlichen ____________________ spricht man auch von einer ____________________ Verwirrtheit oder einem deliranten Syndrom. Das delirante Syndrom kann von mehreren ____________________ bis zu mehreren ____________________ anhalten. Mögliche auslösende Faktoren gilt es durch eine sorgfältige ____________________ zu identifizieren. Zu beachten ist, dass akute Verwirrtheitszustände oft auf eine bisher unerkannte ____________________ zurückzuführen sind. Pflegefachpersonen sollten sich darüber bewusst sein, dass akute Verwirrtheitszustände ____________________ sind und unbedingt einer gezielten und engmaschigen ____________________ und Betreuung bedürfen. Gegenüber der akuten Verwirrtheit entsteht eine ____________________ Verwirrtheit langsam über Monate oder Jahre. Die ____________________ ist fast immer eine Demenz.

NEUE PFLEGESITUATION

Aufgrund von Herrn Möllers Situation wird in der weiteren Pflegeplanung das Konzept der Basalen Stimulation® integriert. Sie als Pflegefachperson halten sehr viel von diesem Handlungs- und Kommunikationskonzept. Sie erinnern sich daran, dass eine Kollegin aus der Kinderkrankenpflege einmal erwähnte, die Basale Stimulation® auch bei Frühgeborenen anzuwenden.

AUFGABE 8 Bitte beschreiben Sie in wenigen Worten, was man unter der Basalen Stimulation® versteht.

AUFGABE 9 Bei welchen Patientengruppen wird eine basal stimulierende Pflege angewendet? Nennen Sie acht Beispiele.

AUFGABE 10 Welche Aussage ist falsch?

Ein zentrales Thema der Basalen Stimulation® ist unter anderem, …
a) das eigene Leben zu spüren.
b) Sicherheit zu erleben und Vertrauen aufbauen.
c) das eigene Schicksal und die damit verbundene Abhängigkeit zu akzeptieren
d) den eigenen Rhythmus zu entwickeln.

SITUATIONSMERKMALE

Tab. 12.1 Situationsmerkmale, Kapitel 12

Handlungsanlass	• Zustand nach leichtem Schädel-Hirn-Trauma, Sprunggelenksfraktur und Alkoholintoxikation
Kontext	• Unfallchirurgische Station eines örtlichen Klinikums
Akteure	• Pflegefachfrau • Zu pflegender Mensch Oliver Baumweber • Mutter von Oliver Baumweber
Erleben/ Deuten/ Verarbeiten	**Oliver Baumweber** • Erleben von Rollenunsicherheit • Schuldgefühle **Pflegefachfrau** • Hilfestellung und Halt für den Betroffenen in Notfällen und Krisen **Mutter** • Rollenkonflikt der Mutter in Bezug auf die private und berufliche Rolle
Handlungsmuster	• Erhebung sozialer und familiärer Informationen und Kontextbedingungen • Erhebung des Pflegebedarfs von Jugendlichen mit gesundheitlichen Problemlagen unter Nutzung ausgewählter spezifischer Assessmentinstrumente

13 PFLEGE BEI SCHMERZEN

Pflegesituation

Steffi Weber ist 39 Jahre alt. Nach zahlreichen Therapien kamen die Ärzte zu dem Entschluss, dass alle weiteren Behandlungsmaßnahmen bezüglich des Glioblastoms, an dem die junge Frau vor einiger Zeit erkrankte, nur noch mit palliativer Zielführung durchgeführt werden. Das heißt, ein höchstmögliches Maß an Lebensqualität steht bei jeder pflegerischen und medizinischen Maßnahme an oberster Stelle. Inbegriffen und von enorm hohem Wert ist eine erfolgreiche Schmerzlinderung. Das interdisziplinäre Team der Palliativstation, das sich aktuell stationär um die junge Frau kümmert, führt viele Gespräche mit Frau Weber, ihrem Ehemann und ihren Eltern. Jeden Tag ist mindestens ein Familienmitglied bei ihr. Das ist ihr nicht zu viel. Ganz im Gegenteil, durch die Anwesenheit ihrer Familie fühlt sie sich geborgen und angstfrei. Ihr neunjähriger Sohn Benjamin kommt ebenfalls oft seine Mutter besuchen. Seine Großeltern sowie auch das Pflegepersonal und ehrenamtliche Mitarbeiter achten bei jedem Besuch des Kindes darauf, den Aufenthalt durch Spielangebote und kleine Spaziergänge im angrenzenden Park so angenehm wie möglich zu gestalten. Die junge Frau ist in einem zunehmend geschwächten Zustand, begleitet von Bewusstseinsstörungen. Ihre Einstellung gegenüber der Erkrankung und einem nahenden Lebensende scheint jedoch seit einiger Zeit sehr ausgeglichen. Sie weiß, dass ihr Sohn in einer Familie aufwachsen wird, die ihn über alles liebt. Dieser Gedanke verschafft Frau Weber Frieden. Das einzige, was sie in Panik versetzt, ist die Angst vor diesen furchtbaren Schmerzen – Schmerzen, so stark, dass Steffi Weber sich im Laufe ihrer Erkrankung nicht nur einmal wünschte, lieber sofort alles zu beenden, als auch nur noch einen weiteren Tag mit solchen Qualen verbringen zu müssen. Aber dann hat sie dieses Gefühl der Erleichterung. Dieser unglaublich schöne Zustand, wenn Besserung eintritt. Wie wunderbar das Leben sein kann, auch ohne die Möglichkeit, das Bett zu verlassen. Einfach nur da liegen, aus dem Fenster sehen, einen Schluck Kaffee auf der Zunge schmecken – alles ohne Schmerzen. Die Augen schließen und einen Moment lang dösen – der Körper ist entspannt und locker. Keine Krämpfe, keine schmerzverzerrte Grimasse. Wie schön es doch ist, für den Moment zufrieden und glücklich zu sein!

Um Steffi Webers Schmerzen erfolgreich behandeln zu können, bedarf es eines Schmerzmanagements. Das heißt, ihre Schmerzen müssen eingeschätzt und die Behandlung individuell auf ihre Situation abgestimmt werden. Pflegende übernehmen hierbei eine sehr wichtige Rolle.

AUFGABE 1 Nennen Sie Aufgaben, die bei der Umsetzung eines erfolgreichen Schmerzmanagements von der Pflege übernommen werden.

Schmerz unterliegt einer subjektiven Wahrnehmung. Das heißt, jeder Mensch hat ein persönliches Schmerzempfinden und eine individuelle Schmerztoleranz. Daher ist die Selbsteinschätzung der zu pflegenden Menschen ein wichtiges Element der Schmerzanamnese.

AUFGABE 2 Bitte versetzen Sie sich in die Rolle einer Pflegefachperson, die gemeinsam mit Steffi Weber eine Schmerzeinschätzung vornimmt. Bitte formulieren Sie hierfür Fragen zur Schmerzanamnese. Die folgenden Fragewörter geben eine Hilfestellung.

Wo ... ?
Wie ... ?
Wann ... ?
Was ... ?

Steffi Weber kann momentan noch selbst Aussagen bezüglich ihrer Schmerzsituation treffen. Jedoch führt das Glioblastom zunehmend zu Bewusstseinsstörungen, sodass sie bald nicht mehr in der Lage sein wird, ihre Schmerzen selbst zu äußern.

AUFGABE 3 Bitte nennen Sie typische Schmerzanzeichen jenseits verbaler Äußerungen, die es im Rahmen einer Fremdeinschätzung bei Steffi Weber zu beobachten und wahrzunehmen gilt.

Faktoren, die sich positiv auf Frau Webers Zustand auswirken, beziehen sich nicht ausschließlich auf medizinische oder pflegerische Maßnahmen. Unter anderem gibt ihre Familie ihr ein Gefühl der Geborgenheit, und sie hat die Gewissheit und innere Ruhe, dass ihr Sohn gut versorgt ist. So, wie sich solche Emotionen positiv auswirken, gibt es ebenso Schmerzverstärker, die insbesondere auf psychische Einflüsse zurückzuführen sind.

AUFGABE 4 Welche Emotionen können sich bei schwer kranken Menschen negativ auf die Schmerzsituation auswirken?

NEUE PFLEGESITUATION

Steffi Webers Wunsch hat sich erfüllt: Mit der Unterstützung ihrer Angehörigen, eines ambulanten Pflegedienstes und eines SAPV-Teams (Spezialisierte ambulante Palliativversorgung) ist es möglich, dass die junge Frau und Mutter aus der stationär palliativen Versorgung nach Hause entlassen werden kann. Um auch in den eigenen vier Wänden eine Schmerzlinderung bzw. Schmerzfreiheit gewährleisten zu können, erfolgen durch Ärzte und Pflegefachpersonen eine regelmäßige Schmerzanamnese sowie eine gezielte Schmerztherapie. Diese beinhaltet unter anderem eine Schmerzmittelgabe nach Stufe 3 des WHO-Stufenplans. Die Pflegefachfrau Karin Müller, die eine Palliative-Care-Fortbildung sowie eine Weiterbildung zur Pain Nurse absolviert hat, ist Teil des SAPV-Teams und heute bei Frau Weber vor Ort. Neben der medikamentösen Schmerztherapie legt die Pflegefachfrau großen Wert auf eine effektive Umsetzung nichtmedikamentöser Schmerzbehandlungen.

AUFGABE 5

Welcher Begriff steht für Schmerzmittel?

a) Analgetika
b) Diuretika
c) Antikoagulanzien
d) Laxanzien

AUFGABE 6

Was ist das WHO-Stufenschema? Bitte erläutern Sie die bei Steffi Weber angewendete Stufe 3.

AUFGABE 7

Nennen Sie vier Anzeichen einer Opioidvergiftung.

AUFGABE 8

Welche Behandlungsoptionen für eine nichtmedikamentöse Schmerztherapie sind Ihnen bekannt?

NEUE PFLEGESITUATION

Bereits seit einigen Wochen besucht die Pflegefachfrau Karin Müller nun schon Steffi Weber im Rahmen der ambulanten Versorgung. Dabei fällt ihr jedoch nicht nur der Zustand der jungen Frau auf, sondern auch der ihres Sohnes. Nicht zum ersten Mal beobachtet die Pflegefachfrau, wie sich Benjamin auf dem Sofa zusammenrollt und sich mit verkrampfter Mimik den Bauch hält. Seine Mutter berichtet, Benjamin leide nun schon seit ungefähr einem Jahr an immer wiederkehrenden Bauchschmerzen. Die anfangs vermutete Appendizitis wurde nicht bestätigt, und auch nach gründlicher Diagnostik lassen sich keine körperlichen Ursachen finden. Seine Ärztin sprach von einer somatoformen Schmerzstörung.

AUFGABE 9

Was versteht man unter einer somatoformen Schmerzstörung?

SITUATIONSMERKMALE

Tab. 13.1 Situationsmerkmale, Kapitel 13

Handlungsanlass	• Umfassender Pflegebedarf bei Menschen aller Altersstufen und deren Bezugspersonen in kritischen Lebenssituationen, ausgelöst durch onkologische Erkrankungen • Gesundheits-, alters- und entwicklungsbedingte Bearbeitungs- bzw. Bewältigungsphänomene, Veränderungspotenziale, Widerstandsfaktoren, Erfordernisse der Umstellung von Lebensplänen
Kontext	• Stationäre Palliativstation
Akteure	• Zu pflegender Mensch Steffi Weber (39 Jahre) • Steffi Webers Bezugspersonen • Interdisziplinäres Team
Erleben/ Deuten/ Verarbeiten	**Steffi Weber** • Schmerzen (akute und chronische) • Erwartungen an Pflege und Therapie • Annehmen der Situation **Bezugspersonen** • Erwartungen an Pflege und Therapie • Annehmen der Situation **Interdisziplinäres Team** • Rollenveränderungen durch den Qualifikationsmix mit überschneidenden Zuständigkeiten und durch den Einsatz von freiwillig Engagierten
Handlungsmuster	• Palliative Care als Konzept und Versorgungsansatz, insbesondere Leiden lindern und vorbeugen sowie Wohlbefinden fördern im Rahmen des Schmerzmanagements, bei Mundschleimhautproblemen etc. • Im intra- und interprofessionellen Team zusammenarbeiten • Ausrichten des Pflegehandelns am Palliative-Care-Konzept • Mitgestaltung von Entscheidungsfindungsprozessen unter Anwendung von Modellen ethischer Entscheidungsfindung und unter rechtlichen Aspekten

14 PFLEGE IN NOTFALLSITUATIONEN

Pflegesituation

Verena Pittrich arbeitet als Pflegefachfrau auf der internistischen Station eines Krankenhauses. In zwei Stunden ist ihr Spätdienst für heute beendet. Zusammen mit ihrem Kollegen, dem Pflegefachmann Akin Turan, ist sie mit dem abendlichen Durchgang der Patientenzimmer beschäftigt. Sie erreichen die nächste Zimmertür auf dem Gang. Gerade als sie eintreten wollen, ertönt die Patientenklingel am anderen Ende des Stationsflurs. Akin Turan: „Ich mach' das. Geh du schon mal rein, ich komme gleich nach." Seine Kollegin nickt und klopft an die Tür des 67-jährigen Herrn Manfred Gratz. Aus seiner Informationssammlung ist ersichtlich, dass er gemeinsam mit seiner Ehefrau in einer Eigentumswohnung lebt. Er ist Vater von drei Kindern und Großvater von fünf Enkelkindern. Herr Gratz ist Raucher und wiegt bei einer Körpergröße von 1,80 m 105 kg. Der Anamnese ist zu entnehmen, dass der Rentner vor drei Jahren einen Herzinfarkt erlitt. Seitdem leidet er unter einer Herzinsuffizienz, welche medikamentös behandelt wird. In den letzten Tagen hat sich sein Allgemeinzustand stark verschlechtert. Neben Symptomen wie Gewichtszunahme und zunehmenden Ödemen kam es plötzlich zu starker Dyspnoe sowie einem Druckgefühl in der Brust. An einem Abend informierte die Ehefrau den Notarzt, und es erfolgte eine klinische Einweisung. Verena Pittrich tritt ein, kann jedoch zunächst Herrn Gratz nicht sehen. Sie klopft an die Toilettentür, um sich nach seinem Zustand zu erkundigen. Nachdem sie keine Antwort erhält, öffnet sie die Tür und findet Herrn Gratz auf dem Boden neben der Toilette vor, den Oberköper an die Wand lehnend. Mit panischer Mimik und nach Luft ringend versucht der Mann aufzustehen. Die Pflegefachfrau beobachtet einen auffällig grauen Hautton sowie eine zyanotische Lippenverfärbung. Sofort betätigt sie den Notruf im Bad und wendet sich Herrn Gratz zu. Seinen Puls kann sie kaum noch ertasten. Aus der Nähe fallen Verena Pittrich die gestauten Halsvenen auf, und sie hört bei der erschwerten Atmung Rasselgeräusche. Mit beruhigender Stimme spricht sie den Mann an. Die erfahrene Pflegefachfrau hat den Verdacht, dass es sich um einen Schock handeln könnte. Als Akin Turan eintrifft, weist sie ihn sofort an, den Blutdruck zu messen. Doch noch bevor dieser den Patienten erreicht, verliert Herr Gratz das Bewusstsein und sinkt in sich zusammen. Auf Ansprache erfolgt keine Reaktion mehr. Ein Atemstillstand tritt ein, und der Puls ist nicht mehr tastbar. Sofort holt der Pflegefachmann den Notfallkoffer und benachrichtigt das Reanimationsteam. Seine Kollegin beginnt mit der kardiopulmonalen Reanimation.

AUFGABE 1 Um welche Schockform handelt es sich höchstwahrscheinlich bei Herrn Gratz?

a) Hypovolämischer Schock
b) Obstruktiver Schock
c) Distributiver Schock
d) Kardiogener Schock

AUFGABE 2 Richtig oder falsch? Bitte beurteilen Sie die folgende Aussage: „Eine Erstmaßnahme der Pflegefachfrau sollte darin bestehen, Herrn Gratz in eine Flachlagerung zu bringen und seine Beine schräg nach oben zu positionieren (Autotransfusionslage)."

a) Richtig
b) Falsch

AUFGABE 3 Bis das Reanimationsteam eintrifft, beginnt die Pflegefachfrau mit den Basismaßnahmen der Reanimation (Basisreanimation, Basic Life Support). Diese gliedern sich in vier Schritte. Bitte markieren Sie diese in der richtigen Reihenfolge.

a) 1. Erkennen des Herz-Kreislauf-Stillstands durch Prüfen von Bewusstsein und Atmung; 2. Anwendung automatischer Defibrillator (AED); 3. Herzdruckmassage; 4. Atemspende
b) 1. Erkennen des Herz-Kreislauf-Stillstands durch Prüfen von Bewusstsein und Atmung; 2. Notruf, möglichst Organisation eines automatischen Defibrillators (AED); 3. Herzdruckmassage, Atemspende; 4. Anwendung automatischer Defibrillator (AED)
c) 1. Anwendung automatischer Defibrillator (AED); 2. Erkennen des Herz-Kreislauf-Stillstands durch Prüfen von Bewusstsein und Atmung; 3. Atemspende; 4. Notruf senden
d) 1. Notruf senden; 2. Erkennen des Herz-Kreislauf-Stillstands durch Prüfen von Bewusstsein und Atmung; 3. Herzdruckmassage, Atemspende; 4. Zur Sicherheit erneut Notruf senden

AUFGABE 4

Ordnen Sie den Krankheitsursachen die jeweils korrekte Positionierung zu.

- Schock, Blutvolumenmangel, Kreislaufschwäche
- Brustkorbverletzung
- Schock und Bewusstlosigkeit
- Atemnot
- Bauchverletzung
- Wirbelsäulenverletzung

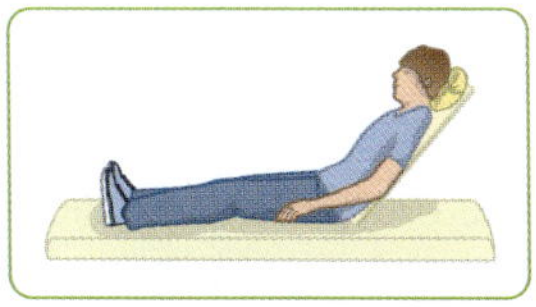

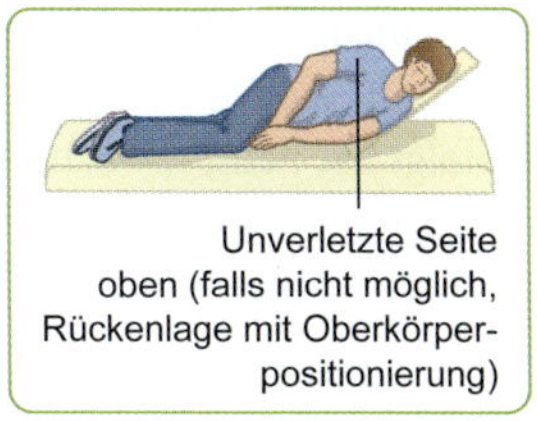

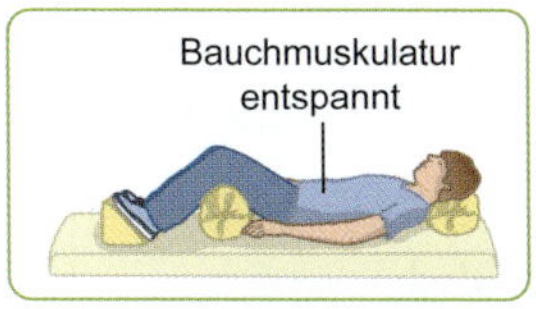

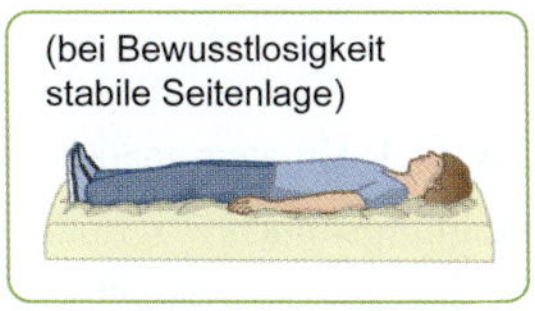

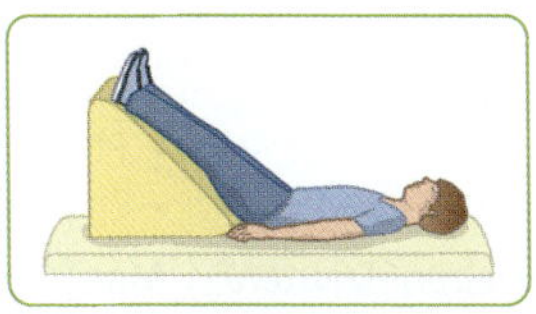

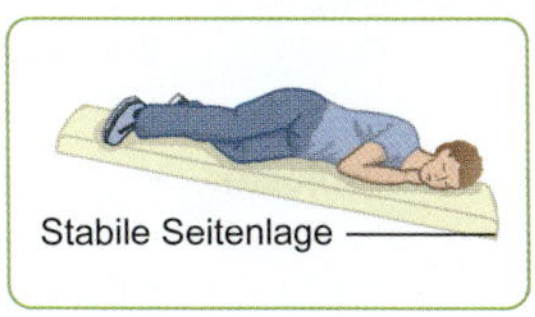

Zeichnungen: [L138]

NEUE PFLEGESITUATION

Nach jahrelanger Berufserfahrung ist die Pflegefachfrau Verena Pittrich routiniert im Umgang mit reanimationspflichtigen Menschen. Bei einem praktischen Einsatz in der Notfallambulanz war sie als Schülerin einmal bei der Reanimation eines Kleinkinds zugegen. Sie erinnert sich, dass ihr der Anblick damals sehr schwer fiel und sie einige Unterschiede zum Umgang mit Erwachsenen feststellen konnte.

AUFGABE 5 Nennen Sie die beiden Ursachen, die bei Kindern, im Gegensatz zu Erwachsenen, am häufigsten zu Notfallsituationen führen.

AUFGABE 6 Bitte markieren Sie die korrekte Antwort: Die Herzdruckmassage bei Säuglingen…

a) wird nicht durchgeführt, da der Brustkorb noch zu empfindlich ist. Es erfolgt nur die Atemspende.
b) erfolgt wie beim Erwachsenen.
c) erfolgt mit dem Zeige- und dem Mittelfinger; alternativ mit dem Daumen, während beide Hände den Brustkorb umfassen.

AUFGABE 7 Richtig oder falsch? Bitte beurteilen Sie die folgende Aussage: „Säuglinge und kleine Kinder können zur Beatmung auf den Arm genommen werden."

a) Richtig
b) Falsch

SITUATIONSMERKMALE

Tab. 14.1 Situationsmerkmale, Kapitel 14

Handlungsanlass	• Notfallsituation mit Atemstillstand und nachfolgender Reanimation
Kontext	• Internistische Station eines Krankenhauses
Akteure	• Pflegefachfrau Verena Pittrich • Pflegefachmann Akin Turan • Zu pflegender Mensch Manfred Gratz (67 Jahre)
Erleben/ Deuten/ Verarbeiten	**Manfred Gratz** • Vitale Ängste und ihre Ausdrucksformen **Verena Pittrich/ Akin Turan** • Aushalten von Stress
Handlungsmuster	• Ruhe und Sicherheit durch routiniertes Handeln und handlungsbegleitende Information vermitteln • Kommando-Kommunikation innerhalb von Notfallsituationen • Screening und Assessmentinstrumente zu Einschätzung der Vitalfunktionen nutzen (Atmung, Herz-Kreislauf-Funktion) • Erste-Hilfe-Maßnahmen • Reanimation nach aktuellen Reanimationsleitlinien und anderen dazugehörigen Algorithmen und Behandlungspfaden

15 ENTWICKLUNG DES MENSCHEN

Pflegesituation

Lennja Weber ist drei Jahre alt und befindet sich seit zwei Tagen auf Station 2 der Kinderklinik. Aufgrund ihrer Tonsillitis benötigt sie eine intravenöse Antibiotikatherapie. Der aktuelle Zustand des zu pflegenden Kindes hat sich deutlich gebessert. Schon bald können Lennja und ihre Mutter nach Hause entlassen werden. Die Weiterführung der Therapie erfolgt mit einem oralen Antibiotikum. Als die Pflegefachfrau Franziska Müller Lennja den Antibiotikasaft verabreichen möchte, verweigert das Mädchen diesen und bricht in Tränen aus. Auch freundliches Aufklären und gutes Zureden können das Kind nicht dazu bewegen, seine Meinung zu ändern. So lautstark schreiend und impulsiv sich auf den Boden werfend hat Franziska Müller Lennja noch nie gesehen. Die Tage zuvor durfte sie immer ein sehr aufgeschlossenes und interessiertes Mädchen erleben. Lennjas Mutter, Frau Weber, ist dieses Verhalten jedoch bekannt. Sie sagt: „Das macht sie seit einem halben Jahr auch oft Zuhause und im Kindergarten, um ihren Willen durchzusetzen."

Auch Frau Weber versucht ihre Tochter davon zu überzeugen, das Medikament zu nehmen, unter anderem weil die Mutter unter Zeitdruck ist und zuhause erwartet wird. Dort warten Lennjas Zwillingsschwester und ihr fünf Jahre alter Bruder.

AUFGABE 1 Im Stufenmodell der psychosozialen Entwicklung von Erik Erikson wird das Leben in acht Stufen eingeteilt. Beurteilen und begründen Sie, ob Lennjas Verhalten ihrer Entwicklungsstufe angemessen ist.

Je nachdem, ob die Umwelt oder die Person eher eine aktive oder eine passive Rolle in der Entwicklung einnimmt, werden vier Entwicklungsmodelle unterschieden. Eines davon ist das systemische Entwicklungsmodell.

AUFGABE 2 Bitte markieren Sie die zu dem Modell passenden Aussagen (mehrere Antworten sind möglich).

a) Im systemischen Entwicklungsmodell entwickelt sich der Mensch nach einem genetisch festgelegten Prozess.
b) Der Mensch und die Umwelt verändern sich und beeinflussen sich gegenseitig. Deshalb ist dieses Modell auch als interaktionistisches Entwicklungsmodell bekannt.
c) Das Modell bezieht sich auf Gesamtsysteme wie z. B. eine Familie.
d) Im Modell werden der Mensch und die Umwelt als separate Systeme gesehen, die sich nicht gegenseitig beeinflussen.
e) Die WHO folgt dem systemischen Ansatz. Dabei steht das familiäre Umfeld im Mittelpunkt. Daraus entstand das weltweite Konzept „Family Health Nursing“.

AUFGABE 3 Havinghurst definiert drei Quellen, aus denen die Entwicklungsaufgaben an die einzelne Person gestellt werden. Nennen Sie diese drei Quellen.

NEUE PFLEGESITUATION

Zurück auf dem Weg ins Stationszimmer trifft die Pflegefachfrau Franziska Müller auf Frau Lang. Diese ist auf der Suche nach ihrem Sohn, Max Lang. Max ist 17 Jahre alt und wurde nachts um 2:00 Uhr auf der Kinderstation aufgenommen. Nach einem Sturz vom Skateboard erlitt er eine Radiusfraktur mit Schürfwunden. Außerdem muss er aufgrund eines leichten Schädel-Hirn-Traumas 48 Stunden auf der Station überwacht werden. Bei der Blutentnahme in der Notaufnahme wurde ferner ein Alkoholwert von 1,1 Promille festgestellt. Die Pflegefachfrau Franziska Müller klärt Frau Lang darüber auf, dass der Nachtdienst mehrmals vergeblich versucht hat, sie telefonisch zu erreichen. „Das tut mir wirklich sehr leid! Max kam gestern Abend um zehn Uhr nach Hause und wollte eigentlich direkt ins Bett. In letzter Zeit schleicht er sich aber immer wieder aus dem Haus. Alles, was wir bisher versucht haben, ist erfolglos. Es fing an schwierig zu werden mit ihm, als er in der achten Klasse auf eine andere Schule wechselte. Er hatte plötzlich einen ganz anderen Freundeskreis und schwänzte zunehmend den Unterricht. Das ist bis heute nicht wirklich besser geworden." Frau Lang macht sich schwere Vorwürfe. Seit vier Jahren ist sie nun von ihrem Ex-Mann geschieden und für die Erziehung von Max größtenteils alleine verantwortlich.

AUFGABE 4

Erläutern Sie die Aussage: „Sozialisation dauert lebenslang an."

AUFGABE 5

Die Sozialisation wird in die unten aufgeführten Phasen unterteilt. Erläutern Sie die drei Phasen, setzen Sie diese in Beziehung zu dem Verhalten von Max Lang und geben Sie mögliche Beispiele wieder.

Phase der Sozialisation	**Erläuterung**	**Beispiel**
Primäre Sozialisation		
Sekundäre Sozialisation		
Tertiäre Sozialisation		

NEUE PFLEGESITUATION

Als zweifache Mutter kann die Pflegefachfrau die Sorgen von Frau Lang sehr gut nachvollziehen. Ihre Söhne sind nun bereits 26 und 24 Jahre alt und ihr ganzer Stolz. Wenn sie jedoch an die „Teenie-Phase" der beiden zurückdenkt, muss auch sie sich eingestehen, dass sie manchmal das Gefühl hatte, in der Erziehung versagt zu haben. Franziska Müller und ihrem Mann war es immer sehr wichtig, ihren Kindern die Freiheiten zu geben, die sie benötigen, um sich ohne Angst entfalten zu können. Auf der anderen Seite herrschte jedoch auch eine gewisse Strenge in der Erziehung. Zwischen diesen beiden Prinzipien einen Mittelweg zu finden, fiel der Pflegefachfrau nicht immer leicht. Doch sie erinnerte sich auch stets daran, wie schwer es für sie selbst als Heranwachsende war, die eigene Identität zu finden. Hierbei wollte sie ihre Söhne immer unterstützen und ihnen das Gefühl vermitteln, dass sie, egal was ihnen auf der Seele liegt, zu ihr kommen können. In ihrer Karriere, nicht nur als Pflegefachfrau für Kinderkrankenpflege, hat Frau Müller es oft anders erlebt. Sie erinnert sich an einen speziellen Fall in ihrer Ausbildung. Kaya Gülkun hieß der Mann und lebte bereits seit 50 Jahren in Deutschland. Mit 10 Jahren war er aus der Türkei eingereist. Seine türkische Staatsbürgerschaft hat er aus Liebe zu seinem Land behalten. Franziska Müller erinnert sich, wie verwundert sie zu dieser Zeit über die Offenheit von Herrn Gülkun ihr gegenüber war – insbesondere als er ihr anvertraute, dass er sich als junger Erwachsener in seinem Körper nicht wohl fühlte und manchmal die Kleider seiner Schwester trug. Seit er jedoch mit seiner Frau Mürvet Gülkun verheiratet ist, lebt er dies nicht mehr aus. Von diesem Geheimnis hat seine Familie niemals etwas erfahren. Mit seinen 60 Jahren war Herr Gülkun durch seine unheilbare Krebserkrankung nun auf die Hilfe seiner Angehörigen angewiesen. Ein Zustand, unter dem der zuvor selbstständige Mann und Hauptverdiener der Familie sehr litt. Noch heute ist die Pflegefachfrau berührt, wenn sie an das ihr entgegengebrachte Vertrauen zurückdenkt. Vielleicht war seine Offenheit in dem Bedürfnis begründet, am Lebensende noch einmal diese tief verborgenen, jedoch stets präsenten Gefühle hervorzuholen. Sicher ist sich Franziska Müller jedoch nicht.

Es gibt verschiedene Faktoren, die Einfluss auf die Entwicklung des Menschen nehmen. Dazu gehören die Rolle eines Menschen in seinem Umfeld, sein Geschlecht, die Familie, die soziale Schicht, die Bildung, die finanzielle Situation, der kulturelle Hintergrund, das Alter sowie religiöse oder spirituelle Vorstellungen. Diese Faktoren wirken sich immer auch auf das individuelle Krankheitserleben aus.

AUFGABE 6 Beziehen Sie die nachfolgenden Einflussfaktoren auf die zuvor beschriebene Situation von Herrn Gülkun.

Einflussfaktor Rolle:	
Einflussfaktor Geschlecht:	
Einflussfaktor Familie:	
Einflussfaktor Armut:	
Einflussfaktor Spiritualität und Religion:	
Einflussfaktor Alter:	

SITUATIONSMERKMALE

Tab. 15.1 Situationsmerkmale, Kapitel 15

Handlungsanlass	• Tonsillitis
Kontext	• Station der Kinderklinik
Akteure	• Zu pflegendes Kind Lennja Weber (3 Jahre) • Mutter Frau Weber • Pflegefachfrau Franziska Müller
Erleben/ Deuten/ Verarbeiten	**Lennja Weber** • Fehlendes Gefahrenbewusstsein • Abwehrhaltung **Frau Weber** • Zeitliche, physische und psychische Beanspruchung von Bezugspersonen • Ängste der Eltern um ihr Kind, unabhängig vom Gefährdungsgrad **Franziska Müller** • Wahrnehmung von kindlicher Verletzlichkeit und Schutzbedürftigkeit
Handlungsmuster	• Interventionen zur Reduktion von Risiken • Beobachtung des Entwicklungsstandes von Kindern • Durchführung therapeutischer Maßnahmen

16 GESUNDHEITSFÖRDERUNG UND PRÄVENTION

Pflegesituation

Kerstin Seiter, stellvertretende Stationsleitung einer Palliativstation, ist besorgt. Sie ist immer sehr darum bemüht, innerhalb des Teams ein gutes Arbeitsklima zu bewahren. Es ist Frau Seiters Überzeugung, dass eine bestmögliche pflegerische Versorgung der hier anwesenden schwerstkranken Menschen nur mit gesunden und zufriedenen Mitarbeitern zu gewährleisten ist. Vor einem halben Jahr wurde die Pflegefachfrau Melina Schiffert auf der Station eingestellt. Sie ist 32 Jahre alt, verheiratet und Mutter von zwei Kindern. Als Pflegefachfrau ist Frau Schiffert bereits seit 10 Jahren tätig. Nun hat sie sich nach ihrer langjährigen Arbeit auf einer chirurgischen Station dazu entschieden, ihrem eigentlichen Wunsch nachzugehen: der Arbeit auf einer Palliativstation oder in einem Hospiz. Zusätzlich belegt sie berufsbegleitend Weiterbildungskurse zu Palliative Care. Das gesamte Team war von Beginn an sehr zufrieden mit der neuen Kollegin. Sie zeigt großes Interesse und möchte so viel wie möglich lernen. Insbesondere der empathische und warmherzige Umgang mit den zu pflegenden Menschen ist Kerstin Seiter als sehr positiv aufgefallen. Doch in letzter Zeit scheint Melina Schiffert verändert. Nach wie vor zeigt sie sich rührend gegenüber allen Pflegebedürftigen. Doch dabei wirkt sie übermüdet und ausgelaugt. Wenn die Kollegen sich zur Pause zurückziehen, um gemeinsam etwas zu essen, ist es auffällig, wie sehr sie sich beeilt und umgehend wieder in einem Patientenzimmer verschwindet. Einige Kollegen haben sie bereits hierauf angesprochen. Die Reaktionen der Pflegefachfrau sind meist die gleichen: „Ja, ja. Das passt schon. Ich kann gleich noch etwas essen." Oder: „Die Angehörigen sind so traurig, ich habe ihnen versprochen, dass ich so schnell wie möglich wieder bei ihnen bin." Ebenso fällt auf, dass Frau Schiffert zunehmend freiwillig Überstunden leistet. Eines Tages ruft Herr Schiffert, Melinas Ehemann, auf der Station an. Kerstin Seiter nimmt ab. „Ist meine Frau noch bei Ihnen? Der Frühdienst ist doch längst vorbei, und ich kann sie auf ihrem Handy nicht erreichen", sagt Herr Schiffert. „Wissen Sie Frau Seiter, ich kann ja nachvollziehen, dass Sie es mit sehr schweren Situationen in diesem Beruf zu tun haben, aber unser Privatleben leidet momentan sehr. Wussten Sie eigentlich, dass sich Melina neben der Arbeit auch noch um ihre kranke Tante kümmert? So, wie es jetzt ist, kann es nicht weitergehen." Nach dem Telefonat macht sich Kerstin Seiter auf die Suche nach ihrer Kollegin. Sie findet sie im Aufenthaltsraum, wo Melina Schiffert trotz Dienstende noch Kaffee und Kuchen herrichtet und dabei bitterlich weint. Schluchzend erklärt sie: „Ich kann nicht verstehen, dass Herr Winter heute Morgen verstorben ist. Es ging ihm doch wieder so gut. Gestern sagte er mir noch, ich sei für ihn wie eine Enkeltochter." In Gedanken stimmt Kerstin Seiter Herrn Schiffert zu – so kann es wirklich nicht weitergehen.

AUFGABE 1 Der deutsche Psychologe Wolfgang Schmidbauer beschreibt Verhaltensweisen, wie sie im Fall der Pflegefachfrau Melina Schiffert zu erkennen sind, als Helfer-Syndrom. Was versteht man unter diesem Begriff?

AUFGABE 2 Nennen Sie Möglichkeiten, einem Helfer-Syndrom entgegenzuwirken.

Durch Aussagen wie die des verstorbenen zu pflegenden Menschen, dass die Pflegefachfrau wie eine Enkeltochter für ihn war, können Ansprüche entstehen, die über ein berufliches Engagement hinausgehen. Sie begünstigen eine Nähe, die in Konflikt zur professionellen Distanz geraten kann.

AUFGABE 3 Bitte ergänzen Sie den folgenden Text zum Umgang mit Nähe und Distanz mit den jeweils korrekten Begriffen.

Pflegeteam – vernachlässigt – Ansprüche – empathisch – Ekel – Nachnamen – duzen – Scham – beruflicher – Umgang

Für ein professionelles Arbeitsverhältnis sollten Pflegende nicht vorschnell auf das Angebot eingehen, einen Pflegebedürftigen zu ________________. Entgegen einer mittlerweile verbreiteten Ansprache von Pflegenden bei ihrem Vornamen sollten sich Pflegefachpersonen wie in jeder professionellen Beziehung mit ihrem ________________ ansprechen lassen. Über unangemessene ________________ sollten Pflegende nicht hinwegsehen, sondern auf freundliche, aber auch bestimmte Art verdeutlichen, dass die Beziehung zwischen Pflegefachperson und Pflegebedürftigem rein ________________ Natur ist. Schwierigkeiten oder unangemessene Forderungen müssen in einem ________________ und bei der Pflegeleitung Raum für Ansprache finden. Kollegen sollten sich offen gegenüber der Möglichkeit zeigen, bei Problemen zu pflegende Menschen an andere Teammitglieder abzugeben. Es ist wichtig, dass Pflegende ________________ gegenüber zu pflegenden Menschen sind; eigene Bedürfnisse dürfen dabei jedoch nicht ________________ werden. Das betrifft auch den ________________ mit emotionalen Belastungen wie ________________ und ________________.

Die stellvertretende Stationsleitung Kerstin Seiter legt hohen Wert auf ein gutes Betriebsklima sowie auf gesunde und zufriedene Mitarbeiter. Um dies zu gewährleisten, ist eine Auseinandersetzung mit gesundheitsfördernden und präventiven Maßnahmen nötig, verbunden mit dem Wissen um die zugehörigen Fachbegriffe.

Bitte ordnen Sie den folgenden Begriffen die jeweils korrekte Definition zu.

AUFGABE 4

Begriff	Definition
	Externe und interne Faktoren, die zu einer Störung des gesundheitlichen Gleichgewichts führen.
Gesundheit	Beflügelnder, positiver Stress, der zur erfolgreichen Bewältigung von Herausforderungen führt und sich langfristig positiv auf die Gesundheit auswirkt.
Pathogenese	Negativer, schädlicher und überfordernder Stress, der sich langfristig negativ auf die Gesundheit auswirkt.
Salutogenese	„(…) Zustand des vollständigen körperlichen, geistigen und sozialen Wohlbefindens und nicht nur das Freisein von Krankheit und Gebrechen.“ (WHO, 1946)
Generalisierte Widerstandsressourcen	Gibt Antwort auf die Frage: Was erhält Menschen gesund?
Stressoren	Fähigkeiten und Umgebungsfaktoren, die dabei hilfreich sind, sich gegen das zu wehren, was die Gesundheit bedroht.
Eustress	Gibt Antwort auf die Frage: Wie und warum werden Menschen krank?
Disstress	

NEUE PFLEGESITUATION

Nach einem Gespräch mit der Stationsleitung sind sich die beiden Führungspersonen der Palliativstation einig: In naher Zukunft soll ein Termin für eine Teamsupervision erfolgen. Diese wurde hier bereits des Öfteren durchgeführt und von allen Teammitgliedern als positiv und helfend bewertet. Als Gesprächsleitung wurde jedes Mal ein speziell ausgebildeter Supervisor engagiert, der eine externe Perspektive in die Gespräche einbringt sowie die Evaluation und Bearbeitung von Problemen und Konflikten unterstützt. Bei der letzten Supervision war auch Christine Belts, die Kinaesthetics-Beauftragte des Hauses, anwesend. Ihre Aufgabe ist es, nicht nur auf der Palliativstation, sondern auch auf den weiteren Stationen des Klinikums Pflegefachpersonen hinsichtlich einer beruflichen Gesundheitsförderung zu schulen und anzuleiten. Die rückengerechte Arbeitsweise gehört hierbei zu den bedeutsamsten Themen.

AUFGABE 5 Nennen Sie sechs vorbeugende Maßnahmen zur Rückengesundheit, die Pflegefachpersonen frühzeitig und eigenverantwortlich umsetzen sollten.

AUFGABE 6 Bitte markieren Sie die richtige Aussage:

a) Ruckartige Bewegungen vergrößern die Belastung der Wirbelsäule unnötig, weshalb Pflegende schwere Lasten nicht mit plötzlichem Schwung aufheben oder absetzen sollten. Stattdessen gilt es, sich in eine passende Ausgangsposition zu begeben und eine entsprechende Körperspannung aufzubauen.
b) Langsame Bewegungen führen zu einer verstärkten Belastung der Wirbelsäule. Bei großer Kraftanstrengung ist es daher von Vorteil, nach Möglichkeit, schwungvoll und rasch schwere Lasten anzuheben oder abzusetzen.
c) Schwere Lasten sollten mit der Einatmung angehoben bzw. abgesetzt werden.

AUFGABE 7 Die Prinzipien einer rückengerechten Arbeitsweise beinhalten unter anderem das Organisieren des Umfelds. Was ist hierbei gemeint? Bitte markieren Sie die falsche Antwort.

a) Sich genügend Bewegungsraum (Platz) schaffen.
b) Mobilisation von adipösen zu pflegenden Menschen nur bedingt durchführen.
c) Geeignetes Schuhwerk tragen.
d) Hilfsmittel bereitstellen.

SITUATIONSMERKMALE

Tab. 16.1 Situationsmerkmale, Kapitel 16

Handlungsanlass	• Sich gestresst fühlen, sich ausgebrannt fühlen • Psychische Belastungen am Arbeitsplatz • Überlastungsphänomen pflegender Bezugspersonen
Kontext	• Palliativstation
Akteure	• Pflegefachfrau Melina Schiffert (32 Jahre) • Ehemann Herr Schiffert • Stellvertretende Stationsleitung Kerstin Seiter
Erleben/ Deuten/ Verarbeiten	**Melina Schiffert** • Haltungen, insbesondere Mitgefühl/Mitleid, helfen wollen und nicht können, Abgrenzung, Sinnfragen • Belastungserleben • Rollenkonflikte (Pflege einer Angehörigen) **Herr Schiffert** • Rollenüberlastung der Ehefrau • Angst vor gesundheitlichen Folgen von schädigenden Verhaltensweisen seiner Ehefrau **Kerstin Seiter** • Rollenüberlastung einer Mitarbeiterin
Handlungsmuster	• Einschätzung von Ressourcen und Belastungen • Kollegiale Beratung, Supervision • Psychische Krisen erkennen und Gewährleistung von Hilfe in Krisensituationen • Reflexion von Bewältigungsstrategien, Erkennen von Faktoren der Resilienz und/oder (drohender) Überforderung, frühzeitiges Annehmen und aktives Einfordern von Unterstützungsangeboten • Methoden zum Schutz vor physischen und psychischen Belastungen/Stressbewältigung/-reduktion und Resilienzentwicklung • Gesundheitsförderliche Angebote gestalten

SELBSTREFLEXION

Bei welchen Themen und Aufgabenstellungen der letzten Kapitel habe ich mich sicher gefühlt?

Welche Themen und Aufgabenstellungen der letzten Kapitel waren für mich schwieriger zu bearbeiten?

Wo genau lagen meine Verständnisprobleme?

Was kann ich machen, um diese Verständnisprobleme zu überwinden?

Nach der Bearbeitung der Kapitel haben sich folgende Fragen an meine Praxisanleiterin oder meine Lehrerin ergeben:

Welche kapitelbezogenen Themen, die innerhalb der Fragestellungen nicht behandelt wurden, würden mich interessieren?

Gibt es Erlebnisse aus meinen Praxiserfahrungen, die ich mit den bearbeiteten Fallbeispielen und Aufgabenstellungen in Verbindung bringen kann? Kamen mir Situationen bekannt vor?

Was nehme ich für meinen nächsten praktischen Einsatz mit?

17 REHABILITATION

Pflegesituation

Marlene Wiesenhof hat vor zwei Jahren erfolgreich ihre Ausbildung zur Pflegefachfrau absolviert. Während der Ausbildungszeit hat ihr besonders der Praxiseinsatz in einer Rehabilitationsklinik gefallen. Dort hat sie sich nach bestandenem Examen beworben und arbeitet seitdem in dieser Klinik. Marlene Wiesenhof schätzt vor allem die Tätigkeit als Teil eines Rehabilitationsteams und die damit verbundene Möglichkeit, ihre pflegerischen Kompetenzen miteinzubringen. Die Klinik teilt sich in zwei Fachrichtungen: Die orthopädische Rehabilitation und die geriatrische Rehabilitation. Neben der stationären Betreuung gibt es ein ambulantes Therapieangebot, das unter anderem die ambulante Physiotherapie, Ergotherapie und Logopädie beinhaltet. Frau Wiesenhofs Einsatzgebiet als Pflegefachfrau ist die geriatrische Rehabilitation. Sie arbeitet zusammen mit einem therapeutischen Team, das sich aus Ärzten, Pflegefachpersonen, Physiotherapeuten, Ergotherapeuten, Logopäden, Diätassistenten, Psychologen und Sozialpädagogen zusammensetzt.

Auf der Station wurde der 77-jährige Karl Bastian neu aufgenommen, der an Morbus Parkinson leidet. Die Rehabilitationsklinik wurde unter anderem deshalb ausgewählt, weil sie nicht zu weit entfernt von Herrn Bastians Wohnort liegt und seine Ehefrau somit die Möglichkeit hat, ihn regelmäßig zu besuchen. Zu Beginn der Rehabilitation ist Marlene Wiesenhof daran beteiligt, im Rahmen eines geriatrischen Assessments Einschränkungen und Ressourcen des zu pflegenden Menschen zu erfassen. Nach einer sorgfältigen Analyse gilt es im Team individuelle Therapieziele festzulegen und einen Therapieplan zu erstellen, der seinen Bedürfnissen gerecht wird. Der Pflegefachfrau sowie dem therapeutischen Team ist es bezüglich der individuellen Ziele besonders wichtig, Herrn Bastian sowie ggf. auch An- und Zugehörige als essenziell wichtige Partner in die Betreuung einzubeziehen. Herrn Bastians Ehefrau, Camilla Bastian, ist über diese Einbindung in den therapeutischen Prozess sehr erfreut. Gegenüber der Pflegefachfrau Marlene Wiesenhof äußert sie: „Wissen Sie, manchmal im Laufe von Karls Erkrankung kam es mir so vor, als ob die Wenigsten an meiner Meinung interessiert wären. Dabei bin ich doch diejenige, die den ganzen Tag bei ihm ist und schon seit Jahren den Verlauf seiner Erkrankung mitbekommt. Ich bin dabei schon oft an die Grenzen meiner Kräfte gekommen. Große Sorgen macht es mir auch, wie es jetzt nach der Entlassung zuhause weitergehen soll. Sein Zustand hat sich in kurzer Zeit sehr verschlechtert. Zumindest kommt es mir so vor.“ Die Pflegefachfrau erwidert: „Keine Sorge, Frau Bastian, eine meiner Aufgaben ist das Entlassmanagement. Wir werden uns diesbezüglich noch genauer mit Ihnen und Ihrem Mann unterhalten.“

AUFGABE 1 Was versteht man unter dem Begriff Rehabilitation? Bitte markieren Sie die korrekte Antwort.

a) Alle Maßnahmen, die auf die Bewahrung, Wiederherstellung und Stabilisierung der Gesundheit älterer Menschen fokussieren.
b) Alle Maßnahmen, die ausschließlich auf die Therapie psychischer Verhaltensauffälligkeiten zielen.
c) Alle Maßnahmen, die akut oder chronisch kranken Menschen, Menschen mit Behinderung, zu pflegenden Menschen oder von Behinderung und Pflegebedürftigkeit bedrohten Menschen ein möglichst selbstständiges und selbstbestimmtes Leben ermöglichen.

AUFGABE 2 Nennen Sie vier Ziele der rehabilitativen Pflege.

AUFGABE 3 In der Rolle der Pflegefachfrau übernimmt Marlene Wiesenhof in einem interdisziplinären Rehabilitationsteam spezielle Aufgaben. Welche könnten das sein? Bitte nennen Sie sechs.

AUFGABE 4 Bitte markieren Sie die korrekte Aussage (mehrere Antworten sind möglich):

Bei der Rehabilitation älterer Menschen ist die Beratung und Integration der Angehörigen…
a) eine sehr wichtige Aufgabe, um unter anderem auf Entlastungsangebote der Pflegeversicherung aufmerksam zu machen und somit einem Burnout pflegender Angehöriger vorzubeugen.
b) abhängig von der jeweiligen Rehabilitationsklinik und dem Team.
c) wichtig, um mitunter die Motivation und aktive Teilnahme der Betroffenen zu steigern.
d) nicht erforderlich, außer es handelt sich um eine gerontopsychiatrische Rehabilitation.

AUFGABE 5 Nennen Sie drei geriatrische Assessmentinstrumente, welche im Fall von Herrn Bastian Anwendung finden könnten.

NEUE PFLEGESITUATION

In ihrer Mittagspause setzt sich Marlene Wiesenhof in die Kantine der Klinik, um dort etwas zu essen. Es dauert nicht lange, bis sie Gesellschaft von ihrer Arbeitskollegin, der Pflegefachfrau Kathi Bauer erhält. Frau Bauer ist in der orthopädischen Rehabilitation tätig. Dort arbeitet sie oft eng mit orthopädischen Fachkliniken zusammen, von welchen aus zu pflegende Menschen teilweise direkt nach Akutbehandlungen zu ihr auf Station kommen. So auch die 54-jährige Frau Agnes Kreisel, bei der kürzlich eine Kniegelenksoperation mit Implantation einer Knie-Totalendoprothese durchgeführt wurde. Die stark adipöse Frau ist alleinstehend und arbeitet als Kassiererin bei einer Supermarktkette. Gegenüber dem Pflegepersonal äußert sie Sorgen bezüglich der zukünftigen Ausübung ihrs Berufes sowie der selbstständigen Versorgung daheim.

AUFGABE 6

Das Rehabilitationsrecht im SGB IX postuliert unter anderem den Grundsatz „Vorrang der Rehabilitation vor anderen Sozialleistungen". Erläutern Sie diesen Grundsatz in Zusammenhang mit Frau Kreisels Sorgen bezüglich ihrer beruflichen Tätigkeit.

AUFGABE 7

Welche Pflegeprobleme können bei Frau Kreisel im Rahmen der Rehabilitation nach einer Knie-TEP auftreten? Nennen Sie drei.

AUFGABE 8

Welche spezifischen Maßnahmen sind im Fall von Frau Kreisel bei der Rehabilitation indiziert (mehrere Antworten sind möglich)?

a) Physiotherapie (Beweglichkeits- und Muskelaufbautraining)
b) Logopädie
c) Kontinenztraining
d) Schmerzmanagement

NEUE PFLEGESITUATION

Die Pflegefachfrauen Marlene Wiesenhof und Kathi Bauer haben es bei ihrer beruflichen Tätigkeit je nach Situation, Beeinträchtigung und Alter der Betroffenen mit unterschiedlichen Rehabilitationsschwerpunkten zu tun. So gilt es, Ziele der Rehabilitation erwachsener und älterer Menschen von denen kleiner Kinder und Neugeborenen zu differenzieren.

AUFGABE 9

Wie wird die Rehabilitation von Kindern auch genannt? Bitte markieren Sie die richtige Antwort.

a) Mini-Reha
b) Anfangsrehabilitation
c) Entwicklungsrehabilitation
d) Erhaltungsrehabilitation

AUFGABE 10

Nennen Sie eine Indikation für eine Rehabilitation bei Neugeborenen.

SITUATIONSMERKMALE

Tab. 17.1 Situationsmerkmale, Kapitel 17

Handlungsanlass	• Entlassungsmanagement • Rollenüberlastung der pflegenden Bezugspersonen
Kontext	• Stationäre Einrichtung der medizinischen Rehabilitation
Akteure	• Pflegefachfrau Marlene Wiesenhof • Zu pflegender Mensch Karl Bastian (77 Jahre) • Ehefrau Camilla Bastian
Erleben/ Deuten/ Verarbeiten	**Marlene Wiesenhof** • Verantwortung in der inter- und intraprofessionellen Zusammenarbeit • Mitbestimmung im interprofessionellen Team • Anteilnahme, Mitgefühl, Ambivalenz zwischen Fürsorge und Förderung von Eigenständigkeit **Karl Bastian** • Bezugspersonen als unterstützende Ressourcen • Reha-Motivation • Gefühle von Abhängigkeit **Camilla Bastian** • Ängste • Ambivalente Gefühlslage der Betroffenen: Erleben von Hilflosigkeit, Angst, Ungewissheit, Wunsch nach Normalität, Zukunftsängste
Handlungsmuster	• Nutzung spezifischer Assessmentinstrumente der Rehabilitation • Interprofessionellen Rehabilitationsprozess mitgestalten (gemeinsam mit dem zu pflegenden Menschen/den Bezugspersonen und beteiligten Berufsgruppen) • Kommunikation und Koordinierung von Rehabilitationsplänen in Absprache von Verantwortlichkeiten • Beratung/Schulung und Information von zu pflegenden Menschen und deren Bezugspersonen • Expertenstandard Entlassungsmanagement

18 PFLEGE VON KINDERN

Pflegesituation

Amira Ahmadi ist mittlerweile drei Jahre alt. Während Shirin Ahmadi, die Mutter von Amira, mit ihr schwanger war, erkrankte sie an einer Zytomegalievirus-Infektion (CMV). In den ersten zwei Lebenswochen von Amira bestätigte sich der Verdacht einer konnatalen CMV-Infektion. Seit diesem Zeitpunkt benötigt das kleine Mädchen eine 24-Stunden-Betreuung. Tagsüber geht sie bereits in den Kindergarten des Blindeninstituts, und abends wird sie von ihrer alleinerziehenden Mutter und dem ambulanten Pflegedienst versorgt. Heute Abend wird die Familie durch den Pflegefachmann Hannes Pohl betreut, der Amira bereits kennt, seit sie vier Monate alt ist.

Shirin Ahmadi erwartet Hannes Pohl bereits: „Gut, dass Sie da sind. Ich muss noch schnell in die Praxis. Heute habe ich noch zwei Abendtermine, die ich nicht anders planen konnte. Könnten Sie Amira schon mal ihr Essen anreichen? In der Küche steht schon alles bereit." Eigentlich wollte der Pflegefachmann Amira heute baden. Da er aber aus Erfahrung weiß, wie zeitintensiv es ist, dem Mädchen ihr Essen anzureichen, ändert er seinen Plan. „Das ist kein Problem. Dann baden wir erst danach." Frau Ahmadi entgegnet sofort: „Lieber nicht baden. Letztes Mal hat sie danach das komplette Essen erbrochen. Das Baden lassen wir heute lieber ausfallen."

Durch die Schädigung des Gehirns ist Amiras Entwicklung sehr verzögert. Mit ihren drei Jahren kann sie nicht laufen, sich nicht alleine drehen, und das Sitzen ist nur mit Unterstützung möglich. Wenn Amira etwas nicht gefällt, schreit sie in unklaren Lauten auf. Auch das Essenanreichen wird immer mehr zu einer Herausforderung. Das Milchtrinken aus der Flasche klappt hervorragend. Aber den Brei zu schlucken wird zunehmend schwieriger – immer öfter verschluckt sich das kleine Mädchen und verweigert die Nahrungsaufnahme. Ihr vermindertes Hörvermögen, die Erblindung sowie die Gehirnschädigung erschweren die Verständigung mit Amira enorm.

Die kindliche Entwicklung wird in verschiedenen Phasen dargestellt. Durch das Wissen über die physiologische und altersentsprechende Entwicklung können Störungen erkannt werden und frühzeitige Interventionen erfolgen.

AUFGABE 1 Nennen Sie jeweils zwei Beispiele für die Aspekte der kindlichen Entwicklung einerseits im Säuglingsalter und andererseits im Kleinkind-, Kindergarten- und Grundschulalter.

Aspekte der kindlichen Entwicklung	Säuglingsalter	Kleinkind-, Kindergarten- und Grundschulalter
Allgemeine körperliche Entwicklung	Beispiele Kind „krabbelt" oder „robbt" Kind beginnt zu sprechen, z. B. „Mama" und „Papa"	
Entwicklung der Körperorgane		
Motorische Entwicklung		
Geistige (kognitive) Entwicklung		
Emotionale und soziale Entwicklung		

AUFGABE 2 Was fordert die EACH-Charta in Bezug auf die Eltern kranker Kinder?

AUFGABE 3 Erläutern Sie in einem Satz, warum die Entlastung und Unterstützung der Eltern in der ambulanten Kinderkrankenpflege so essenziell ist.

NEUE PFLEGESITUATION

„Seit gestern Abend erbricht Amira die komplette Nahrung, sie hustet viel mehr, als ich es von ihr gewohnt bin. Sie atmet auch sehr schwer, und Fieber von 40,1 Grad hatte sie noch nie! Bei der letzten Erkältung ging es ihr nicht so schlecht!" Aufgelöst berichtet Frau Ahmadi der Pflegefachfrau Franziska Scholz von den Sorgen um ihre Tochter. Diese wurde heute in der Kinderklinik stationär aufgenommen. Ihr Allgemeinzustand hatte sich in den letzten zwei Tagen zunehmend verschlechtert, sodass Frau Ahmadi schließlich den Rettungsdienst anrief.

Der Aufenthalt eines Kindes im Krankenhaus stellt einen hohen Belastungsfaktor dar. Um negative psychische und physische Folgen zu vermeiden, wurde die Charta für Kinder im Krankenhaus (EACH-Charta) verabschiedet.

AUFGABE 4

Welche der nachfolgenden Aussagen stimmen mit der EACH-Charta überein? Mehrere Antworten sind möglich.

a) Kinder im Krankenhaus haben das Recht, ihre Bezugspersonen nur zu einer bestimmten Zeit bei sich zu haben.
b) Die Kinder und ihre Eltern haben das Recht, in alle medizinischen und pflegerischen Entscheidungen, die im Krankenhaus getroffen werden, miteinbezogen zu werden.
c) Die EACH-Charta wurde 1993 verabschiedet. Ziel dieser Charta ist es, Kinderrechte weltweit umsetzen zu können.
d) Die Umgebung im Krankenhaus muss nach den Bedürfnissen der Kinder eingerichtet sein. Ein Krankenhausaufenthalt soll die Entwicklung des Kindes nicht behindern. Ebenso muss entsprechend geschultes Personal vorhanden sein.

AUFGABE 5

Nennen und begründen Sie vier Besonderheiten bzw. Kriterien, die Sie bei der Pflege der kranken Amira beachten müssen.

NEUE PFLEGESITUATION

Zwei Wochen nach der Aufnahme von Amira in der Kinderklinik geht es ihr deutlich besser. Die Atmung ist wieder physiologisch und die Körpertemperatur wieder im Normalbereich. Jedoch möchte das Mädchen weiterhin sehr wenig essen und wird noch parenteral mit Olimel® ernährt. Bei der Visite wird Frau Ahmadi von den Ärzten darauf angesprochen: „Frau Ahmadi, die Situation mit der Ernährung hat sich seit Tagen nicht gebessert. Wir möchten verhindern, dass sich bei Ihrer Tochter eine Gedeihstörung entwickelt. Eine Möglichkeit wäre, Amira operativ ein perkutanes endoskopisches Gastrostoma anzulegen. Über dieses könnten Sie ihr dann die Nahrung geben." Die Mutter scheint über den Vorschlag der Ärzte schockiert zu sein: „Glauben Sie, ich schaffe es nicht, meiner Tochter Essen anzureichen? Zuhause wird es wieder besser. Das ist nur die Umgebung hier, die Amira Angst macht und weshalb sie nicht essen will. Nein, ich möchte sowas nicht!"

AUFGABE 6

Nennen Sie fünf klinische Zeichen, an denen bei Amira eine Gedeihstörung erkannt werden kann.

AUFGABE 7

Bewerten Sie die Aussage von Frau Ahmadi mit Blick auf die Rechte von Eltern.

SITUATIONSMERKMALE

Tab. 18.1 Situationsmerkmale, Kapitel 18

Handlungsanlass	• Pflegebedarf eines Kindes mit angeborener Behinderung durch konnatale CMV-Infektion (beeinträchtigte verbale Kommunikation, beeinträchtige Gedächtnisleistung, Selbstversorgungsdefizite) • Unterstützungsbedarfe in Familien • Rollenüberlastung der pflegenden Bezugspersonen • Gefahr der Mangelernährung
Kontext	• Häusliches Setting bei Familie Arnold
Akteure	• Pflegefachmann Hannes Pohl • Zu pflegendes Kind Amira Ahmadi (3 Jahre) • Mutter Shirin Ahmadi
Erleben/ Deuten/ Verarbeiten	**Pflegefachmann Hannes Pohl** • Nähe und Verbundenheit zu Amira • Wirksamkeit von Pflege, Nähe, Bezogenheit • Übernahme von Verantwortung **Zu pflegendes Kind Amira Ahmadi (3 Jahre)** • Bezugspersonen als unterstützende Ressourcen • Abhängigkeit **Mutter Shirin Ahmadi** • Doppelbelastung durch Beruf und Rolle als pflegende Bezugsperson • Vertrauen gegenüber professionell Pflegenden
Handlungsmuster	• Eine sichere Umgebung für Amira gestalten • Entwicklungsbedingte Übernahme bei der Selbstversorgung geben und dabei für die Patientensicherheit sorgen • Maßnahmen bei gesundheits- und entwicklungsbedingten Einschränkungen • Risikoeinschätzung/frühzeitiges Erkennen von Gesundheitsrisiken bei Amira

19 PFLEGE VON ÄLTEREN MENSCHEN

Pflegesituation

Sie arbeiten als Pflegefachperson auf einer chirurgischen Station. In der vergangenen Woche mussten hier zwei zu pflegende Menschen in Isolationszimmern untergebracht werden, darunter auch der 81-jährige Herr Wagner. Herr Wagner lebt in einem Pflegeheim, wo er vor kurzem in seinem Zimmer stürzte und sich eine mediale Schenkelhalsfraktur zuzog. Bis vor dem Sturz war er in der Lage, sich selbstständig fortzubewegen, obwohl er durch eine altersbedingte Makuladegeneration schon zunehmend auf ein gewohntes Umfeld angewiesen war. Wegen häufig auftretender Schwindelzustände gilt er zudem schon länger als verstärkt sturzgefährdet. Ein Rollator steht ihm im Pflegeheim zur Verfügung, allerdings benutzt er diesen äußert ungern, insbesondere wenn er nicht alleine ist. Herr Wagners Fraktur wurde operativ mit einer Duokopfprothese versorgt. Die Operation verlief komplikationslos, und auch die Frühmobilisation zeigt erste Fortschritte. Wenn es die Zeit erlaubt, wechseln Sie gerne ein paar Worte mit ihm. Es scheint, als hätte sich der zu Beginn des stationären Aufenthaltes eher distanziert wirkende Mann nun an die neue Situation im Krankenhaus gewöhnt. Er zeigt sich zunehmend offen und freut sich über kleine Unterhaltungen. Auch für Sie sind die Gespräche zwischendurch eine willkommene Abwechslung im stressigen Stationsalltag und eine gute Möglichkeit, die Biografie von Herrn Wagner kennenzulernen. So erfahren Sie z. B., dass er seit elf Jahren Witwer ist und keine Kinder hat. Viele seiner Freunde sind bereits verstorben. In ein Pflegeheim wollte er eigentlich nie, aber der fortschreitende Sehverlust machte es ihm unmöglich, alleine in seiner Wohnung zu leben. Kurz nach der Operation weist die Operationswunde des älteren Herrn deutliche Entzündungszeichen auf. Ein Wundabstrich belegt eine MRSA-Infektion. In seinem Isolationszimmer kommt Ihnen Herr Wagner sehr verändert vor. Unterhaltungen blockt er ab, sein Appetit scheint sehr reduziert, und nicht selten verweigert er die Mithilfe bei der Mobilisation. Verwundert über diese Wandlung äußern Sie sich ihm gegenüber: „Herr Wagner, das mit diesem Zimmer ist doch nur vorübergehend.“ Herr Wagner erwidert: „Ach, wirklich?“, und dreht seinen Kopf in Richtung Fenster.

AUFGABE 1 Was versteht man unter einer altersbedingten Makuladegeneration (AMD)?

AUFGABE 2 Nennen Sie Gründe, warum die Schenkelhalsfraktur als eine typische Fraktur des älteren Menschen gilt.

AUFGABE 3 Herr Wagner weiß mit der Diagnose MRSA nicht so recht etwas anzufangen und bittet Sie um Hilfe für ein besseres Verständnis. Erklären Sie ihm, wofür die Abkürzung steht und warum er in ein Isolationszimmer verlegt werden muss.

AUFGABE 4 Definieren Sie den Begriff „geriatrietypische Multimorbidität".

AUFGABE 5 Das geriatrische Syndrom steht für eine im höheren Alter gehäuft auftretende Kombination von Symptomen, die sich gegenseitig beeinflussen und verstärken. Welche Symptome liegen bei Herrn Wagner vor, die sich negativ auf seine Situation auswirken können?

NEUE PFLEGESITUATION

Nach einem längeren Krankenhausaufenthalt wird Herr Wagner in die Pflegeeinrichtung entlassen. Es liegt keine MRSA-Besiedlung sowie keine Infektion der Operationswunde mehr vor. Dennoch wirkt Herr Wagner durch die Strapazen der letzten Wochen sehr geschwächt und scheint sich zunehmend zurückzuziehen. Sein Zimmer möchte er kaum noch verlassen. Die Pflegefachfrau Anke Berens kennt den Bewohner schon, seit er dort eingezogen ist, und macht sich Sorgen bezüglich der negativen Veränderungen seines Allgemeinzustands. Zusammen mit ihren Kolleginnen und Kollegen überlegt sie, welche Möglichkeiten bestehen, um bei Herrn Wagner wieder eine Motivation zur Teilhabe am täglichen Leben hervorzurufen.

AUFGABE 6 Nennen Sie fünf Maßnahmen, um die Teilhabe älterer Menschen und die Möglichkeit eines selbstbestimmten Lebens zu gewährleisten.

„Wir betreuen Menschen und nicht die Betten." So lautet eine Aussage des österreichischen Pflegewissenschaftlers Erwin Böhm. Sie bezieht sich auf das von ihm entwickelte psychobiografische Pflegemodell.

AUFGABE 7

Nennen Sie drei Ziele des Modells, die auch für die Pflege von Herrn Wagner von hoher Relevanz wären. Begründen Sie Ihre Meinung.

NEUE PFLEGESITUATION

Die aktuelle Situation von Herrn Wagner beschäftigt Anke Berens. Obwohl sie jetzt schon seit über zehn Jahren in der Pflege tätig ist, bemerkt sie immer wieder, wie die individuellen Charaktere der Bewohner auch neue Herausforderungen mit sich bringen. In Gedanken versunken geht sie über den Stationsflur und übersieht dabei fast die 85-jährige Frau Westerhofer, die ihr Zimmer ebenfalls auf der Station des Pflegeheims hat. Anke: „Ja, Frau Westerhofer! Wohin denn wieder des Weges?" Lächelnd erwidert die Dame: „Seniorengymnastik – wie jeden Mittwoch! Sie wissen doch, wer rastet, der rostet!"

AUFGABE 8

Frau Westerhofer ist ein Beispiel dafür, dass Altersbilder nicht vorrangig Krankheit und Pflegebedürftigkeit vermitteln müssen, sondern auch positive Aspekte des Alters aufzeigen können. Welche könnten das sein? Bitte begründen Sie Ihre Meinung.

SITUATIONSMERKMALE

Tab. 19.1 Situationsmerkmale, Kapitel 19

Handlungsanlass	• Mediale Schenkelhalsfraktur aufgrund eines Sturzes bedingt durch häufige Schwindelzustände und eine Makuladegeneration • Veränderte Stimmung aufgrund einer neu aufgetretenen MRSA-Infektion und damit einhergehender Isolation
Kontext	• Chirurgische Station
Akteure	• Pflegefachperson • Zu pflegender Mensch Herr Wagner (81 Jahre)
Erleben/ Deuten/ Verarbeiten	**Pflegefachperson** • Berufliche Belastungen durch das Leid anderer • Verantwortung angesichts möglicher Risiken • Wohlbefinden/sich stark erleben **Herr Wagner** • Erleben von Hilflosigkeit, Unbeholfenheit, Ungewissheit, Gefühle von Abhängigkeit, Traurigkeit, Pflegebedürftigkeit • Abhängigkeit und beeinträchtigte Selbstbestimmung • Einsamkeit und beeinträchtigte soziale Teilhabe, Angst vor Vereinsamung • Unsicherheit und Angst vor Stürzen
Handlungsmuster	• Pflegebedarf feststellen und Pflegeprozesse zur Unterstützung der Kuration planen, steuern, durchführen und evaluieren • Immobilitätsmanagement • Wundmanagement bei komplizierten Wunden • Förderung des physischen und psychischen Wohlbefindens

20 PALLIATIVE CARE UND PFLEGE IN DER LETZTEN LEBENSPHASE

Pflegesituation

„Es ist so weit. Frau Jansen hat uns heute Morgen gegen 5:00 Uhr verlassen. Frau Dr. Pavlov war schon da und hat ihren Tod bescheinigt. Gestern Abend hatte Frau Jansen Rasselatmung, und während der Nacht wurden die Atempausen schon immer länger. Ihre Tochter war die ganze Zeit bei ihr. Frau Jansens Gesicht war ganz entspannt, und letztlich ist alles sehr friedlich verlaufen. Sie konnte in Ruhe gehen. Ihr Mann und ihre Tochter sind jetzt noch bei ihr. Wir haben ihr das schöne rote Kleid angezogen, das sie auch bei unserer Weihnachtsfeier trug. Ich habe ihr die Haare frisiert und mir Mühe gegeben, sie so schön zu schminken, wie sie es selbst immer gemacht hat. Sie sieht jetzt sehr hübsch aus, ganz friedvoll liegt sie da. Ich bin mir sicher, das wäre ihr sehr wichtig gewesen. Sie war so eine elegante Frau. Wir haben noch ein paar Lilien aus dem Garten gepflückt und neben ihr Bett gestellt. Als ich eben noch in ihrem Zimmer war, habe ich mich kurz mit ihrem Ehemann unterhalten. Ich denke, ihm bedeutet es auch sehr viel, dass der letzte Blick auf seine Frau so schön wie möglich ist. Ich habe das Gefühl, die Familie kann jetzt nach dieser langen Phase der Trauer und des Kampfes gut Abschied nehmen, jedenfalls kamen mir beide sehr gefestigt vor. Hoffentlich verarbeiten sie es gut, besonders der Ehemann. Es ist schon sehr traurig, 60 Jahre sind halt auch kein Alter." Kerstin Seiter, die stellvertretende Stationsleitung des Hospizes mit zugehöriger Palliativstation, nickt ihrer Kollegin zu. Sie ist sehr froh, in ihrem Team solch empathische Mitarbeiter zu haben. Für Kerstin Seiter, der schon in der Pflegeausbildung bewusst war, dass sie die Palliative-Care-Fachweiterbildung absolvieren möchte, ist ein würdevoller, individuell auf den Menschen ausgerichteter Abschied sehr wichtig. Sie macht sich auf den Weg zu Familie Jansen, um ihr Beileid auszusprechen und sich zu verabschieden. Kerstin Seiter erschrickt, als auf dem Flur plötzlich seitlich etwas auf sie zurast und sie fast überrollt. Frau Seiter: „Herr Müller! Geht das auch etwas langsamer? Meine Nerven!" Der junge Mann im Rollstuhl lächelt sie an und erwidert: „Frau Seiter! Na, kommen Sie auch mal wieder zur Arbeit? Das ist aber nett! Sagen Sie mal, heute Fußball gucken im Aufenthaltsraum steht aber schon noch, oder? Von mir würden drei Freunde kommen, wenn das okay ist, und Dr. Pavlov wäre auch dabei!" Kerstin Seiter: „Ja, klar! Was meinen Sie, warum ich heute gekommen bin?! Unsere Musiktherapeutin freut sich auch schon." Die Pflegefachfrau setzt ihren Gang lächelnd fort – Wie die Kollegin schon meinte: So traurig es sein kann, es gibt doch auch eine Menge sehr schöner Momente.

AUFGABE 1 Was versteht man unter der sogenannten Rasselatmung? Bitte kreuzen Sie die korrekte Beschreibung an.

a) Bei der Rasselatmung handelt es sich um ein exspiratorisches Geräusch, das nicht selten bei Sterbenden in den letzten Tagen bis Stunden vor Eintreten des Todes beobachtet werden kann. Da dieser auch als Todesrasseln bekannte Zustand für die Betroffenen sehr unangenehm ist, besteht eine pflegerische Tätigkeit darin, überschüssigen Speichel und Bronchialsekret abzusaugen.
b) Bei der Rasselatmung handelt es sich um ein exspiratorisches Geräusch, das nicht selten bei Sterbenden in den letzten Tagen bis Stunden vor Eintreten des Todes beobachtet werden kann. Ausgelöst wird dieses Todesrasseln durch das Erlöschen des Husten- und Schluckreflexes. Speichel und Bronchialsekret sammeln sich an und erzeugen durch die Schwingung beim Ausatmen das typische Rasselgeräusch. Der Zustand stellt für die Betroffenen keine Atemeinschränkung dar. Therapeutische Maßnahmen diesbezüglich sind daher nicht erforderlich.
c) Bei der Rasselatmung handelt es sich um ein exspiratorisches Geräusch, das nicht selten bei Sterbenden in den letzten Tagen bis Stunden vor Eintreten des Todes beobachtet werden kann. Ausgelöst wird dieses Todesrasseln durch ein Erlöschen des Husten- und Schluckreflexes. Speichel und Bronchialsekret sammeln sich an und erzeugen durch die Schwingung beim Ausatmen das typische Rasselgeräusch. Der Zustand stellt für die Betroffenen keine Atemeinschränkung dar. Mögliche Therapieversuche haben eine Reduktion oder Umverteilung des Bronchialsekrets zum Ziel und dienen nicht selten dazu, die schwer aushaltbare Situation für Zugehörige zu erleichtern. Zu möglichen Maßnahmen gehören u. a. eine leichte Umlagerung sowie die Gabe von Anticholinergika.

AUFGABE 2 Nach Frau Jansens Tod wurde dieser wie vorgeschrieben durch eine Ärztin bescheinigt. Bitte nennen Sie vier sichere Todeszeichen.

AUFGABE 3 Welche unsicheren Todeszeichen sind Ihnen bekannt? Bitte nennen Sie fünf.

AUFGABE 4 Mit einer Palliative-Care-Fachweiterbildung ist es Pflegefachpersonen möglich, in interdisziplinären Teams auf einer Palliativstation, in einem Hospiz oder in einer SAPV tätig zu sein. Wofür steht die Abkürzung SAPV?

NEUE PFLEGESITUATION

Am Nachmittag bereitet Kerstin Seiter den Aufenthaltsraum des Hospizes für den anstehenden Fußballabend vor. Frau Turan, eine ehrenamtliche Hospizbegleiterin, hilft ihr dabei. Kerstin Seiter: „Schön, dass heute doch die meisten in einem guten Allgemeinzustand sind und mitgucken können. Herr Müller freut sich schon richtig." Frau

Turan: „Das glaube ich gern. Das freut mich, dass er heute so einen guten Tag hat. Wie alt ist er eigentlich?" Frau Seiter: „Ja, seine Schmerzmedikation wurde neu eingestellt. Die Schmerzbeobachtung und -dokumentation ist bei ihm enorm wichtig. Mit einer guten Symptomkontrolle kann man ihm noch einiges an Lebensqualität ermöglichen. 32 Jahre ist er alt. Seine letzte Chemotherapie war schon rein mit palliativer Zielsetzung. Aber das möchte er jetzt nicht mehr." Frau Turan scheint sichtlich betroffen: „Herrje, so jung! Werden hier eigentlich auch Kinder aufgenommen?" Kerstin Seiter: „Nein, dafür gibt es spezielle Kinderhospize. Eine ehemalige Kollegin von uns hat vor einem Jahr in ein solches gewechselt. Ich habe noch regelmäßig Kontakt mit ihr. Sie ist sehr zufrieden mit ihrem Arbeitsplatz, hat jedoch auch gesagt, dass manche Situationen doch schwerer sind, als sie es sich vorgestellt hat. Besonders die Begleitung der Eltern."

AUFGABE 5

Was versteht man unter einer Symptomkontrolle?

Die stellvertretende Stationsleitung äußert, wie wichtig eine gute Schmerzbeobachtung und -dokumentation für den jungen Herrn Müller ist. Für viele zu pflegende Menschen steht gerade in der letzten Lebensphase insbesondere die Symptomatik Schmerz für qual- und angstvolle Zustände. Dies gilt es zu vermeiden bzw. zu lindern, was durch eine erfolgreiche Schmerztherapie am Lebensende gewährleistet werden kann.

AUFGABE 6

Welche negativen Folgen werden Ihrer Meinung nach durch Schmerz begünstigt? Bitte tragen Sie Ihre Vorstellungen in die folgende Abbildung ein.

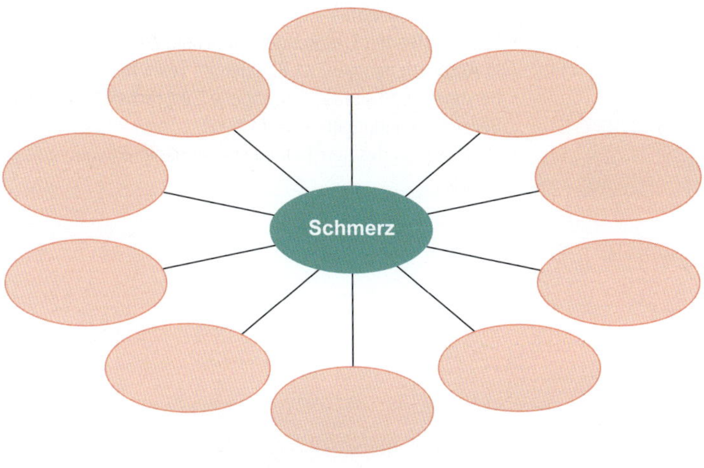

AUFGABE 7

Bitte machen Sie sich Gedanken darüber, welche Besonderheiten in der Betreuung von Kindern mit lebenslimitierenden Erkrankungen gegeben sind, und notieren Sie Ihre Ideen.

SITUATIONSMERKMALE

Tab. 20.1 Situationsmerkmale, Kapitel 20

Handlungsanlass	• Inanspruchnahme von stationären Hospizdiensten • Pflegebedarf bei sterbenden Menschen/Versorgung Verstorbener, Unterstützung von Menschen in der letzten Lebensphase und deren Bezugspersonen
Kontext	• Hospiz mit zugehöriger Palliativstation
Akteure	• Stellvertretende Stationsleitung Kerstin Seiter • Verstorbene Frau Jansen (60 Jahre) • Familie Jansen (Ehemann und Tochter der Verstorbenen) • Zu pflegender Mensch Herr Müller
Erleben/ Deuten/ Verarbeiten	**Kerstin Seiter** • Belastende Gefühle, insbesondere Hilflosigkeit, Unsicherheit, Angst, Sprachlosigkeit • Haltungen, insbesondere Mitgefühl/Mitleid, helfen wollen und nicht können, Abgrenzung, Sinnfragen **Familie Jansen** • Belastende Gefühle, insbesondere Angst, Phasen der Trauer, Verlust, Hoffnungslosigkeit, Ambivalenz, Grenzerfahrung, Machtlosigkeit, Leiden, Erlösung erhoffen **Herr Müller** • Aktive Sinnsuche • Ambivalenz (Festhalten/Loslassen)
Handlungsmuster	• Sterbende Menschen und deren Bezugspersonen im Sterbeprozess begleiten • Persönliche Reflexion kritischer Lebenssituationen und des eigenen Erlebens angesichts chronisch/onkologisch erkrankter und sterbender Menschen aller Altersstufen • Reflexion eigener Bewältigungsstrategien, Erkennen von Faktoren der Resilienz und/oder (drohender) Überforderung, frühzeitiges Annehmen und aktives Einfordern von Unterstützungsangeboten • Mit belastenden Erfahrungen umgehen, kollegiale Beratung in Anspruch nehmen, an Ritualen im Team mitwirken • Personen- und situationsbezogene Gesprächsführung, u. a. Beileidsbekundungen aussprechen • Organisation des qualifikationsheterogenen Pflegeteams im Hospiz

SELBSTREFLEXION

Bei welchen Themen und Aufgabenstellungen der letzten Kapitel habe ich mich sicher gefühlt?

Welche Themen und Aufgabenstellungen der letzten Kapitel waren für mich schwieriger zu bearbeiten?

Wo genau lagen meine Verständnisprobleme?

Was kann ich machen, um diese Verständnisprobleme zu überwinden?

Nach der Bearbeitung der Kapitel haben sich folgende Fragen an meine Praxisanleiterin oder meine Lehrerin ergeben:

Welche kapitelbezogenen Themen, die innerhalb der Fragestellungen nicht behandelt wurden, würden mich interessieren?

Gibt es Erlebnisse aus meinen Praxiserfahrungen, die ich mit den bearbeiteten Fallbeispielen und Aufgabenstellungen in Verbindung bringen kann? Kamen mir Situationen bekannt vor?

Was nehme ich für meinen nächsten praktischen Einsatz mit?

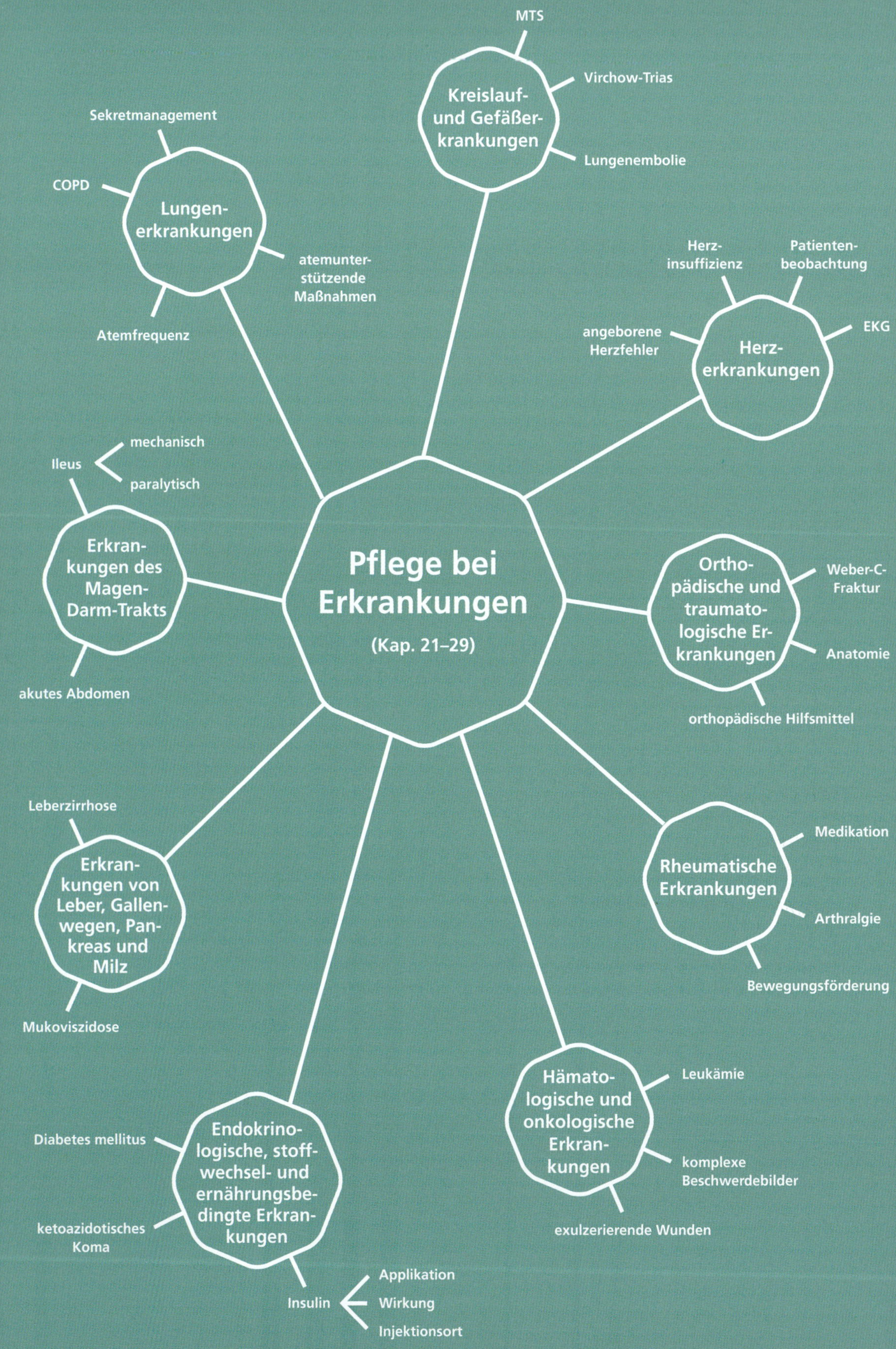
Pflege bei Erkrankungen
(Kap. 21–29)
Kreislauf- und Gefäßerkrankungen
MTS
Virchow-Trias
Lungenembolie
Lungenerkrankungen
Sekretmanagement
COPD
atemunterstützende Maßnahmen
Atemfrequenz
Herzerkrankungen
Herzinsuffizienz
Patientenbeobachtung
EKG
angeborene Herzfehler
Erkrankungen des Magen-Darm-Trakts
Ileus
mechanisch
paralytisch
akutes Abdomen
Orthopädische und traumatologische Erkrankungen
Weber-C-Fraktur
Anatomie
orthopädische Hilfsmittel
Erkrankungen von Leber, Gallenwegen, Pankreas und Milz
Leberzirrhose
Mukoviszidose
Rheumatische Erkrankungen
Medikation
Arthralgie
Bewegungsförderung
Hämatologische und onkologische Erkrankungen
Leukämie
komplexe Beschwerdebilder
exulzerierende Wunden
Endokrinologische, stoffwechsel- und ernährungsbedingte Erkrankungen
Diabetes mellitus
ketoazidotisches Koma
Insulin
Applikation
Wirkung
Injektionsort

21 PFLEGE BEI HERZERKRANKUNGEN

Pflegesituation

Oliver Wegenert ist 13 Jahre alt. Der Junge ist musisch sehr begabt, und sein größter Wunsch ist es, Profi-Tänzer zu werden. Doch seit einiger Zeit ist es nicht mehr sicher, ob Oliver seinen Berufswunsch weiterhin verfolgen kann. Aktuell befindet er sich stationär auf der Kinderintensivstation zur Überwachung. Bereits einen Tag nach seiner Geburt hatte man bei ihm Anzeichen für einen angeborenen Herzfehler festgestellt. Bei Untersuchungen hatte sich eine Transposition der großen Arterien mit einem Ventrikelseptumdefekt und einem persistierenden Ductus arteriosus gezeigt. Diese waren damals zeitnah operiert worden. Seit dieser Operation ging es Oliver die meiste Zeit gut, allerdings ist er auch sehr behütet aufgewachsen. In den Kindergarten durfte er damals nicht gehen, was dazu führte, dass Oliver zu dieser Zeit keine Freunde hatte, mit denen er spielen konnte. Seine Eltern waren damals davon überzeugt, dass die Infektionsgefahr für ihn viel zu hoch ist. Als er später in die Schule ging, erwies sich diese Sorge als unbegründet. Vor drei Monaten erlaubten seine Eltern, dass er sich an einer Tanzschule anmelden durfte, was Oliver sehr freute. Sie waren der Meinung, er habe alles überstanden und das Herz sei komplett gesund. Es kam der erste große Auftritt vor Publikum. Nach seinem ersten Tanzeinsatz verließ Oliver die Bühne. Plötzlich wurde ihm ganz komisch. Vor seinen Augen verdunkelte sich alles, und er spürte, dass sein Herz schneller schlug als sonst. An alles andere, was dann passierte, kann sich Oliver, bedingt durch die Synkope, nicht mehr erinnern. Der Junge erwachte erst wieder, als er bereits auf der Kinderintensivstation lag und von der Pflegefachfrau Anna Greger versorgt wurde. Auf ihren Satz: „Das war wohl heute etwas viel für dich!“, konnte Oliver ihr nur nickend zustimmen.

AUFGABE 1 Nennen Sie Leitsymptome, an denen Sie bei Säuglingen eine chronische Herzinsuffizienz erkennen können.

AUFGABE 2 Welche Aussagen in Bezug auf eine Synkope sind korrekt? Mehrere Antworten sind möglich.

a) Die Ursache einer Synkope ist eine vorübergehende, nicht ausreichende Durchblutung des Gehirns. Diese Minderdurchblutung kann unterschiedliche Gründe haben.
b) Ist die Ursache eine Herzerkrankung oder eine Hemmung des Sympathikus bzw. die Aktivierung des Parasympathikus, so wird von einer kardialen Synkope gesprochen.
c) Erste Anzeichen einer Synkope sind eine bläuliche Verfärbung der Lippen sowie leichte Muskelzuckungen an den Extremitäten.
d) Erstmaßnahmen bei einer Synkope sind: Den zu pflegenden Menschen sofort hinlegen und die Beine hochlagern; zu pflegenden Menschen nicht alleine lassen, nach Hilfe rufen und den Arzt benachrichtigen; Vitalzeichenkontrolle; zu pflegenden Menschen auf Folgen des Sturzes untersuchen und Risikofaktoren ermitteln (z. B. bei zu pflegenden Menschen mit Diabetes mellitus eine Blutzuckerkontrolle durchführen).

AUFGABE 3 Welche pathologischen Veränderungen bestehen bei einem Ventrikelseptumdefekt?

AUFGABE 4 Glauben Sie, die Eltern haben damals richtig gehandelt, als sie Oliver zuhause isolierten? Begründen Sie Ihre Meinung.

NEUE PFLEGESITUATION

Seit Olivers Aufenthalt auf der Intensivstation sind sechs Jahre vergangen. Aus dem Kind wurde ein junger Mann, der nun, kurz nach seinem Abitur, überlegt, wie die nächsten Schritte Richtung Zukunft aussehen sollen. Gerne würde er ein Jahr in Neuseeland verbringen, um gemeinsam mit seinem Partner auf Farmen zu arbeiten und das Land zu durchqueren. Leider sind solche Entscheidungen im Leben von Oliver Wegenert nach wie vor nicht leicht zu treffen. Seine Kindheit mit einem angeborenen Herzfehler hat Spuren hinterlassen: Zwar kann er heute die jahrelange Überbehütung durch seine Eltern, die sich immer um das Leben ihres einzigen Kindes sorgten, nachvollziehen. Aber er merkt auch, dass neue Herausforderungen oder ungewohnte Situationen immer einhergehen mit tief verwurzelten Ängsten. Neben den regelmäßigen hausärztlichen Terminen und der jährlichen Untersuchung in einem Herzzentrum befindet sich Oliver Wegenert aktuell wieder in kardiologischer Behandlung. In letzter Zeit kam es vermehrt zu charakteristischen Symptomen einer Herzinsuffizienz, weshalb sein Hausarzt ihn ins Krankenhaus überwies. Der Aufenthalt auf der kardiologischen Station macht den jungen Mann sehr nervös. Nachdem heute bereits ein Ruhe-EKG durchgeführt wurde, kontrolliert der Pflegefachmann Karsten Sprenger nun Oliver Wegenerts Vitalzeichen. Er versucht, mit dem jungen Mann ins Gespräch zu kommen und ihn dabei ein wenig zu beruhigen.

AUFGABE 5

Bitte ergänzen Sie den folgenden Satz mit der korrekten Aussage: Eine Herzinsuffizienz ist…

a) eine eigenständige Krankheit, die dazu führt, dass das Herz nicht in der Lage ist, das zur Körperversorgung erforderliche Blutvolumen zu fördern.
b) eine Durchblutungsminderung des Herzmuskels infolge einer Koronararterienverengung.
c) keine eigenständige Krankheit, sondern die Folge verschiedener Herz-Kreislauf-Erkrankungen.

Der Pflegefachmann Karsten Sprenger kontrolliert die Vitalzeichen des jungen Mannes. Dies und weitere Patientenbeobachtungen sind von hoher Bedeutung bei der Pflege von Menschen mit Herzerkrankungen bzw. Herzinsuffizienz.

AUFGABE 6

Bitte nennen Sie fünf Symptome einer Linksherzinsuffizienz und fünf Symptome einer Rechtsherzinsuffizienz.

AUFGABE 7

Wofür steht die Abkürzung EKG, und was wird durch ein solches aufgezeichnet?

AUFGABE 8

Bitte verbinden die jeweils zusammengehörenden Begriffe.

P-Welle	Erregungsrückbildung in der Kammer
QRS-Komplex	Vorhoferregung
T-Welle	Kammererregung

SITUATIONSMERKMALE

Tab. 21.1 Situationsmerkmale, Kapitel 21

Handlungsanlass	• Angeborener Herzfehler • Synkope während eines Tanzauftritts
Kontext	• Kinderintensivstation
Akteure	• Zu pflegendes Kind Oliver Wegenert (13 Jahre) • Olivers Bezugspersonen (Mutter und Vater) • Pflegefachfrau Anna Greger
Erleben/ Deuten/ Verarbeiten	**Oliver Wegenert** • Verletzungen des Körpers und bleibende Einschränkungen **Bezugspersonen (Mutter und Vater)** • Zeitliche, physische und psychische Beanspruchung **Anna Greger** • Verantwortung in der inter- und intraprofessionellen Zusammenarbeit
Handlungsmuster	• Gesundheitskommunikation: Förderung und Stärkung des Gesundheitsverhaltens bei Kindern • Förderung und Stärkung von Elternkompetenzen • Beziehungsaufbau, Information, Schulung und Beratung von Kindern und ihren Bezugspersonen in Krisen- und Konfliktsituationen

22 PFLEGE BEI KREISLAUF- UND GEFÄSSERKRANKUNGEN

Pflegesituation

Hasan Yildiz ist 19 Jahre alt. Nach seinem Abitur hat er sich für eine Ausbildung zum Pflegefachmann entschieden und überlegt, nach der Ausbildung Pflegemanagement zu studieren. Doch jetzt heißt es zunächst einmal, das erste Ausbildungsjahr gut abzuschließen. Es ist Blockwoche. Hasan Yildiz sitzt im Klassenzimmer der Pflegeschule und verfolgt den Unterricht. Auf dem heutigen Stundenplan steht der Lernbereich „Pflegerische Kernaufgaben" mit dem Fokus auf Thromboseprophylaxe. Als praktische Übungen stehen das Wickeln der Beine und das Anziehen von MTS an. „Kein Problem!", denkt sich der Auszubildende. „Das habe ich ja schon hundertmal während meines Praktikums auf der Inneren gemacht." Hasan Yildiz erinnert sich: Das Schulpraktikum hat ihm viel Spaß gemacht, war jedoch auch nicht immer so leicht, wie er es sich vorgestellt hatte. Da war z. B. diese eine Frau. Die hat nach ihrer Operation jeden Tag eine Spritze als Vorbeugungsmaßnahme gegen Thrombose erhalten, und Hasan Yildiz durfte zusehen – herrje, hat die jedes Mal geschimpft! Oder der ältere Mann, der ohne Hilfe kaum noch gehen oder stehen konnte. Das Pflegepersonal hat mit ihm jeden Tag Übungen gemacht, auch im Bett. Sie sagten, das wäre wichtig, um die Muskel-Venen-Pumpe zu aktivieren. Aber für immer in Erinnerung wird dem jungen Mann Frau Schmitz bleiben. In einem Frühdienst, als Herr Yildiz gerade dabei war, die Tabletts vom Mittagessen aus den Zimmern abzuräumen, sprach sie ihn an: „Entschuldigung, junger Mann. Könnten Sie bitte kurz einen Blick auf mein Bein werfen? Irgendwas stimmt da nicht." Hasan Yildiz erinnert sich, dass ihr linker Unterschenkel geschwollen und rot war. Frau Schmitz: „Ich kann gar nicht auftreten, so weh tut das! Fühlt sich auch ganz warm an." Der damalige Praktikant hatte daraufhin sofort das Pflegepersonal informiert, an diesem Tag jedoch nicht mehr viel von Frau Schmitz mitbekommen, da er kurz darauf ins Wochenende entlassen wurde. Als er am Montagmorgen wieder auf Station erschien, erfuhr er, dass Frau Schmitz an einer Lungenembolie verstorben war. Was das ist, wusste er damals noch nicht, aber es hat ihn sehr mitgenommen, insbesondere, weil Frau Schmitz ihm eigentlich kerngesund und fit vorkam. „Herr Yildiz!" ertönt eine Stimme durch den Raum. „Herr Yildiz, träumen Sie? Ich habe Ihnen eine Frage gestellt: Welche drei Risikofaktoren benennt die Virchow-Trias?" Hasan Yildiz sieht erschrocken seine Lehrerin an: „Oh, Entschuldigung! Bin wieder anwesend!"

AUFGABE 1 Bitte beantworten Sie die Frage der Lehrerin: Welche drei Risikofaktoren werden durch die Virchow-Trias benannt, und welches Krankheitsbild begünstigen diese?

AUFGABE 2 Wofür steht die Abkürzung MTS?

a) Medikamentöse Thromboseprophylaxestrümpfe
b) Medizinische Thromboseprophylaxestrümpfe
c) Medizinisch-therapeutische Strümpfe

AUFGABE 3 Hasan Yildiz erinnert sich an eine Patientin, die postoperativ täglich eine Spritze zur Thromboseprophylaxe erhalten hat. Was wurde ihr vermutlich verabreicht? Bitte markieren Sie die korrekte Antwort.

a) Heparin, das zu den Thrombozytenaggregationshemmern zählt
b) Cumarine, die zu den oralen Antikoagulanzien zählen
c) Heparin, das zu den parenteralen Antikoagulanzien zählt

AUFGABE 4 Welcher Verdacht bestand bei Frau Schmitz ausgehend von ihrer Symptomatik?

AUFGABE 5 Beschreiben Sie, wie es zu einer Lungenembolie kommt und warum der Verlauf häufig tödlich endet.

NEUE PFLEGESITUATION

Hasan Yildiz hat das erste Ausbildungsjahr gut hinter sich gebracht und befindet sich nun im zweiten Trimester seiner Pflegeausbildung. Momentan ist er froh, wieder etwas Abwechslung zu der schulischen Theorie zu bekommen, und ist gespannt, was sein aktueller Einsatz in einem Pflegeheim noch für Erfahrungen mit sich bringen wird. Die Stationsleitung spricht ihn an: „Hasan, könntest du bitte Frau Wilhelm ihre Kompressionsstrümpfe anziehen? Hast du das schon mal gemacht?" Der Auszubildende: „Nein, aber unzählige Male MTS im Krankenhaus, das sollte also kein Problem sein." Die Stationsleitung: „Oh, da wäre ich mir aber nicht so sicher. Da gibt es einige Unterschiede. Ich komme am besten mit dir mit." Im Zimmer der Bewohnerin leitet die Pflegefachfrau Hasan Yildiz beim Anziehen der Strümpfe an. Frau Wilhelms Zimmernachbarin, Frau Specht, beobachtet die Situation: „Das machen Sie aber sehr gut!" Der junge Mann: „Danke!" Frau Specht: „Ich hatte auch mal so welche, jetzt darf ich sie aber nicht mehr tragen. Wenn Sie fertig sind, bringen Sie mir doch bitte so eine Unterlage, damit ich meine Beine hochlegen kann, die schmerzen schon wieder ein wenig." Zurück im Stationszimmer möchte sich Hasan Yildiz direkt wieder auf den Weg machen: „Ich bringe Frau Specht schnell was zum Hochlagern." Doch die Stationsleitung stoppt ihn: „Warte, Frau Specht hatte vor kurzem folgende Symptomatik: Beinschmerzen, wenn sie eine längere Strecke spazieren ging. Sie äußerte zeitweise Gefühlsstörungen in ihrem rechten Bein, und auffällig war, dass das Bein blass und kühl war. Außerdem leidet sie schon seit längerem an Arteriosklerose. Was sagt dir das?" Der Azubi überlegt – das hatten sie doch letztens im Unterricht …

AUFGABE 6

Nennen Sie wesentliche Unterschiede zwischen MTS und Medizinischen Kompressionsstrümpfen.

AUFGABE 7

Welches Krankheitsbild liegt bei Frau Specht nahe, und was sagt es über die Hochlagerung der Beine aus? Bitte ergänzen Sie den folgenden Text.

Minderdurchblutung – kühl – periphere arterielle Verschlusskrankheit – unteren –Durchblutung – pAVK

Bei Frau Specht liegt ausgehend von den Symptomen das Krankheitsbild ____________ nahe, was ausgeschrieben ____________ bedeutet. Eine der häufigsten Ursachen ist die Arteriosklerose. Es liegt eine chronische Verengung oder ein Verschluss einer Extremitätenarterie vor, wobei in über 90 % aller Fälle die ____________ Extremitäten betroffen sind. Meist können die Betroffenen nur eine begrenzte Strecke gehen, bevor es aufgrund der hochgradigen Beinarterienstenosen zu einer ____________ der Gefäße und zu Ischämieschmerzen kommt. Durch die Minderdurchblutung fühlen sich die Extremitäten meist ____________ an, und es kommt zu Gefühlsstörungen. Vorsicht! Bei Arterienerkrankungen darf das betroffene Bein auf keinen Fall hochgelagert werden, da eine Hochlagerung die ____________ noch zusätzlich verschlechtert.

AUFGABE 8

Zurück im Zimmer der beiden Bewohnerinnen erklärt Hasan Yildiz Frau Specht, welche Lagerungsmöglichkeit sich bei ihrem Krankheitsbild als schmerzlindernd bewährt hat. Von welcher Lagerung ist die Rede?

SITUATIONSMERKMALE

Tab. 22.1 Situationsmerkmale, Kapitel 22

Handlungsanlass	• Unterrichtseinheit zum Lernbereich „Pflegerische Kernaufgaben" mit dem Fokus auf Thromboseprophylaxe
Kontext	• Pflegeschule
Akteure	• Auszubildender Hasan Yildiz (19 Jahre)
Erleben/ Deuten/ Verarbeiten	**Hasan Yildiz** • Berufliche Identität entwickeln • Rollenerleben/Rollenfindung • Positive und negative Auswirkungen von Bewegung auf das physische und psychische Wohlbefinden • Widersprüchliche Emotionen und Bedürfnisse, z. B. im Umgang mit großer körperlicher Nähe in der pflegerischen Interaktion
Handlungsmuster	• Ankommen in der Schule • Reflexion pflegerischer Vorerfahrungen • Handlungsmuster zu ausgewählten Szenarien, die den Auszubildenden begegnen werden • Fähigkeiten und Ressourcen sowie Beeinträchtigungen in der Mobilität unter Nutzung ausgewählter Assessmentverfahren beobachten und beschreiben bzw. dokumentieren • Risiken bei Beeinträchtigungen der Mobilität systematisch personen- und umgebungsbezogen einschätzen und dokumentieren sowie individuelle Pflegemaßnahmen planen, durchführen und evaluieren • Menschen über die Bedeutung von Mobilität in Bezug auf Gesundheitsförderung und Prävention informieren • Maßnahmen zur Förderung und Erhaltung der Mobilität im pflegerischen und therapeutischen Team besprechen und abstimmen • Ausgewählte Interventionen zur Optimierung der Zirkulation von Blut und Flüssigkeiten im Gewebe

23 PFLEGE BEI LUNGENERKRANKUNGEN

Pflegesituation

Frau Hartmeier ist 69 Jahre alt und Rentnerin. Momentan befindet sie sich in einer Lungenfachklinik auf der Station mit Schwerpunkt Obstruktive Atemwegserkrankungen, wo sie vor drei Tagen auf Rat ihres Hausarztes stationär aufgenommen wurde. Ein Einblick in ihre Akte gibt Aufschluss darüber, dass seit mehreren Jahren das Krankheitsbild COPD bekannt ist, welches mittlerweile nach der GOLD(Global Initiative for Chronic Disease)-Schweregradeinteilung Grad 4 erreicht hat. Im Gespräch mit Ärzten und Pflegepersonal zeigt sich Frau Hartmeier meist uneinsichtig. Man habe ihr schon öfter von dieser Krankheit erzählt, nur wolle sie das nicht wahrhaben. Dieses merkwürdige Sauerstoffgerät habe sie zuhause, weigere sich aber die meiste Zeit, es zu benutzen, da komme sie sich so krank vor. Die akut unter starker Dyspnoe leidende Frau ist in ihrem momentanen Zustand in der Klinik auf eine durchgehende Sauerstoffgabe angewiesen. Die gestern durchgeführte Blutgasanalyse weist auf eine respiratorische Globalinsuffizienz hin. Die ständige Atemnot macht Frau Hartmeier sehr große Angst. Bei einer Visite äußert sie Folgendes: „Wissen Sie, ich muss mir da irgendetwas eingefangen haben, so schlimm war das ja vorher nicht! Ich habe das Gefühl, ganz viel Schleim in der Lunge zu haben, aber der sitzt so fest. Ich kann den einfach nicht abhusten! Und dann bekomme ich keine Luft! Das kann doch nicht sein, dass man das nicht unter Kontrolle bekommt! Mein Leben ist ja überhaupt nicht mehr lebenswert!“ Frau Hartmeier fängt an zu weinen. Sie scheint sehr traurig und deprimiert zu sein.

AUFGABE 1 Wofür steht die Abkürzung COPD? Bitte geben Sie die englische sowie die deutsche Übersetzung an.

AUFGABE 2 Welche Werte lassen auf eine respiratorische Globalinsuffizienz schließen?

a) $paO_2 < 70$ mmHg bei normalem oder erniedrigtem $paCO_2$
b) $paO_2 < 70$ mmHg bei $paCO_2 > 45$ mmHg
c) $paCO_2 < 35$ mmHg

Ein Schwerpunkt pflegerischer Maßnahmen bei zu pflegenden Menschen mit COPD liegt darin, bei atemerleichternden Maßnahmen zu unterstützen, anzuleiten, Symptome zu lindern sowie die Eigenkompetenz zu fördern.

AUFGABE 3 Bitte nennen Sie sechs atemunterstützende Maßnahmen, zu denen Sie als Pflegefachperson in der Lungenfachklinik Frau Hartmeier informieren und schulen könnten.

AUFGABE 4 Welche Merkmale müssen während Frau Hartmeiers Klinikaufenthalt beobachtet werden? Bitte begründen Sie Ihre Aussagen.

NEUE PFLEGESITUATION

Nachdem sich Frau Hartmeiers Allgemeinzustand stabilisiert hat, freut sie sich, nun wieder nach Hause entlassen zu werden. Die Tatsache, dass sie auf eine Sauerstoffgabe angewiesen ist, besteht unverändert, sodass sie nun auch daheim eine Langzeit-Sauerstofftherapie erhält. Schon kleine Anstrengungen setzen sie, wie sie sagt, „außer Gefecht". Ein ambulanter Pflegedienst besucht sie einmal täglich, um sie bei der täglichen Körperpflege zu unterstützen und zu atemunterstützenden Maßnahmen zu beraten. Frau Hartmeier gibt an, dass ihr die Besuche sehr wichtig seien und sie sich dadurch in ihren vier Wänden sicherer fühle. An einem Morgen betritt die Pflegefachperson das Haus von Frau Hartmeier und findet diese in leicht panischem Zustand vor. Frau Hartmeier gibt an, heute verstärkt unter Atemnot zu leiden. Sie bittet die Pflegefachperson, den Sauerstoff von 1 auf 3 Liter zu erhöhen.

AUFGABE 5 Wie sollte die Pflegefachperson auf die Bitte von Frau Hartmeier reagieren? Bitte begründen Sie Ihre Aussage.

AUFGABE 6 Was versteht man unter einem Sekretmanagement? Welche Möglichkeiten bestehen diesbezüglich in der ambulanten Krankenpflege?

AUFGABE 7

Bitte ergänzen Sie den folgenden Satz:

Die Pflegefachperson leitet Frau Hartmeier bei der Benutzung eines neuen Dosieraerosols an. Es handelt sich um einen sogenannten Bronchodilatator (Bronchospasmolytikum). Dieser sorgt in erster Linie dafür, dass…
a) sich das Sekret aus der Lunge löst.
b) der Husten gelindert wird.
c) Schmerzen beim Atmen reduziert werden.
d) die Bronchialmuskulatur erschlafft und die Atemwege erweitert werden.

Bei der Anleitung erinnert sich die Pflegefachperson an eine Situation, in der sie einen 11-jährigen Jungen bei der Inhalation des gleichen Medikaments unterstützt hat.

AUFGABE 8

An welcher Lungenerkrankung könnte dieser zu pflegende Junge vermutlich leiden?

AUFGABE 9

In welchem Bereich liegt der Normalwert der Atemfrequenz in einem Alter von 10–12 Jahren?

AUFGABE 10

Diverse Anzeichen bei der Patientenbeobachtung lassen auf Atemnot schließen. Kann man diese Dyspnoe-Zeichen auf Säuglinge übertragen?

AUFGABE 11

Bitte nennen Sie Erstmaßnahmen bei einem akuten Asthmaanfall.

AUFGABE 12

Asthmaspezifische Schulungsinhalte beinhalten auch psychosoziale Aspekte. Welche psychischen Faktoren können sich insbesondere bei Asthmapatienten im Kindes- und Jugendalter auf die Erkrankung auswirken?

SITUATIONSMERKMALE

Tab. 23.1 Situationsmerkmale, Kapitel 23

Handlungsanlass	• COPD GOLD 4 • Depressive Stimmungslagen
Kontext	• Station mit Schwerpunkt Obstruktive Atemwegserkrankungen in einer Lungenfachklinik
Akteure	• Zu pflegender Mensch Frau Hartmeier (69 Jahre) • Klinikpersonal (Pflegepersonal und Ärzte)
Erleben/ Deuten/ Verarbeiten	**Frau Hartmeier** • Krisensituationen • Vitale Ängste und ihre Ausdrucksformen • Bleibende Einschränkungen • Kognitive Dissonanzen in Bezug auf das Gesundheitsverhalten **Klinikpersonal** • Berufliche Belastungen durch das Leid anderer • Emotionsarbeit in und nach der Notfallsituation
Handlungsmuster	• Atemunterstützung bei Atemnot • Förderung des physischen und psychischen Wohlbefindens auch bei schwerer Krankheit sowie lang andauernden und quälenden Beschwerden • Beziehungsarbeit/Kommunikation zur emotionalen Stabilisierung

24 PFLEGE BEI ERKRANKUNGEN DES MAGEN-DARM-TRAKTS

Pflegesituation

Es ist 23:30 Uhr. Herr Martens wälzt sich im Bett hin und her, das Gesicht schmerzverzerrt. Aufgrund der nächtlichen Unruhe erwacht seine Ehefrau. Erschrocken betätigt sie den Lichtschalter und wendet sich zu ihrem Mann: „Albert, was hast Du denn? Du bist ja schweißgebadet!" Herr Martens presst sein Gesicht in das Kissen, während seine Arme in verkrampfter Position seinen Bauch umfassen. Er bemüht sich zu antworten: „Ich bin von diesen furchtbaren Bauchschmerzen aufgewacht. Die werden immer schlimmer! Ich kann nicht mehr! Mir ist auch so schlecht! Ich glaube, ich muss mich übergeben!" Frau Martens ist sehr besorgt, insbesondere da sie schon seit einiger Zeit beobachtet, dass ihr Mann zunehmend an Gewicht und Kraft verliert. Nachdem eine Stunde später keine Besserung eintritt und ihr Mann mehrmals erbrechen musste, wird ihr die Situation zu kritisch – hastig nimmt sie das Telefon zur Hand und wählt die 112. Einige Zeit später in dieser Nacht befindet sich Herr Martens in der Notfallambulanz des örtlichen Universitätsklinikums. Auf Anweisung des zuständigen Arztes bereitet eine Pflegefachfrau die Infusionen vor – Herr Martens soll Novalgin® und Buscopan® i. v. erhalten. Die Einweisungsdiagnose lautet akutes Abdomen. Umgehend bereiten die Pflegefachpersonen alles für weiterführende diagnostische Maßnahmen vor.

AUFGABE 1 Ein akutes Abdomen kann beim Erwachsenen diverse Ursachen haben. Einige sind nachfolgend aufgelistet. Bitte ordnen Sie die Begriffe den korrekten Definitionen zu.

- Appendizitis
- Cholezystitis
- Divertikulitis
- Pankreatitis
- Ileus
- Mesenterialarterieninfarkt

- Bauchspeicheldrüsenentzündung
- Akute arterielle Durchblutungsstörung des Darms infolge eines embolischen oder thrombotischen Verschlusses
- Entzündung der Gallenblase
- Entzündung des Wurmfortsatzes; umgangssprachlich fälschlicherweise auch als Blinddarmentzündung bekannt
- Entzündung von umschriebenen Wandbezirken angeborener oder erworbener sackartiger Schleimhautausstülpungen in Ösophagus, Magen (selten), Dünndarm (selten) oder Dickdarm
- Unterbrechung der Dünn- oder Dickdarmpassage durch ein mechanisches Hindernis oder eine Darmlähmung

AUFGABE 2 Nausea und Emesis zählen zu dem Symptomkomplex vieler gastroenterologischer Erkrankungen, so auch zu dem des akuten Abdomens. Wofür stehen die beiden Begriffe?

AUFGABE 3 Was versteht man unter einem akuten Abdomen?

AUFGABE 4 Welche Aussage ist falsch?

a) Die Gastroenterologie ist ein Teilgebiet der Inneren Medizin und umfasst Vorbeugung, Diagnostik sowie die konservative und endoskopische Therapie von Erkrankungen des Magen-Darm-Trakts, der Leber, des Gallensystems und des Pankreas.

b) Die Andrologie ist ein Spezialgebiet der Inneren Medizin und umfasst ausschließlich Erkrankungen des Magens. Insbesondere das Magenkarzinom steht hierbei im Fokus von Präventions- und Therapiemaßnahmen.
c) Die Viszeralchirurgie ist ein Teilgebiet der Chirurgie und befasst sich mit Diagnostik, operativen Behandlungen und Nachbehandlungen von Erkrankungen der inneren Organe, vorwiegend der Verdauungs- und der endokrinen Organe.

AUFGABE 5

Welcher Wirkstoff steckt in Novalgin®?

NEUE PFLEGESITUATION

Bei Herrn Martens wurde ein mechanischer Ileus diagnostiziert, ausgelöst durch ein Kolonkarzinom. Nachdem der tumorbefallene Darmabschnitt reseziert und ein doppelläufiges Enterostoma angelegt wurde, liegt Herr Martens nun auf der chirurgischen Station. Hier kommt ihn seine Frau täglich besuchen. Die Pflegefachfrau Katja Stürmer betritt das Patientenzimmer von Herrn Martens, der, noch sichtlich geschwächt durch die große Operation, die Hand seiner Frau hält. Auch ihr haben die Ereignisse der letzten Tage schwer zugesetzt. Lächelnd begrüßt die Pflegefachfrau beide. Ihr ist bewusst, dass eine solche Ausnahmesituation eines hohen Einfühlungsvermögens sowie einer guten Patientenbeobachtung und Dokumentation bedarf.

AUFGABE 6

Bitte beschreiben Sie den Unterschied zwischen einem mechanischen und einem paralytischen Ileus.

AUFGABE 7

Worauf ist die Patientenbeobachtung bei Herrn Martens ausgerichtet? Bitte nennen Sie sechs Punkte.

AUFGABE 8

Die Ursachen eines mechanischen Ileus sind altersabhängig und spielen somit auch in der Kinderkrankenpflege eine wesentliche Rolle. Bitte ergänzen Sie diesbezüglich den folgenden Text:

Ileus – Darminhalt – mechanischen – Erwachsenen – Darmabschnitt – Darmwand – Mekonium – Rückstau – älteren

Der Mekoniumileus zählt neben den Darmatresien zu den Hauptursachen eines ________________ Ileus bei Neugeborenen, ausgelöst durch ein zu zähes ________________, also einen zu zähen ersten Stuhlgang. Bei älteren Säuglingen und Kleinkindern kann es aufgrund einer Invagination zu einem ________________ von ________________ und zu einer Schädigung der ________________ kommen. Eine Invagination liegt dann vor, wenn sich ein ________________ teleskopartig in einen anderen stülpt. Weitere Ursachen eines mechanischen ________________, wie Morbus Crohn, Colitis ulcerosa und Darmpolypen, sind vorwiegend bei ________________ Kindern und ________________ von Bedeutung.

SITUATIONSMERKMALE

Tab. 24.1 Situationsmerkmale, Kapitel 24

Handlungsanlass	• Akutes Abdomen
Kontext	• Notfallambulanz des örtlichen Universitätsklinikums
Akteure	• Zu pflegender Mensch Albert Martens • Frau Martens • Pflegefachfrau der Notfallambulanz
Erleben/ Deuten/ Verarbeiten	**Albert Martens** • Krisensituation • Ängste und Schmerzen • Bezugsperson als unterstützende Ressource **Frau Martens** • Hilfestellung und Halt für den Betroffenen in Notfällen und Krisen **Pflegefachfrau** • Verantwortung in der inter- und intraprofessionellen Zusammenarbeit • Aushalten von Stress/Zeitdruck in Notfallsituationen • Emotionsarbeit in und nach der Notfallsituation
Handlungsmuster	• Verabreichung von Notfallmedikamenten nach ärztlicher Anordnung • Schmerzmanagement (akute Schmerzen) • Ruhe und Sicherheit durch routiniertes Handeln und handlungsbegleitende Information vermitteln • Eingriffe und Maßnahmen erklären, verrichtungsbegleitende Kommunikation

25 PFLEGE BEI ERKRANKUNGEN VON LEBER, GALLENWEGEN, PANKREAS UND MILZ

Pflegesituation

Timo Wallerts ist Pflegefachmann und arbeitet für einen ambulanten Pflegedienst. Er befindet sich gerade in seinem Dienstwagen, als er über sein Headset einen Anruf der Pflegedienstleiterin erhält. Diese berichtet, dass sie mit Frau Fischer telefoniert hat. Frau Fischer ist die Ehefrau von Werner Fischer, welcher aktuell einmal pro Woche zum Stellen der Medikamente angefahren wird. Sie habe sich am Telefon nervös angehört, berichtet die Pflegedienstleitung. Es sei nach Aussage der Ehefrau zwar kein Notfall, aber sie wäre froh, wenn jemand vorbeikommen könnte. Mit ihrem Mann sei irgendetwas „komisch". Timo Wallerts wirft einen Blick auf die Uhr. Da er heute ohnehin früher dran ist als sonst, entscheidet er sich, direkt zu Familie Fischer zu fahren. Als er dort ankommt, steht die Ehefrau bereits in der offenen Haustür. Laut ruft sie ihm entgegen: „Ach gut, dass Sie endlich da sind! Jetzt kommen Sie bitte mal schnell mit rein und gucken sich das an!" Der Pflegefachmann betritt das Wohnzimmer. Als sein Blick auf den 62-jährigen Frührentner trifft, erschrickt er. Eine beginnende Leberzirrhose ist bei Herrn Fischer bereits bekannt, doch seit seinem letzten Besuch hat sich die Situation sichtbar verschlechtert. Herr Fischer liegt auf dem Sofa. Hautkolorit und Augen sind auffällig gelblich verfärbt. Der Bauchumfang des kachektischen Mannes ist deutlich vergrößert. Die Kommunikation mit ihm gestaltet sich u. a. aufgrund der vorliegenden Dyspnoe als sehr schwierig. Herrn Wallerts erscheint die Lage kritisch. Er informiert den zuständigen Hausarzt, der kurz darauf eintrifft und Herrn Fischer ins Krankenhaus überweist.

AUFGABE 1 Wie lautet der Fachbegriff der beschriebenen Gelbsucht, und wie nennt man diese, wenn sie am Auge sichtbar wird?

AUFGABE 2 Wodurch entsteht eine Gelbsucht? Bitte markieren Sie die korrekte Antwort.

a) Die Gelbfärbung von Haut und Schleimhäuten entsteht durch einen verminderten Bilirubinwert. Der veränderte Hautton weist auf einen Mangel des Gallenfarbstoffs hin und erfordert umgehend eine ärztliche Untersuchung.
b) Die Gelbfärbung von Haut und Schleimhäuten entsteht durch einen Anstieg des Bilirubins im Blut und einen folgenden Übertritt des Gallenfarbstoffs in die Gewebe. Mit dem bloßen Auge sichtbar wird dieser Gewebeübertritt ab einem Gesamtbilirubin von etwa 6 mg/dl.
c) Die Gelbfärbung von Haut und Schleimhäuten entsteht durch einen Anstieg des Bilirubins im Blut und einen folgenden Übertritt des Gallenfarbstoffs in die Gewebe. Mit dem bloßen Auge sichtbar wird dieser Gewebeübertritt ab einem Gesamtbilirubin von etwa 2 mg/dl.

AUFGABE 3 Bei Herrn Fischer wurde eine beginnende Leberzirrhose diagnostiziert. Wie wird diese Erkrankung auch genannt und mit welcher Begründung?

AUFGABE 4 Dem Pflegefachmann Timo Wallerts fällt neben dem veränderten Hautkolorit auch der stark vergrößerte Bauchumfang von Herrn Fischer auf. Welches Symptom vermuten Sie dahinter?

NEUE PFLEGESITUATION

Herr Fischer wurde in die naheliegende Uniklinik eingeliefert, wo er sich momentan, nach einem langen Aufenthalt auf der Intensivstation, nun wieder auf der chirurgischen Abteilung befindet. Kurz nach der Aufnahme in die Klinik kam es bei dem Patienten zu einer akuten Ösophagusvarizenblutung, ausgelöst durch eine portale Hypertension. Zur Rezidivblutungsprophylaxe wurde eine portosystemische Shunt-Operation durchgeführt. Der Pflegeschüler Matin Geraths, erstes Ausbildungsjahr, sitzt am Schreibtisch der chirurgischen Abteilung. Er blickt auf den PC-Monitor, wo die elektronische Patientenakte von Herrn Werner Fischer geöffnet ist. Er wendet sich an seine Praxisanleiterin: „Gabi, was ist denn ein C_2-Abusus?"

AUFGABE 5 Bitte erklären Sie dem Schüler Martin Geraths den Begriff C_2-Abusus sowie den Zusammenhang mit dem Krankheitsbild Leberzirrhose.

AUFGABE 6

Welche Aussagen sind richtig und welche falsch? Bitte kennzeichnen Sie Ihre Einschätzung in der nachfolgenden Tabelle.

	Richtig	Falsch
Typische Symptome bei Leberzirrhose sind unter anderem Aszites, Pfortaderhochdruck, Ösophagusvarizen und eine reduzierte Bauch- und Schambehaarung.		
Ein Pfortaderhochdruck (portale Hypertension) liegt dann vor, wenn Blut nicht mehr ungehindert durch die Leber strömen kann. Es kommt zu Umgehungskreisläufen, da sich das Blut Wege sucht, um aus dem Pfortadereinzugsgebiet in die Hohlvene zu gelangen. Mögliche Folgen können Ösophagus- und Fundusvarizen sein.		
Der Pfortaderhochdruck begünstigt eine Aszitesentwicklung.		
Ein portosystemischer Shunt bezeichnet eine Kurzschlussverbindung zwischen portalem und kavalem Gefäßsystem zur Druckentlastung bei Pfortaderhochdruck. Indikationen für diese Operation bestehen erst nach einer Varizenblutung.		

NEUE PFLEGESITUATION

Der Pflegeschüler Martin Geraths ist verwundert: „Ich weiß noch, dass unser Nachbar damals an Leberzirrhose verstorben ist. Aber ich wusste gar nicht, dass er so ein großes Alkoholproblem hatte." Die Praxisanleiterin Gabi Krause klärt ihren Schüler darüber auf, dass ein chronischer Alkoholabusus zwar eine der Hauptursachen für eine Leberzirrhose ist, es jedoch auch weitere Ursachen wie eine chronische Virushepatitis gibt. Sie ergänzt: „Sogar im Kindesalter können diverse Leberschädigungen schon zu einer Leberzirrhose führen."

AUFGABE 7

Welche Ursachen können bei Kindern zu einer Leberzirrhose führen?

AUFGABE 8

Auch Kinder können an einem akuten Leberversagen erkranken. Das Reye-Syndrom kann eine akute Gehirn- und Leberschädigung hervorrufen. Was ist die Ursache des Reye-Syndroms? Kreuzen Sie die richtige Aussage an.

a) Das Reye-Syndrom wird durch eine grundlegende genetische Disposition in Kombination mit einer Virusinfektion und die Gabe von Paracetamol ausgelöst.
b) Durch die reine Kombination von Azetylsalizylsäure und Paracetamol während eines Virusinfektes kann das Reye-Syndrom ausgelöst werden.
c) Das Reye-Syndrom wird durch eine grundlegende genetische Disposition in Kombination mit der Gabe von Azetylsalizylsäure während einer Virusinfektion ausgelöst.

Mukoviszidose (auch Cystische Fibrose – CF – genannt) ist die zweithäufigste angeborene Stoffwechselerkrankung in Deutschland. Vordergründig betrifft dies die Organe Lunge und Pankreas, aber es können auch weitere Organe erkranken. Auch die Leberzirrhose kann eine Folge der Mukoviszidose sein.

AUFGABE 9 Bitte ergänzen Sie den nachfolgenden Text zur Mukoviszidose.

Schweißtest – Chloridkanaldefekt – verstopfen – Neugeborenenscreenings – Atemwegsinfektionen – Fettstühlen – autosomal-rezessiv – gelb-grünlich – Mekoniumileus – exokrinen – exokrine Pankreasinsuffizienz

Bei der Mukoviszidose liegt ein Gendefekt des Chromosoms vor. Durch diese ____________ vererbten Defekte besteht ein ____________ in allen ____________ Drüsen des Körpers. Dadurch kommt es zu einer abnormen Bildung von zähen Sekreten. Dies hat zur Folge, dass die Drüsenausführungsgänge ____________. Eines der häufigsten und ersten Anzeichen einer Mukoviszidose ist der ____________. Durch das zähe Mekonium wird die Darmlichtung verlegt und verengt, was schon kurz nach der Geburt zu einem Ileus führt. Ein weiteres frühes Anzeichen stellen immer wiederkehrende ____________ dar. Das zähe Bronchialsekret erschwert hierbei die physiologische Reinigung der Atemwege, wodurch ein besonders guter Nährboden für Bakterien entsteht. Die Erholung von den häufig auftretenden Atemwegserkrankungen dauert länger als bei gesunden Kindern. Die charakteristische Farbe des zähen Bronchialsekrets ist ____________. Bei fast 90 % der betroffenen Kinder entsteht eine Beteiligung des Pankreas. Durch die ____________ können die Fettbestandteile nicht resorbiert werden. Es kommt zu einer Ausscheidung über den Stuhl – den sogenannten ____________. Die Diagnostik kann durch einen ____________ erfolgen. Dabei wird der Chloridgehalt des Schweißes gemessen. Seit 2016 besteht die Möglichkeit, das Blut im Rahmen des ____________ auf Mukoviszidose zu testen. Eine frühestmögliche und adäquate Behandlung durch Fachärzte oder CF-Zentren kann für eine positive Prognose entscheidend sein.

AUFGABE 10 Nennen Sie pflegerische Maßnahmen, die Sie als Pflegefachperson bei der Betreuung eines Mukoviszidosepatienten durchführen.

SITUATIONSMERKMALE

Tab. 25.1 Situationsmerkmale, Kapitel 25

Handlungsanlass	• Bekannte Leberzirrhose mit akuter Verschlechterung des Zustandes • Dyspnoe
Kontext	• Häusliche Umgebung von Ehepaar Wallerts • Ambulante Versorgung durch einen Pflegedienst
Akteure	• Pflegefachmann Timo Wallerts • Zu pflegender Mensch Werner Fischer (62 Jahre) • Ehefrau Frau Fischer
Erleben/ Deuten/ Verarbeiten	**Pflegefachmann Timo Wallerts** • Verantwortung in der inter- und intraprofessionellen Zusammenarbeit **Werner Fischer** • Vitale Ängste und ihre Ausdrucksformen • Subjektives Erleben von Krankheit im Alter **Frau Fischer** • Verlustängste • Hilfestellung und Halt für den Betroffenen in Notfällen und Krisen
Handlungsmuster	• Case- und Caremanagement in ambulanten Versorgungskontexten sowie sektoren- und berufsgruppenübergreifende Organisation • Atemunterstützung bei Atemnot • Kommunikation zur emotionalen Stabilisierung von Betroffenen • Kommunikationstechniken in Krisensituationen

SELBSTREFLEXION

NOCHMAL NACHGEDACHT

Bei welchen Themen und Aufgabenstellungen der letzten Kapitel habe ich mich sicher gefühlt?

Welche Themen und Aufgabenstellungen der letzten Kapitel waren für mich schwieriger zu bearbeiten?

Wo genau lagen meine Verständnisprobleme?

Was kann ich machen, um diese Verständnisprobleme zu überwinden?

Nach der Bearbeitung der Kapitel haben sich folgende Fragen an meine Praxisanleiterin oder meine Lehrerin ergeben:

Welche kapitelbezogenen Themen, die innerhalb der Fragestellungen nicht behandelt wurden, würden mich interessieren?

Gibt es Erlebnisse aus meinen Praxiserfahrungen, die ich mit den bearbeiteten Fallbeispielen und Aufgabenstellungen in Verbindung bringen kann? Kamen mir Situationen bekannt vor?

Was nehme ich für meinen nächsten praktischen Einsatz mit?

26 PFLEGE BEI ENDOKRINOLOGISCHEN, STOFFWECHSEL- UND ERNÄHRUNGSBEDINGTEN ERKRANKUNGEN

Pflegesituation

Gerade als die Pflegefachfrau Rosa Giasta in ihr Auto steigen will, klingelt das Diensthandy. Die Nummer ist unbekannt. Rosa Giasta meldet sich wie gewohnt: „Mobiler Kinderkrankenpflegedienst Sternentaler." „Hallo, hier ist der Kindergarten Villa Zwergenland. Es geht um Elian De Santis. Seine Mutter ist gerade nicht erreichbar. Sie meinte aber gestern, dass ich mich ggf. auch an Sie wenden könnte. Es geht darum, dass sein Blutzucker aktuell bei 45 mg/dl ist. Ich habe ihm jetzt schon etwas Apfelsaft zu trinken gegeben, aber ich bin mir unsicher, ob das so ausreichend ist." Die Erzieherin Wanda Noe klingt sehr aufgeregt. Da Rosa Giasta gerade in der Nähe des Kindergartens ist und für heute keine weiteren Kinder mehr zu pflegen sind, beschließt die Pflegefachfrau, Elian in seinem Kindergarten zu besuchen. Dort angekommen, sieht sie den Jungen schwitzend und zitternd auf dem Sofa in der Leseecke sitzen. Die Pflegefachfrau kontrolliert nochmals den Blutzucker und gibt Elian erneut etwas zu essen. Kurz danach geht es ihm wieder besser, und die Hypoglykämie ist überstanden. Zwei Wochen nachdem Elian in den Kindergarten gekommen ist, fiel seiner Mutter die erhöhte Trinkmenge von vier Litern am Tag und sein ständiges Wasserlassen auf. Beides Gewohnheiten, die sehr untypisch für das Kind waren. Auch war er schon tagsüber oft müde und wollte nur noch wenig mit seinen Freunden spielen. Dann die Diagnose Diabetes mellitus Typ 1. Rosa Giasta und ihre Kolleginnen und Kollegen vom ambulanten Kinderkrankenpflegedienst sorgen seither für die tägliche Unterstützung von Elian. Dieses Arrangement ermöglicht es Elian auch, wieder in denselben Kindergarten gehen zu können. Rosa Giasta fragt die Erzieherin: „Wie viele Einheiten haben Sie Elian heute Mittag von dem Actrapid® gespritzt? Und hat er dann auch alle errechneten Kohlenhydrateinheiten gegessen?"

AUFGABE 1 Wie entsteht ein Diabetes mellitus Typ 1?

AUFGABE 2 Bei einem Diabetes mellitus kommt der betroffene Mensch oftmals in eine Hyper- oder Hypoglykämie. Welche Aussagen sind richtig bzw. falsch?

	Richtig	Falsch
Nachts zwischen zwei und drei Uhr besteht eine hohe Gefahr einer Hypoglykämie.		
Anzeichen einer Hypoglykämie sind Fieber, Gliederschmerzen und Bewusstlosigkeit.		
Anzeichen einer Hypoglykämie können z. B. Schwitzen, Unruhe, Heißhungerattacken bis hin zu Bewusstseinsveränderungen sein. Die Symptome können bei jedem zu pflegenden Menschen unterschiedlich ausfallen. Deshalb sollten zu pflegenden Menschen, Angehörige und Betreuer (z. B. Erzieher und Lehrer) in einer Hypoglykämiewahrnehmung geschult werden.		
Von einer Hyperglykämie spricht man ab einem Blutzuckerwert unter 50 mg/dl.		
Eine Hypoglykämie entwickelt sich über Wochen.		
Ursache einer Hypoglykämie können Alkoholgenuss, ungewohnt schwere körperliche Anstrengung oder eine Überdosierung von Arzneimitteln sein.		

AUFGABE 3 Zu welcher Insulinart gehört Actrapid®, und welche Eigenschaften unterscheiden es von anderen Insulinarten?

AUFGABE 4 Eine leichte Hypoglykämie kann meist von den Betroffenen selbst oder von Menschen in ihrem Umfeld wahrgenommen werden. Was sollten betroffene Menschen daher immer bei sich tragen?

NEUE PFLEGESITUATION

Einige Wochen nach ihrem Besuch in der Kindertagesstätte ist die Pflegefachfrau Rosa Giasta wieder auf dem Weg zu dem kleinen Elian De Santis. Eigentlich benötigt Familie De Santis so gut wie keine Unterstützung mehr von dem mobilen Kinderkrankenpflegedienst. Auch der Kindergarten meistert die Therapie völlig zuverlässig. Lediglich wenn Elian krank wird, erhält die Familie noch Unterstützung durch den häuslichen Kinderpflegedienst, so wie es heute der Fall ist. Doch kurz vor ihrer Ankunft erhält Frau Giasta eine Nachricht von der Pflegedienstzentrale. Elian wurde stationär in der Kinderklinik aufgenommen. Grund dafür sei ein ketoazidotisches Koma. Rosa Giasta überlegt, wodurch es zu dieser lebensbedrohlichen Situation gekommen sein kann. Ob etwas bei der Insulininjektion mittels Pen schief ging?

Zählen Sie in korrekter Reihenfolge die Schritte auf, welche es bei der Applikation mit einem Insulinpen zu beachten gilt. **AUFGABE 5**

Wirkungsdauer und -beginn von Insulinen hängen von verschiedenen Faktoren ab, unter anderem vom Injektionsort. Kreuzen Sie dazu die richtige Aussage an. **AUFGABE 6**

a) Verzögerungsinsulin sollte möglichst in den Bauch injiziert werden, da dort eine langsamere Resorption stattfindet. Das Unterhautfettgewebe in den Oberschenkeln ist besser durchblutet.
b) Kurz wirksames Insulin möglichst in den Bauch injizieren. Dort wird es schneller resorbiert als in den Oberschenkel gespritztes Insulin. Denn das Unterhautfettgewebe am Bauch ist besser durchblutet.

Nennen Sie die Leitsymptome eines ketoazidotischen Komas. **AUFGABE 7**

NEUE PFLEGESITUATION

Für den kleinen Elian und seine Familie war die lebensgefährliche Situation des diabetischen Komas ein schwerer Schlag. Umso größer war die Erleichterung, als sich der Junge wieder erholte und nach Hause entlassen werden konnte. Heute ist Elian sechs Jahre alt. Kurz vor seiner Einschulung besucht er mit seiner Mutter eine Diabetes-Schulung, die dem Kind seine Erkrankung und den Umgang hiermit näherbringen soll. Jana Welchert ist Pflegefachfrau mit einer Weiterbildung zur Diabetesberaterin. Sie leitet die Schulung und erlebt Elian als sehr aufgeweckten und interessierten Teilnehmer. Einmal erwähnte er, dass er die gleiche Krankheit habe wie sein Großvater. Nur dass dieser erst krank wurde, als er schon viel älter war als er. Elian lächelt: „Mama sagt immer, dass der Opa krank wurde, weil er viel zu viel gegessen hat und nie auf die Oma hörte." Jana Welchert lacht: „Na, dann hat der Opa wahrscheinlich doch nicht ganz die gleiche Erkrankung wie du. Aber wenn Du magst, kannst Du ihn mal mitbringen. Für Menschen mit seiner Erkrankung gebe ich auch Schulungen."

Elians Großvater leidet unter Diabetes mellitus Typ 2. Nennen Sie die wesentlichen Unterschiede der Krankheitsentstehung gegenüber Elians Erkrankung Diabetes mellitus Typ 1. **AUFGABE 8**

Was Elians Großvater einige Jahre nach der Krankheitsmanifestation schwer zu schaffen macht, sind die gesundheitlichen Beschwerden, welche sich nach der Erkrankung entwickelten.

Bitte nennen Sie fünf diabetische Folgeerkrankungen. **AUFGABE 9**

„Der Opa hat immer viel zu viel gegessen und nie auf die Oma gehört." – Was aus dem Mund des kleinen Schulungsteilnehmers zunächst lustig klingt, ist im Wesentlichen einer der Hauptfaktoren für die Krankheitsentstehung von Diabetes mellitus Typ 2.

AUFGABE 10

Wie hoch ist der tägliche Kalorienbedarf (Richtwert) eines Erwachsenen mit mittelschwerer körperlicher Arbeit?

a) 168 Kilojoule/Kilogramm Körpergewicht, bzw. 40 Kalorien/Kilogramm Körpergewicht

b) 210 Kilojoule/Kilogramm Körpergewicht, bzw. 50 Kalorien/Kilogramm

SITUATIONSMERKMALE

Tab. 26.1 Situationsmerkmale, Kapitel 26

Handlungsanlass	• Neu diagnostizierter Diabetes Typ 1 eines Kindes
Kontext	• Kindergarten • Versorgung durch einen ambulanten Kinderkrankenpflegedienst
Akteure	• Pflegefachfrau Rosa Giasta • Zu pflegendes Kind Elian De Santis • Erzieherin Wanda Noe
Erleben/ Deuten/ Verarbeiten	**Rosa Giasta** • Sensibilisierung für Notfallsituationen **Elian De Santis** • Diskrepanz zwischen Gesund-leben-Wollen und Gesund-leben-Können **Wanda Noe** • Erleben von Angst, Unsicherheit, Hilflosigkeit • Erleben von Hilfe- und Unterstützungsbedarf
Handlungsmuster	• Frühzeitiges Erkennen und Maßnahmen zur Vermeidung einer Hypoglykämie oder Hyperglykämie, Einschätzung einer möglichen Notfallsituation • Mitwirkung bei der Prävention diabetesbedingter Folgeerkrankungen • Information und Schulung zum Ernährungs-, Aktivitäts- und Insulinmanagement • Förderung der Eigenverantwortung der Erzieherin bezüglich Ernährung, Insulinapplikationen und Aktivitäten durch Beratung und Schulung • Gewährleistung von physischem und psychischem Schutz und von Sicherheit

27 PFLEGE BEI HÄMATOLOGISCHEN UND ONKOLOGISCHEN ERKRANKUNGEN

Pflegesituation

Lachen fördert Heilungsprozesse – gemäß dieser Überzeugung ziehen die zwei Klinik-Clowns ihre Runden durch ein städtisches Kinderkrankenhaus. Eine besondere Vorfreude besteht in Anbetracht des heutigen Besuches bei ihren wohl größten Fans – den zu pflegenden Kindern der kinderonkologischen Station. Nicht nur die zu behandelnden Kinder freuen sich auf den Besuch der Klinikclowns, auch ihre Eltern und die Geschwisterkinder genießen die Zeit des unbeschwerten Lachens. Als die rote Nase durch das Fenster ins Patientenzimmer des 6-jährigen Leon Kowalski blitzt, werden seine verweinten Augen groß und glänzend. Über seinen am Oberkörper liegenden Hickman-Katheter laufen mehrere Infusionen ein. Durch die Chemotherapie und das häufige Erbrechen weist die Mundschleimhaut deutliche Läsionen auf. Aufgrund dessen möchte Leon nichts essen und spricht nur sehr wenig. Die Pflegefachpersonen äußern gegenüber den Clowns, Leons Zimmer vielleicht heute lieber auszulassen. Er bekomme heute seine höher dosierte Chemotherapie und wäre nur damit beschäftigt, sich zu übergeben und zu weinen. Die Klinik-Clowns sind gerade im Begriff, das benachbarte Zimmer zu betreten, als plötzlich Valeska Kowalski, die Mutter von Leon, sie anspricht. Sie bittet die Clowns trotz seines Zustands um einen Besuch bei ihrem Sohn. Er freue sich den ganzen Tag schon darauf. Seine kleine Schwester Oliwia Kowalski wurde heute extra früher aus dem Kindergarten abgeholt, um den Besuch der Clowns nicht zu verpassen. Die Show von Dr. Organella und Dr. Pfiffikussi sei für die beiden das Highlight der Woche und die Möglichkeit, einen Moment lang Krankheit und Krankenhaus zu vergessen.

Als Leon drei Jahre alt war, wurde bei ihm eine akute lymphatische Leukämie (ALL) diagnostiziert. Seine Schwester Oliwia war zu diesem Zeitpunkt gerade ein paar Wochen alt. Vor der Diagnose fiel der Junge durch vermehrt wiederkehrende fieberhafte Infekte sowie zahlreiche Hämatome an Ober- und Unterschenkeln auf. Durch seinen Kinderarzt erfolgte die Einweisung in die Kinderklinik. Damals wurde die Diagnose Leukämie gestellt. Zum aktuellen Zeitpunkt liegt eine Rezidivbildung der akuten lymphatischen Leukämie vor, eine Stammzellentransplantation ist in Planung.

AUFGABE 1 Definieren Sie, was unter einer akuten lymphatischen Leukämie zu verstehen ist.

AUFGABE 2 Welche Symptome lassen auf eine akute Leukämie schließen? Filtern Sie aus Leons Fall die ersten Anzeichen der Leukämie heraus.

AUFGABE 3 Durch die orale Mukositis ist Leons Sprech- und Essverhalten deutlich eingeschränkt. Welche Maßnahmen kann eine Therapie bei oraler Mukositis während einer onkologischen Behandlung, wie im Fall von Leon, beinhalten?

AUFGABE 4 Eine erhöhte Blutungsneigung zeigt sich auch bei der Gefäßerkrankung Purpura Schönlein-Henoch. Hiervon sind meistens Kinder und Jugendliche betroffen. Kreuzen Sie die richtigen Aussagen an.

a) Die Behandlung von Purpura Schönlein-Henoch ist identisch mit der einer akuten lymphatischen Leukämie.
b) Symptome von Purpura Schönlein-Henoch sind meistens eine allergisch bedingte Vaskulitis mit Bauch- und Gelenkbeschwerden sowie Fieber.
c) In ca. 50 % der Fälle von an Purpura Schönlein-Henoch erkrankten Patienten sind die Ursachen und Auslöser unklar.

NEUE PFLEGESITUATION

Wie immer hat sich der Besuch mehr als gelohnt. Die schwerkranken Kinder hatten eine Menge Spaß, und für die drei Hauptakteure ist das laute Lachen der jungen Patienten mehr wert als jede Bezahlung. Kurz machen sie eine Pause in der Cafeteria der Klinik. Dann geht es auch schon weiter. Der Terminplan für heute ist voll. Nächstes Ziel ist ein naheliegendes Hospiz. Nicht jeder Mensch, der dort aufgenommen wird, wünscht ihren Besuch. Doch für viele bedeutet das Erscheinen der Klinik-Clowns auch im fortgeschrittenen Alter noch eine Menge Spaß und Abwechslung. So auch für Alex Sendl. Die 53-jährige Frau leidet an einem exulzerierenden Mammakarzinom. Die Tumorwunde fördert sehr viel Wundsekret, und es geht ein stark übelriechender Geruch von ihr aus. Die Wundumgebung ist gerötet, ödematös und weist lokale Strahlenschäden auf. Durch ein regelmäßiges Schmerzmanagement und eine medikamentöse Einstellung versucht man ihre Schmerzen auf ein Minimum zu reduzieren. Doch der tägliche Verbandswechsel gestaltet sich diesbezüglich noch als sehr schwierig für Frau Sendl. Da ein sehr hohes Blutungsrisiko besteht, befindet sich in ihrem Zimmer ein Notfallset. Dieses beinhaltet u. a. schwarze Handtücher.
Frau Sendl ist in einem sehr reduzierten Allgemeinzustand. Die meiste Zeit des Tages ist sie müde, kraftlos und möchte nur in Ruhe in ihrem Bett liegen. Sich zu konzentrieren fällt ihr schwer. Besuche von Freunden und Bekannten erhält sie in letzter Zeit kaum noch. Familienangehörige sind nicht bekannt. Gerne würde sie einmal im Gemeinschaftsraum der Station zusammen mit den anderen zu pflegenden Menschen zu Abend essen. Aber sie möchte niemanden mit ihrem Geruch belästigen. Zu groß ist

auch die Angst, man könnte unter ihrem T-Shirt diesen furchtbar aussehenden Tumor vermuten. „Immer, wenn ich dieses Ding angucken muss, fühle ich mich nicht mehr wie ein Mensch", äußerte sie einmal unter Tränen gegenüber dem Pflegepersonal. Die Pflegefachfrau Marina Neuer ist gerade fertig mit dem Verbandswechsel, als es klopft. Der erste Clown steckt seinen Kopf durch die Tür – Frau Sendl und Frau Neuer fangen an zu lachen.

Die außerordentliche Müdigkeit sowie mangelnde Energie und Konzentrationsfähigkeit von Frau Sendl gehören zu den Merkmalen eines komplexen Beschwerdebilds von Krebspatienten.

AUFGABE 5

Wie lautet der Fachbegriff für dieses Beschwerdebild?

AUFGABE 6

Bitte ergänzen Sie den folgenden Satz mit der korrekten Antwort: Karzinome sind …

a) maligne Tumoren, bei denen eine irreversible Umwandlung von normalen in bösartige Zellen vorliegt.
b) benigne Tumoren, die durch ein überschießendes, ungehemmtes Wachstum körpereigener Zellen entstehen.

AUFGABE 7

Welche Problematik bestehen im Hinblick auf die exulzerierende Wunde von Frau Sendl? Bitte formulieren Sie drei Pflegeprobleme.

AUFGABE 8

Bitte formulieren Sie drei Pflegeziele bezüglich der Versorgung von Frau Sendls Wunde.

AUFGABE 9

Aus welchem Grund befinden sich in Frau Sendls Zimmer schwarze Handtücher?

SITUATIONSMERKMALE

Tab. 27.1 Situationsmerkmale, Kapitel 27

Handlungsanlass	• Rezidivbildung der akuten lymphatischen Leukämie mit Chemotherapie • Stammzellentransplantation ist in Planung
Kontext	• Kinderonkologische Station eines städtischen Kinderkrankenhauses
Akteure	• Klinikclowns (Dr. Oragnella und Dr. Pfiffikussi) • Zu pflegendes Kind Leon Kowalski (6 Jahre) • Mutter Valeska Kowalski und Schwester Oliwia Kowalski
Erleben/ Deuten/ Verarbeiten	**Leon Kowalski** • Freunde und Zuversicht • Wahrnehmung von Stärke und elterlicher Kompetenz **Valeska Kowalski und Oliwia Kowalski** • Bedeutung des Familiensystems • Wahrnehmung von Stärke und elterlicher Kompetenz • Freude und Zuversicht ihres Sohnes
Handlungsmuster	• Pflegebedarfe feststellen und kreative, individuelle und lebensqualitätserhaltende Steuerung, Gestaltung und Evaluation des Pflegeprozesses mit Menschen und ihren Bezugspersonen, die von kritischen Lebenssituationen betroffen sind • Unterstützung z. B. bei der individuellen Auseinandersetzung mit den Veränderungen und bei der Lebensführung

28 PFLEGE BEI RHEUMATISCHEN ERKRANKUNGEN

Pflegesituation

Ina Weber und Nesrin Demir hocken auf dem Fußboden. Um sie herum Hefte, Bücher und zahlreiche Kopien aus dem Unterricht. Für die beiden Frauen ist das gemeinsame Lernen in Nesrin Demirs Appartement vor Prüfungen mittlerweile zu einem kleinen Ritual geworden. Neben den Prüfungsinhalten finden sie Zeit zum Austausch bezüglich ihrer individuellen Erfahrungen als Pflegeauszubildende. Nach wie vor sind sie davon überzeugt, damals, zu Beginn der Ausbildung, die richtige Entscheidung getroffen zu haben. Aber sie erkennen auch zunehmend, dass die Ausübung dieses Berufs nicht immer leicht ist und sie schon des Öfteren emotional betroffen waren. Die beiden Freundinnen bemerken auch, wie sich das Lernen im Laufe der Ausbildung verändert hat. Zu Beginn kam es ihnen eher vor wie ein Auswendiglernen nicht „fassbarer" Inhalte. Je mehr Praxiseinsätze sie jedoch absolvieren, desto mehr bemerken die Schülerinnen, dass sie zunehmend Themen in Verbindung mit Praxissituationen und zu pflegenden Menschen bringen können. Dieser Theorie-Praxis-Transfer hilft ihnen, die theoretischen Lerninhalte zu verinnerlichen und deren Relevanz zu verstehen. So auch heute. Ein Thema der nächsten schriftlichen Prüfung sind rheumatische Erkrankungen. Nesrin Demir blättert ihre Notizen aus dem Unterricht durch und erinnert sich dabei an eine Bewohnerin im Pflegeheim. Sie beginnt ihrer Freundin von ihren Erfahrungen zu berichten: „Ich habe mich sehr gerne mit Frau Ziebold unterhalten. Sie war eine sehr feine Dame und legte mit ihren 93 Jahren viel Wert auf ihr Äußeres. Wenn ich ihr die Haare kämmte und einen Dutt machte, was mit ihrem dünnen weißen Haar gar nicht so einfach war, musste immer noch eine Spange seitlich hinter dem Ohr angebracht werden. Und Ohrringe – das trug sie schon so als junges Mädchen. Und was ganz wichtig war: Ihr Lippenstift und ein wenig Rouge. Erst dann hat sie sich wohl gefühlt. Ich fand es jedes Mal schön, ihr dabei behilflich zu sein. Oft hat sie die Körperpflege nicht mehr alleine geschafft. Ihre Finger waren dafür meist zu steif, besonders am Morgen. An manchen Tagen konnte sie nicht einmal den Spiegel halten, um sich zu betrachten. Wenn ich ihn ihr dann vors Gesicht hielt, lachte sie oft und meinte: ‚Glauben Sie es oder nicht, seinerzeit war ich bei den Herren sehr beliebt.' Und dann sah sie immer hinab auf ihre Hände, stark deformiert durch die fortgeschrittene rheumatoide Arthritis, und ihr Blick wurde traurig und schmerzverzerrt. So als ob sie wieder aus ihren Erinnerungen herausgerissen wäre. Komisch, früher habe ich rheumatische Erkrankungen nie als so etwas Ernstes gesehen. Eher wie etwas, was halt im Alter da ist. Seit Frau Ziebold habe ich einen anderen Blick darauf."

AUFGABE 1 Die rheumatoide Arthritis zählt, wie Kollagenosen, zu den entzündlich-rheumatischen (System-)Erkrankungen und repräsentiert somit eine der vier großen Gruppen rheumatischer Erkrankungen. Bitte nennen Sie die drei weiteren Gruppen.

Schmerzen, Deformierungen und Kontrakturen schränken die Beweglichkeit von Frau Ziebold enorm ein, sodass die Pflegeschülerin Nesrin Demir einige Tätigkeiten für die ältere Dame übernimmt.

AUFGABE 2 Wie beurteilen Sie die Übernahme dieser Tätigkeiten bei einem zu pflegenden Menschen mit rheumatischen Erkrankungen? Bitte begründen Sie Ihre Meinung.

AUFGABE 3 Welche Maßnahmen und Möglichkeiten sind Ihnen bekannt, um die Beweglichkeit von Rheumapatienten wie Frau Ziebold zu fördern?

AUFGABE 4 Welche Aussage ist nicht korrekt?

a) Frauen erkranken ungefähr dreimal häufiger als Männer an rheumatoider Arthritis.
b) Manchmal können durch rheumatische Prozesse auch innere Organe wie Herz, Lunge und Nieren befallen sein.
c) Die Diagnose einer entzündlich-rheumatischen Erkrankung wird durch eine Endoskopie gestellt.

AUFGABE 5 Was versteht man unter einer Arthralgie?

NEUE PFLEGESITUATION

„Das kann ich sehr gut nachempfinden.", erwidert Ina Weber gegenüber ihrer Freundin und fährt fort: „Ich habe mich letztens mit einem jungen Mann, Max hieß er, unterhalten. Er war 25 Jahre alt und zur Röntgenuntersuchung bei uns im Krankenhaus. Seit frühester Kindheit hat er Fußball gespielt, galt sogar als Nachwuchstalent und wurde schon früh gefördert. Zum Profispieler hat es dann zwar doch nicht gereicht, aber der Sport war wohl sein Leben. Und plötzlich – alles vorbei. Er bekam auf einmal furchtbare Schmerzen im Fußgelenk, hat er mir erzählt, die unter Belastung so stark wurden, dass er kaum noch laufen konnte. Dann kam die Diagnose – sein Gelenkknorpel war schon so stark zerstört, dass es ihm nicht mehr möglich war, sein Leben wie bisher fortzuführen. Heute bekommt er Physiotherapie und antientzündliche Medikamente, da immer die Gefahr besteht, dass sich bei Überbelastung seine abgenutzte Gelenkfläche entzündet. Der Fall hat mir auch sehr zu denken gegeben. Ich habe diese Erkrankung immer mit älteren Menschen in Verbindung gebracht und nie gedacht, dass man auch in unserem Alter so schnell aus dem gewohnten Leben gerissen werden kann."

AUFGABE 6

An welcher Erkrankung wird der junge Mann aus Ina Webers Erzählung vermutlich leiden?

AUFGABE 7

Bitte ergänzen Sie den folgenden Satz mit den korrekten Antworten (mehrere Antworten sind möglich): Max erhält aufgrund seiner Erkrankung antientzündliche Medikamente, auch bekannt als…

a) ASS.
b) NSAR.
c) ACE-Hemmer.
d) NSAID.

AUFGABE 8

Wie beurteilen Sie die folgende Aussage? „Bei einer Arthrose gilt es, Überbelastung zu vermeiden. So ist es unausweichlich, dass Max zukünftig auf Sport verzichten muss."

NEUE PFLEGESITUATION

„Da habe ich so auch noch nicht drüber nachgedacht.", kommentiert Nesrin Demir sichtbar nachdenklich die Erzählung ihrer Freundin. „Ab welchem Alter kann man eigentlich an rheumatischen Erkrankungen leiden? Meinst du, das gibt es schon im Kindesalter?" Ina Weber erwidert: „Ich bin mir nicht sicher, aber wir können ja mal nachsehen." Die Pflegeschülerinnen nehmen sich Laptop und Fachliteratur zur Hand und beginnen zu recherchieren.

AUFGABE 9

Welche Aussage ist korrekt?

a) Nach Schätzungen der Gesellschaft für Kinder- und Jugendrheumatologie erkranken in Deutschland jährlich ca. 1.500 Kinder und Jugendliche an Gelenkentzündungen, wovon sich 10–20 % zu einer chronisch-entzündlichen rheumatischen Gelenkerkrankung entwickeln. Bevölkerungsbezogene Studien ergeben insgesamt etwa 15.000 Betroffene unter 16 Jahren.
b) Nach Schätzungen der Gesellschaft für Kinder- und Jugendrheumatologie erkranken in Deutschland jährlich 15.000 Kinder und Jugendliche an Gelenkentzündungen, welche jedoch im Kindesalter bei richtiger Behandlung folgenlos heilen. Fälschlicherweise werden diese Gelenkentzündungen oft zu den rheumatischen Erkrankungen gezählt.

AUFGABE 10

Warum stellt eine rheumatische Erkrankung insbesondere für kleine Kinder und deren Eltern eine große Herausforderung dar?

SITUATIONSMERKMALE

Tab. 28.1 Situationsmerkmale, Kapitel 28

Handlungsanlass	• Vorbereitung einer Prüfung zum Thema „rheumatische Erkrankungen" in einer kleinen Lerngruppe
Kontext	• Nesrin Demirs Appartement
Akteure	• Ina Weber und Nesrin Demir (Auszubildende zur Pflegefachfrau)
Erleben/ Deuten/ Verarbeiten	• Motiviert/engagiert sein • Vorstellung vom Beruf/von Pflege • Wirksamkeit von Pflege, Nähe, Bezogenheit • Ambivalenz zwischen Fürsorge und Förderung von Eigenständigkeit
Handlungsmuster	• Lernen in der Gruppe • Reflexion pflegerischer Vorerfahrungen • Individuelle Bedürfnisse wahrnehmen und in der Unterstützung bei der Selbstversorgung berücksichtigen • Kritische Reflexion und Evaluation

29 PFLEGE BEI ORTHOPÄDISCHEN UND TRAUMATOLOGISCHEN ERKRANKUNGEN

Pflegesituation

„Stefan! Schön, dass Du wieder da bist! Wie war der Schulblock?“ Stefan Weiß betritt das Stationszimmer 2C der chirurgischen Abteilung des Krankenhauses, wo er seinen zweiten Einsatz als Pflegeauszubildender absolviert. „War gut! Freu mich jetzt aber auch, wieder hier zu sein.“ Sein Praxisanleiter, der Pflegefachmann Thorsten Steinert, erwartet ihn schon und möchte ihm vor Dienstbeginn noch eine ausführliche Übergabe, insbesondere bezüglich der neuen Patienten, geben. Stefan Weiß, der schon vor dem letzten Schulblock auf dieser Station eingesetzt war, setzt sich neben seinen Praxisanleiter und ist gespannt, was dieser Neues zu berichten hat. Thorsten Steinert: „Also, zunächst zu den Neuaufnahmen, die Du noch nicht kennst: Da wäre Herr Franz Maurer, 76 Jahre alt, mediale Schenkelhalsfraktur links. Herr Werner Bär, 63 Jahre alt, hat beidseitig Kniegelenkendoprothesen erhalten. Herr Martin Kessler, 44 Jahre alt, Humeruskopffraktur rechts. Dann noch der junge Herr Fabio Russo, 15 Jahre alt, hat sich beim Fußball eine Weber-C-Fraktur links zugezogen. Und die Frau Karina Walther, 53 Jahre alt, Osteosynthese bei distaler Femurfraktur rechts.“ Der Pflegefachmann setzt seine Übergabe fort, doch der Pflegeschüler kann ihm nicht ganz folgen, da er kurzzeitig abgelenkt ist: „Humeruskopf, Femur, Weber C … was und wo war das noch alles?“, denkt sich der Auszubildende und geht in Gedanken das menschliche Skelett von oben bis unten noch einmal durch.

AUFGABE 1 Wie steht es um Ihr anatomisches Wissen? Bitte ergänzen Sie die folgende Abbildung mit den jeweils deutschen oder lateinischen Begriffen.

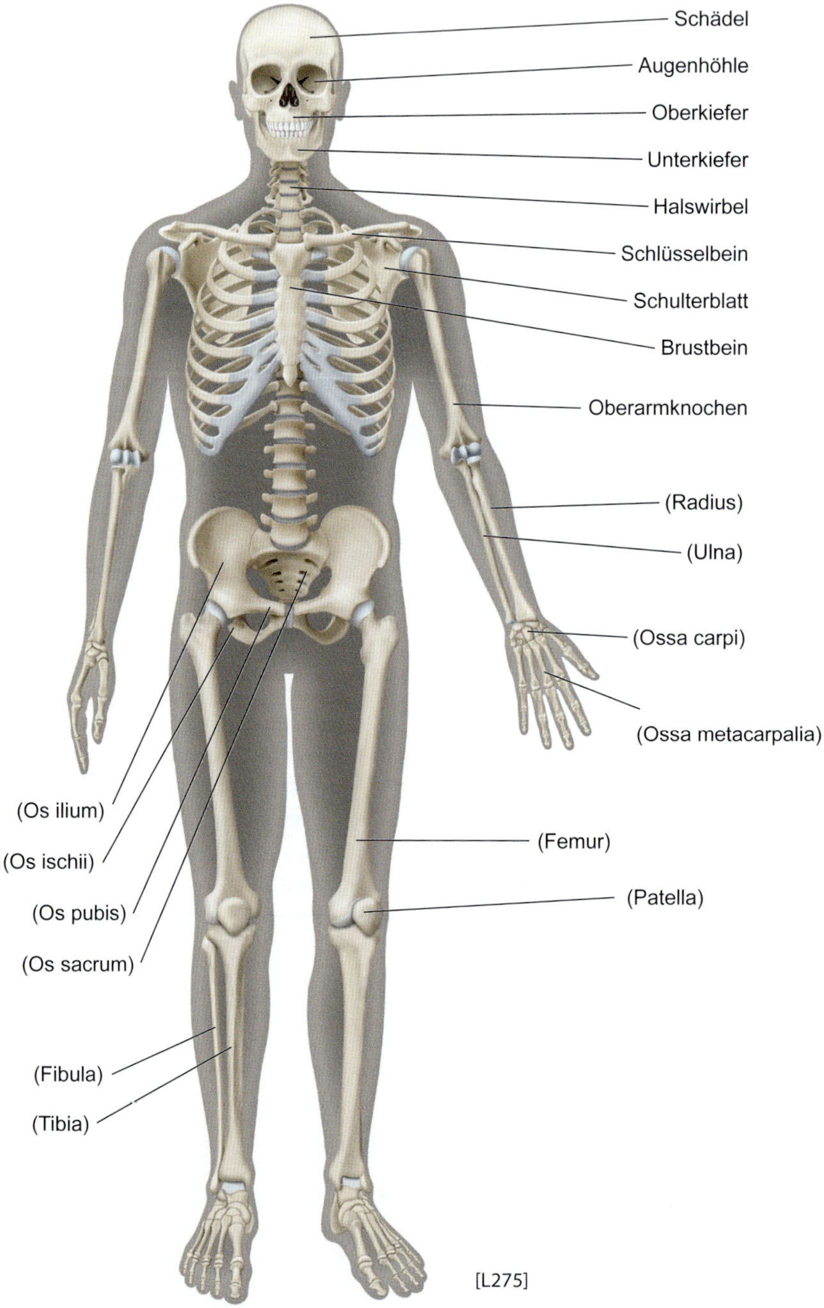

[L275]

AUFGABE 2

Welcher zu pflegende Mensch benötigt welche Schiene bzw. welchen Verband? Bitte verbinden Sie die Namen mit den jeweils passenden orthopädischen Hilfsmitteln.

Beinhochlagerungsschiene nach Braun
(aus Schaumstoff)

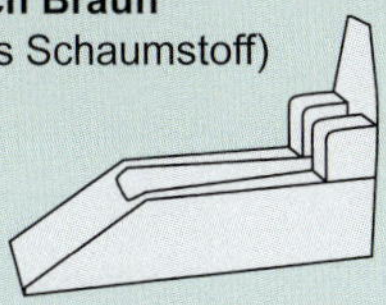

Beinflachlagerungsschiene
(*U-Schiene*; aus Schaumstoff)

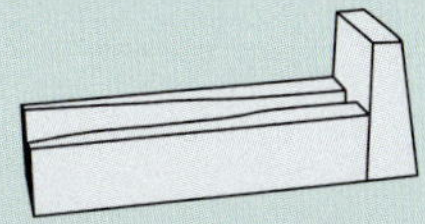

Motorschiene
(passive Bewegungsschiene)

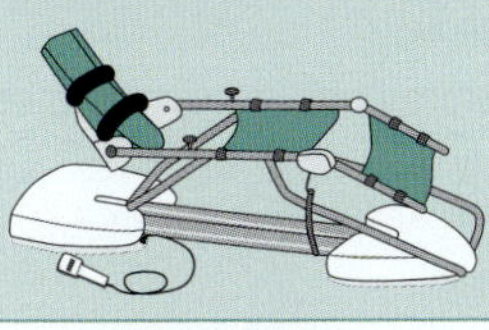

Gilchrist-Verband

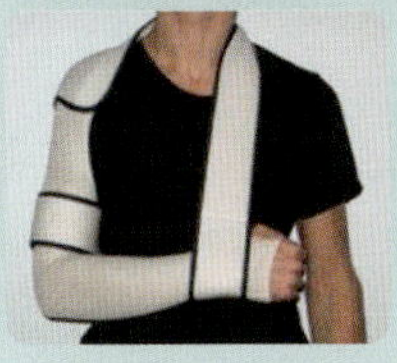

[V815]

Herr Martin Kessler, Humeruskopffraktur rechts

Herr Werner Bär, Kniegelenkprothesen beidseitig

Frau Karina Walther, Osteosynthese bei distaler Femurfraktur rechts

Herr Franz Maurer, mediale Schenkelhalsfraktur links

AUFGABE 3 Die Weber-C-Fraktur ist eine Fraktur des oberen Sprunggelenks. Wissen Sie auf welcher Höhe? Bitte verbinden Sie die jeweils korrekten Begriffsbeschreibungen.

Außenknöchelfraktur oberhalb der immer mitverletzten Membrana interossea	Weber B
Außenknöchelfraktur unterhalb der immer unverletzten Membrana interossea	Weber C
Außenknöchelfraktur auf Höhe der teils mitverletzten Membrana interossea	Weber A

SITUATIONSMERKMALE

Tab. 29.1 Situationsmerkmale, Kapitel 29

Handlungsanlass	• Übergabe von neuen zu pflegenden Menschen mit für Stefan Weiß unbekannten Diagnosen
Kontext	• Stationszimmer der chirurgischen Abteilung eines Krankenhauses
Akteure	• Auszubildender Stefan Weiß • Praxisanleiter Thorsten Steinert
Erleben/ Deuten/ Verarbeiten	**Stefan Weiß** • Selbstvergewisserung zur Berufswahl • Verantwortung angesichts möglicher Risiken **Thorsten Steinert** • Verantwortung • Hierarchische Arbeitszusammenhänge
Handlungsmuster	• Praxisanleitung von Stefan • Wissensrecherche

SELBSTREFLEXION

Bei welchen Themen und Aufgabenstellungen der letzten Kapitel habe ich mich sicher gefühlt?

Welche Themen und Aufgabenstellungen der letzten Kapitel waren für mich schwieriger zu bearbeiten?

Wo genau lagen meine Verständnisprobleme?

Was kann ich machen, um diese Verständnisprobleme zu überwinden?

Nach der Bearbeitung der Kapitel haben sich folgende Fragen an meine Praxisanleiterin oder meine Lehrerin ergeben:

Welche kapitelbezogenen Themen, die innerhalb der Fragestellungen nicht behandelt wurden, würden mich interessieren?

Gibt es Erlebnisse aus meinen Praxiserfahrungen, die ich mit den bearbeiteten Fallbeispielen und Aufgabenstellungen in Verbindung bringen kann? Kamen mir Situationen bekannt vor?

Was nehme ich für meinen nächsten praktischen Einsatz mit?

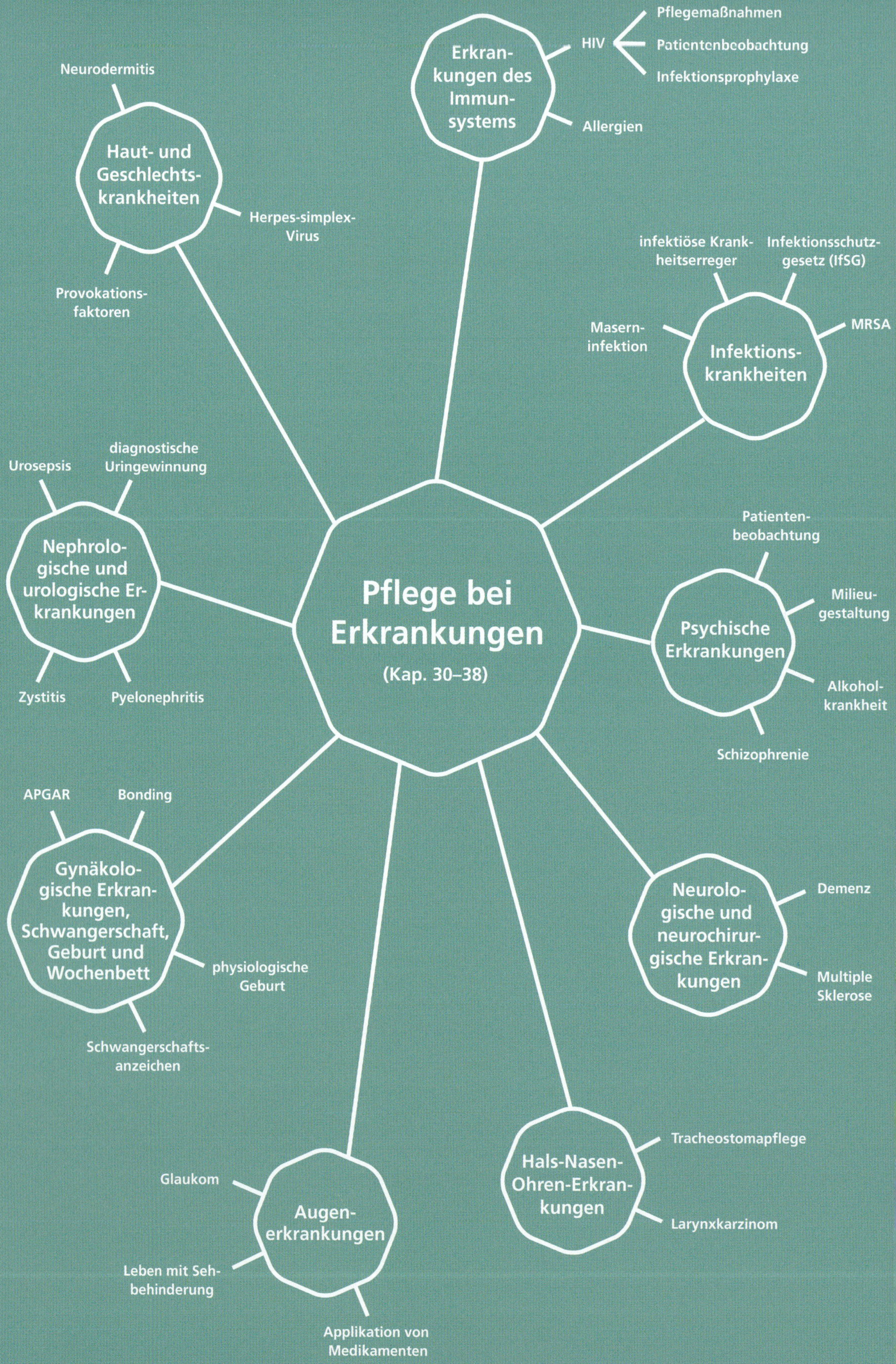
Pflege bei Erkrankungen
(Kap. 30–38)
Erkrankungen des Immunsystems
HIV
Pflegemaßnahmen
Patientenbeobachtung
Infektionsprophylaxe
Allergien
Haut- und Geschlechtskrankheiten
Neurodermitis
Herpes-simplex-Virus
Provokationsfaktoren
Infektionskrankheiten
infektiöse Krankheitserreger
Infektionsschutzgesetz (IfSG)
Maserninfektion
MRSA
Nephrologische und urologische Erkrankungen
Urosepsis
diagnostische Uringewinnung
Zystitis
Pyelonephritis
Psychische Erkrankungen
Patientenbeobachtung
Milieugestaltung
Alkoholkrankheit
Schizophrenie
Gynäkologische Erkrankungen, Schwangerschaft, Geburt und Wochenbett
APGAR
Bonding
physiologische Geburt
Schwangerschaftsanzeichen
Neurologische und neurochirurgische Erkrankungen
Demenz
Multiple Sklerose
Augenerkrankungen
Glaukom
Leben mit Sehbehinderung
Applikation von Medikamenten
Hals-Nasen-Ohren-Erkrankungen
Tracheostomapflege
Larynxkarzinom

30 PFLEGE BEI INFEKTIONSKRANKHEITEN

Pflegesituation

Bei der 69-jährigen Frau Hildegard Müller wurde vor einer Woche eine Implantation einer Hüftgelenk-Totalendoprothese (TEP) links vorgenommen. Die Operation ist komplikationslos verlaufen. Doch seit heute erscheint die sonst sehr freundliche und gesprächige Frau verändert. Dem Pflegepersonal fällt ihr verschlechterter Allgemeinzustand auf. Auch die sonst mit Freude entgegengenommenen Mahlzeiten bleiben heute unberührt. Gegenüber der Pflegefachfrau Tamara Wiesner äußert sie während der morgendlichen Körperpflege Schmerzen im Bereich des linken Hüftgelenks. Bei dem Versuch, sich an die Bettkante zu setzen und aufzustehen, schreit Frau Müller auf: „Das tut so weh, können wir das heute ausnahmsweise im Bett machen?" Die Pflegefachfrau sieht daraufhin von einer Mobilisation ins Badezimmer ab und misst die Temperatur von Frau Müller. Das Thermometer zeigt 39,6 °C. Tamara Wiesner betrachtet die Operationswunde. Diese weist typische Infektionsmerkmale auf. Es erfolgt ein Wundabstrich. Kurze Zeit später folgt die Bestätigung: Das Screening zeigt, dass eine MRSA-Besiedelung der Operationswunde vorliegt. Die geschwächte Frau Müller muss in ein Isolationszimmer verlegt werden. Frau Wiesner bereitet hierfür alles vor und klärt die ältere Dame über die nächsten Schritte auf.

AUFGABE 1 Was versteht man unter einer Infektion? Bitte definieren Sie den Begriff.

AUFGABE 2 Nennen Sie fünf große Gruppen infektiöser Krankheitserreger.

AUFGABE 3 Welche Maßnahmen gegen MRSA (multiresistenter Staphylococcus aureus) und andere multiresistente Erregergruppen sind Ihnen bekannt? Bitte tragen Sie die Ihnen bekannten Möglichkeiten in die folgende Abbildung ein.

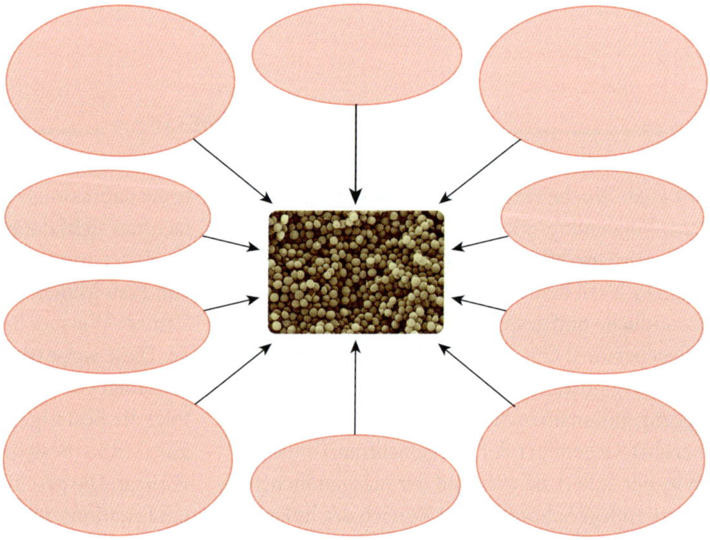

Foto: [X221]

AUFGABE 4 Nennen Sie fünf Gruppen zu pflegender Menschen, für die bei einer Krankenhaus- oder Heimaufnahme ein erhöhtes Risiko für eine MRSA-Kolonisation besteht (z. B. Dialysepatienten).

NEUE PFLEGESITUATION

Kurz vor Frau Müllers Verlegung in ein Isolationszimmer verabschiedet sich ihre Zimmernachbarin Frau Rott noch von ihr und wünscht alles Gute. Die Pflegefachfrau Tamara Wiesner macht ihren letzten Durchgang für den heutigen Dienst. In Frau Rotts Patientenzimmer angekommen, unterhalten sich beide für einen Moment. Frau Rott: „Ach, die arme Frau Müller! Hoffentlich geht es bald schon wieder besser. Ich hatte letztes Jahr auch so etwas. Diese Infektion, die man nur im Krankenhaus bekommen kann. Wie heißt die nochmal? Irgendetwas mit ‚N'. Ich weiß es nicht mehr. Jedenfalls hatte ich damals einen sehr schmerzhaften Harnwegsinfekt. Furchtbar war das!"

AUFGABE 5

Haben Sie eine Vermutung, wie die Bezeichnung der Infektion lautet, von der Frau Rott spricht?

AUFGABE 6

Liegt Frau Rott mit ihrer Aussage richtig, dass man sich besagte Infektion nur in Verbindung mit einem Krankenhausaufenthalt zuziehen kann? Was sagt das Infektionsschutzgesetz (IfSG) diesbezüglich aus?

AUFGABE 7

Bei welchen Infektionen besteht die Indikation für eine Antibiotikatherapie?

a) Bakterielle Infektionen
b) Virale Infektionen

NEUE PFLEGESITUATION

„Ja, Infektionen und insbesondere Vorsorgemaßnahmen sind sehr wichtige Themen in unserem Berufsfeld", sagt die Pflegefachfrau in der Unterhaltung mit Frau Rott. Dabei erinnert sie sich an eine Situation, die sie einmal in der Kindernotfallambulanz mitbekam. Tamara Wiesner weiß noch ganz genau, wie leid ihr das kleine Mädchen damals tat. Die dreijährige Nathalie wurde mit dem Rettungsdienst und dem Notarzt nach einem Krampfanfall in die Klinik gebracht. Am ganzen Körper wies sie ein typisches Masernexanthem auf und war auch nicht mehr bei vollem Bewusstsein.

AUFGABE 8

Beschreiben Sie das typische Masernexanthem.

AUFGABE 9

Bereits der Krampfanfall und das eingeschränkte Bewusstsein des kleinen Mädchens weisen auf die gefährlichste Komplikation einer Maserinfektion hin. Welche ist gemeint?

AUFGABE 10

Da das Masern-Virus durch eine Tröpfcheninfektion übertragen wird, sind spezielle Isolationsmaßnahmen notwendig. Nennen Sie fünf Prinzipien der Quellenisolierung.

AUFGABE 11

Die Maserninfektion wird umgangssprachlich als Kinderkrankheit deklariert. Jedoch wird aufgrund des hohen Risikos einer dauerhaften Schädigung eine Prophylaxe bei Kleinkindern empfohlen. Nennen Sie diese Prophylaxe.

AUFGABE 12 Je nach Erreger bestehen unterschiedliche Übertragungswege. Welcher Übertragungsweg besteht bei COVID-19?

a) Tröpfcheninfektion
b) Aerogene Infektion
c) Kontaktinfektion

AUFGABE 13 Handelt es sich bei COVID-19 um eine Epidemie, eine Pandemie oder eine Endemie?
Bitte begründen Sie Ihre Meinung.

SITUATIONSMERKMALE

Tab. 30.1 Situationsmerkmale, Kapitel 30

Handlungsanlass	• Implantation einer Hüftgelenk-Totalendoprothese (TEP) links vor einer Woche • Verschlechterung des Allgemeinzustandes der zu pflegenden Frau • Körpertemperatur von 39,6°C • Akute Schmerzen im Bereich des linken Hüftgelenks • MRSA-Besiedelung der Operationswunde
Kontext	• Chirurgische Station eines Krankenhauses
Akteure	• Zu pflegender Mensch Hildegard Müller (69 Jahre) • Pflegefachfrau Tamara Wiesner
Erleben/ Deuten/ Verarbeiten	**Hildegard Müller** • Gefühl der Isolation • Anpassungsleistungen und Bewältigungsressourcen • Schmerzen **Tamara Wiesner** • Berufliche Belastungen durch das Leid anderer
Handlungsmuster	• Schmerzmanagement • Hygieneanforderungen beachten • Grundlagen der Infektionsprävention

31 PFLEGE BEI ERKRANKUNGEN DES IMMUNSYSTEMS

Pflegesituation

Svenja Maurer ist 28 Jahre alt und gelernte Versicherungskauffrau. Heute befindet sie sich zur Kontrolluntersuchung in der Klinik für Geburtsmedizin eines Universitätsklinikums. Vor sieben Monaten führte sie, nachdem ihre Regelblutung auffällig lange ausgeblieben war, einen Schwangerschaftstest durch. Die hierbei schnell sichtbar gewordenen zwei Streifen in dem Ergebnisfenster des Tests waren zunächst ein Schock für die junge Frau. Frau Maurer erinnert sich, wie sie im ersten Augenblick nach dem Anzeigen des positiven Testergebnisses für einen kurzen Moment in Panik verfiel. Mit ihrem Arbeitsplatz war sie zu diesem Zeitpunkt sehr zufrieden und hatte gute Aussichten auf Karrierechancen innerhalb der Firma. Für ein Leben als Mutter fühlte sie sich jedoch noch nicht reif genug. Und auch mit ihrem Freund war sie erst seit einem halben Jahr zusammen und wollte eigentlich diese lange ersehnte Phase des Verliebtseins noch eine Weile in Zweisamkeit genießen. Trotz kurzer Zweifel dauerte es aber nicht lange, bis die Freude auf ihr Kind überwog und sie sich mit ihrer neuen Rolle schnell identifizierte. Doch Svenja Maurers Weg sollte nicht so verlaufen, wie sie es sich vorstellte. In der Schwangerschaft wurde die werdende Mutter positiv auf HIV getestet. Diese Diagnose lag damals weit außerhalb ihres Vorstellungsvermögens. Natürlich waren ihr Begriffe wie der Welt-AIDS-Tag und diverse Geschichten von Menschen mit einer HIV-Infektion bekannt. Aber das galt doch nicht für sie! Und erst recht nicht jetzt, wo sie sich mit Dingen wie dem Einrichten eines Kinderzimmers beschäftigen wollte. Dass es nicht selten vorkommt, dass eine HIV-Infektion erst durch einen Test während der Schwangerschaft diagnostiziert wird, auch wenn die Ansteckung mit dem Virus schon Jahre unbemerkt zurückliegen kann, war Svenja Maurer damals nicht bekannt. Hier auf Station kommt sie nun schon seit einiger Zeit in regelmäßigen Abständen zur Kontrolle. Zu den Ärzten und dem Pflegepersonal konnte sie mittlerweile Vertrauen aufbauen, auch wenn ihr dies zu Beginn sehr schwerfiel. Im Gespräch mit einer Pflegefachfrau äußerte sie einmal, dass, auch wenn ihr viele Menschen mittlerweile das Gegenteil bestätigten, sie sich dafür schämt, wie sie von der Gesellschaft gesehen werden könnte. „Dieses Gefühl habe ich auch jedes Mal, wenn ich mit mir unbekannten Ärzten und Pflegepersonal reden muss", ergänzte sie dabei.

AUFGABE 1 Wie können Pflegefachpersonen dazu beitragen, Gefühle wie Angst und Scham angesichts einer HIV-Infektion zu vermindern?

AUFGABE 2 Richtig oder falsch? Bitte prüfen Sie die folgende Aussage: „Ohne prophylaktische Maßnahmen beträgt das Infektionsrisiko für das Kind einer HIV-infizierten Mutter 20–25 %."

a) Richtig
b) Falsch

AUFGABE 3 Bitte ergänzen Sie den folgenden Text mit den jeweils korrekten Begriffen.

Die Abkürzung AIDS steht für **A**__________ **I**__________ **D**__________ **S**__________, deutsch: __________ __________. Die Abkürzung HIV steht für **H**__________ **I**__________ **V**__________.

AUFGABE 4 Bitte markieren Sie die richtige Antwort.

Das Immunschwächesyndrom AIDS ist ein…
a) primärer Immundefekt.
b) sekundärer Immundefekt.

Es besteht nur ein sehr geringes Risiko, sich bei Pflegemaßnahmen mit dem HI-Virus zu infizieren. Für Pflegefachpersonen gilt es hierbei, sich an die korrekte Ausführung notwendiger Maßnahmen der Infektionsprophylaxe zu halten.

AUFGABE 5 Nennen Sie vier prophylaktische Maßnahmen, mit denen sich Pflegende bei ihrer Arbeit vor einer HIV-Infektion schützen können.

NEUE PFLEGESITUATION

Svenja Maurer und ihr mittlerweile 4 Monate alter Sohn Leo haben die Strapazen der Geburt gut überstanden. Vor dem Einsetzen der Wehen wurde eine geplante Kaiserschnittentbindung durchgeführt. Leo ist gesund und wurde bei der Entbindung nicht infiziert. Über eine Beratungsstelle erhielt Svenja Maurer den Kontakt zu einem ambulanten Pflegedienst. Für die Pflegefachpersonen liegt der Fokus darauf, die junge Frau im Umgang mit ihrer Erkrankung und der neuen Rolle als Mutter zu unterstützen sowie ihr bei Fragen, z. B. bezüglich der Medikamenteneinnahme, beratend zur Seite zu stehen. Heute ist die Pflegefachfrau Ida Schönemann bei Frau Maurer zu Besuch. Die beiden Frauen kennen sich mittlerweile gut, denn sie haben sich schon oft unterhalten – insbesondere dann, wenn die junge Mutter sich manchmal zwischen Angst und

Schuldgefühlen verloren fühlt und sich als Gefahr für ihr eigenes Kind sieht. Ida Schönemann durfte in ihrer beruflichen Laufbahn schon zahlreiche Erfahrungen mit HIV-Infizierten und zu pflegenden Menschen mit AIDS sammeln. Neben einer zugewandten Gesprächshaltung legt die Pflegefachfrau viel Wert auf eine sorgfältige Patientenbeobachtung.

AUFGABE 6

Schon vor Leos Entbindung hatte Svenja Maurer nachgefragt, ob sie ihr Kind stillen dürfte. Welche Entscheidung wurde Ihrer Meinung nach hierbei getroffen?

AUFGABE 7

Nennen Sie fünf Pflegemaßnahmen bezüglich der Patientenbeobachtung bei einem zu pflegenden Menschen mit einer HIV-Infektion.

Während des Aufenthalts bei Frau Maurer muss die Pflegefachfrau Ida Schönemann kurz an eine Frau denken, welche sie einige Jahre zuvor ambulant betreut hat, und deren Kind bei der Geburt mit dem HI-Virus infiziert wurde. Damals war diese junge Mutter sehr besorgt, ob ihr Kind überhaupt einmal einen Kindergarten besuchen darf.

AUFGABE 8

Wie könnte Ihrer Meinung nach eine Reaktion der Pflegefachfrau bezüglich dieser Sorge lauten? Bitte formulieren Sie diese.

NEUE PFLEGESITUATION

Nach der Unterhaltung mit Frau Maurer erkundigt sich die Pflegefachfrau Ida Schönemann noch nach dem kleinen Leo, der seit der Geburt Säuglingsanfangsnahrung erhält. Vor einigen Wochen fiel seiner Mutter auf, dass Leo zunehmend an Erbrechen und teilweise sogar blutigen Durchfällen litt. Nach zahlreichen Besuchen beim Kinderarzt stellte sich heraus, dass ihr Sohn an einer Milcheiweißallergie leidet. Svenja Maurer war überrascht, dass dies schon im Säuglingsalter vorkommen kann.

AUFGABE 9

Bitte definieren Sie den Begriff Allergie.

AUFGABE 10

Eine Milcheiweißallergie ist die bedeutsamste Nahrungsmittelallergie bei Säuglingen und Kleinkindern. Bitte markieren Sie diesbezüglich nachfolgend die korrekte Aussage.

a) Wird bei einer Milchweißallergie konsequent auf die Gabe von Milch verzichtet, verliert sich die Allergie oft in 2–3 Jahren von selbst.

b) Eine bestehende Milchweißallergie hat zur Folge, dass die betroffenen Kinder oft jahrelang therapeutisch begleitet werden müssen. Eine konsequente Milchkarenz ist im Säuglingsalter jedoch nicht zielführend.

SITUATIONSMERKMALE

Tab. 31.1 Situationsmerkmale, Kapitel 31

Handlungsanlass	• Kontrolluntersuchung während der Schwangerschaft mit HIV-Infektion
Kontext	• Klinik für Geburtsmedizin eines Universitätsklinikums
Akteure	• Zu pflegender Mensch Svenja Maurer (28 Jahre) • Pflegefachpersonen
Erleben/ Deuten/ Verarbeiten	**Svenja Maurer** • Diskriminierungserfahrungen • Belastungserleben • Wut, Verzweiflung, Hadern mit dem Schicksal • Vertrauen in Pflegefachpersonen **Pflegefachpersonen** • Unbegründete Ängste vor Selbstinfektion • Irritation, Ungewissheit • Bedürfnis, Spannungen in der Interaktion aufzulösen
Handlungsmuster	• Pflegeberatung • Personen- und situationsbezogene Kommunikation • Emotionen regulieren

32 PFLEGE BEI HAUT- UND GESCHLECHTSKRANKHEITEN

Pflegesituation

„Guten Morgen, Frau Zacharias, hallo Ben! Sie haben geklingelt. Brauchen Sie etwas?“ Die Gesundheits- und Kinderkrankenpflegerin Ida Thiel hat heute ihren ersten Frühdienst nach ein paar freien Tagen. Familie Zacharias kennt sie jedoch von vorigen stationären Aufenthalten bereits sehr gut. Als ihr Blick auf das Bett des kleinen Ben fällt, ist der Pflegerin sofort klar, warum Frau Zacharias die Patientenklingel betätigte. Durch das Kratzen in der Nacht sind das komplette Bett sowie die Kleidung von Ben durch Blutspuren verunreinigt. Sein Gesicht, besonders Wangen und Stirn, zeigen deutlich aufgekratzte Rötungen mit papulösen Effloreszenzen. Ida Thiels erschrockener Blick entgeht Bens Mutter nicht. Frau Zacharias: „Sie müssen mal Bauch und Knie von ihm sehen. Das ist noch viel schlimmer geworden als beim letzten Aufenthalt.“ Mit besorgtem Gesicht hebt Frau Zacharias die Kleidung ihres Sohnes an, sodass die Kinderkrankenpflegerin die betroffenen Körperregionen unter den aufgelegten Kompressen begutachten kann. Die Haut an Bens Rumpf und Knie ist stark entzündet und nässt. An vielen anderen Stellen seines Körpers ist eine extrem trockene und schuppende Haut erkennbar. Ida Thiel streicht dem kleinen Jungen sanft über den Kopf. Während sie sein Lächeln erwidert, bemerkt sie: „Die Handschuhe muss er sich wohl vor einer Weile ausgezogen haben. Ich glaube es ist besser, wenn wir ihm doch diesen Neurodermitis-Overall anziehen. Der Arme. Wie kam es denn nur wieder zu so einem Schub?“ Frau Zacharias tastet ihre Hosentaschen nach dem Handy ab und erwidert: „Gut, dass Sie mich gerade daran erinnern! Ich muss noch in der Kindertagesstätte anrufen und nachfragen, was es gestern zum Mittagessen gab.“ Bens Mutter ist sehr besorgt. Ihr Sohn ist erst dreizehn Monate alt und hat schon mehrere stationäre Aufenthalte hinter sich. Das erste Anzeichen für die Neurodermitis war ein sehr ausgedehnter Milchschorf. Weitere Symptome traten erst auf, als Ben zwei Monate alt war.

AUFGABE 1 Was ist eine Neurodermitis? Definieren Sie die Erkrankung.

AUFGABE 2 Wie im Fall von Ben Zacharias bestehen diverse Hauterscheinungen. Bitte nennen Sie die typische Trias der Neurodermitis.

Die Symptome von Ben decken sich mit den in der Literatur beschriebenen Anzeichen im Säuglingsalter. Sie ändern sich mit zunehmendem Alter.

AUFGABE 3 Beschreiben Sie die Unterschiede bezüglich der Prädilektionsstellen a) im Kindesalter und b) im Jugend- und Erwachsenenalter.

AUFGABE 4 Möglicherweise hat bei Ben eine Nahrungsmittelallergie diesen erneuten Schub ausgelöst. Nennen Sie drei weitere mögliche Provokationsfaktoren für einen Neurodermitis-Schub.

AUFGABE 5 Eine Neurodermitis ist nicht heilbar. Lediglich die Symptome können durch Interventionen gelindert werden. Entscheiden Sie, ob die folgenden Aussagen richtig oder falsch sind.

	Richtig	Falsch
Die Behandlung einer Neurodermitis erfolgt nicht nur im akuten Schub. Auch außerhalb des Schubs muss mehrfach am Tag eine ausreichende Hautpflege mit Basistherapeutika stattfinden. So werden bei sehr trockener Haut fetthaltige Präparate empfohlen.		
Rückfettende Ölbäder oder Bäder mit Zusätzen wie Salz vom Toten Meer sollten generell vermieden werden, da sie die Haut zusätzlich austrocknen.		
Im akuten Schub können bei mäßig schweren Ekzemen lokal stärker wirksame Glukokortikoide verwendet werden.		
Um den Juckreiz von Ben zu lindern, kann vor dem Schlafen eine Gabe von Antirheumatika erfolgen.		
Bei Kindern kann als zusätzliche Möglichkeit die Lichttherapie angewendet werden.		
Täglich die Körpertemperatur überprüfen. Erhöhte Temperaturen weisen auf eine schwere bakterielle Superinfektion hin. Dies stellt eine Notwendigkeit einer systemischen Antibiotikatherapie dar.		

Welche Aussage ist korrekt? Bitte markieren Sie die richtige Antwort. Ein Neurodermitis-Overall ist…

AUFGABE 6

a) ein Anzug, den die Pflegefachpersonen den zu pflegenden Menschen zum Eigenschutz anziehen und der, je nach Indikation, durchgängig getragen werden sollte. Hierdurch soll verhindert werden, dass durch Kratzen Keime in die Haut eindringen.
b) ein spezieller Overall, der Kindern und Säuglingen zum Schlafen angezogen wird, um nächtlichem Wundkratzen vorzubeugen. Durch die Bettwärme kann ein Juckreiz ausgelöst oder verstärkt werden.

NEUE PFLEGESITUATION

Die Schülerin Liana Dumitru ist im zweiten Ausbildungsjahr zur Pflegefachfrau und bereitet gerade ihre Ausarbeitung für die morgen stattfindende Praxisanleitung vor. Das zu pflegende Kind ist Ben Zacharias. Die Pflegeplanung ist bereits fertig. Beim Ausdrucken der Blutwerte fällt ihr jedoch ein neuer Laborbefund in der Liste auf. Dieser ist von dem Hautabstrich, welcher bei Aufnahme von Ben abgenommen wurde. Er zeigt einen positiven Befund des Herpes-simplex-Virus. Sie legt den Befund ihrem Praxisanleiter vor und überlegt, welche Konsequenzen dies wohl für ihre morgige Anleitung haben könnte. Das Herpes-simplex-Virus kennt sie bereits von ihrem letzten praktischen Einsatz auf der gynäkologischen Station: Eine 30-jährige Frau hatte eine Genitalinfektion durch den Herpes-simplex-Virus Typ 2 und musste zur intravenösen Therapie stationär aufgenommen werden.

Welche Konsequenzen ergeben sich für die Schülerin Liana Dumitru durch den positiv bestätigten Herpes-simplex-Virus?

AUFGABE 7

Nennen Sie den Fachbegriff der Genitalinfektion durch den Herpes-simplex-Virus.

AUFGABE 8

Welche Aussage ist korrekt? Bitte markieren Sie die richtige Antwort. Sexuell übertragbare Erkrankungen…

AUFGABE 9

a) werden überwiegend oder fast immer durch sexuelle Kontakte übermittelt.
b) können bei jeglichem Körperkontakt übertragen werden.

Nennen Sie zwei weitere sexuell übertragbare Erkrankungen und jeweils mindestens zwei Symptome.

AUFGABE 10

Wichtig ist eine Vermeidung von „Ping-Pong-Infektionen“. Wie können diese verhindert werden?

AUFGABE 11

SITUATIONSMERKMALE

Tab. 32.1 Situationsmerkmale, Kapitel 32

Handlungsanlass	• Neurodermitis im akuten Schub
Kontext	• Station eines Krankenhauses
Akteure	• Pflegefachfrau Ida Thiel • Mutter Frau Zacharias • Zu pflegendes Kind Ben Zacharias (13 Monate)
Erleben/ Deuten/ Verarbeiten	**Ida Thiel** • Wahrnehmung von kindlicher Verletzlichkeit und Schutzbedürftigkeit **Frau Zacharias** • Umgang mit Juckreiz ihres Sohnes • Wahrnehmung von kindlicher Verletzlichkeit und Schutzbedürftigkeit • Zeitliche, physische und psychische Beanspruchung von pflegenden Bezugspersonen **Ben Zacharias** • Verletzungen des Körpers und bleibende Einschränkungen
Handlungsmuster	• Infektions- und Allergieprävention • Maßnahmen zur Reduktion von Juckreiz und Hautschädigungen und Förderung einer intakten Haut • Wundmanagement, Verbandwechsel • Interventionen zur Reduktion von Risiken • Förderung des physischen und psychischen Wohlbefindens

33 PFLEGE BEI NEPHROLOGISCHEN UND UROLOGISCHEN ERKRANKUNGEN

Pflegesituation

Levi ist das erste Kind von Familie Zimmermann. Die Aufregung, als ihr kleiner Sohn mit drei Wochen stationär in der Kinderklinik aufgenommen wird, ist bei den jungen Müttern sehr groß. Alles begann mit unklarem Fieber bis 40,1 °C. Bei der Ankunft in der Notaufnahme ist Levi bereits in einem reduzierten Allgemeinzustand und bei eingeschränktem Bewusstsein. Um eine Meningitis auszuschließen, wird eine Lumbalpunktion durchgeführt. Die Werte erweisen sich jedoch als unauffällig. Grund zur Sorge gibt die Untersuchung des Urins. Der Sonografiebefund bestätigt aufgrund der verdickten Niere eine akute Pyelonephritis mit der Komplikation einer Urosepsis. Ausgehend von dem Ergebnis des Antibiogramms und dem Erregernachweis muss Levi Zimmermann drei Wochen intravenös antibiotisch auf der Station der Kinderklinik behandelt werden. Einige Wochen nach Levis Entlassung wird, erneut in der Klinik, eine Miktionszystourethrografie durchgeführt. Hierbei kann ein Rückfluss des Urins in die Nierenbecken festgestellt werden. Anhand einer erneuten Ultraschalluntersuchung wird eine angeborene Unterentwicklung der linken Niere diagnostiziert. Levis Mütter leiden sehr unter der Situation. Das Pflegepersonal und die Ärzte sind sehr darum bemüht, Familie Zimmermann zu unterstützen, zu beraten und bei Gesprächsbedarf zu Verfügung zu stehen.

AUFGABE 1 Worin unterscheidet sich eine akute Zystitis von einer akuten Pyelonephritis?

AUFGABE 2 Ältere Kinder und Erwachsene können Symptome wie z. B. klopfschmerzhafte Nierenlager oder Schmerzen im Flankenbereich angeben. Säuglinge zeigen unspezifische Symptome. Welches sind diese?

AUFGABE 3 Welche Besonderheiten gilt es bei der pflegerischen Versorgung von Levi zu beachten? Mehrere Antworten sind möglich.

a) Begrenzung der Trinkmenge
b) Ggf. bei unzureichender Trinkmenge Flüssigkeitszufuhr über Infusionen erforderlich
c) Bilanzierung von Ein- und Ausfuhr, um ein drohendes akutes Nierenversagen zu erkennen
d) Keine fiebersenkenden Maßnahmen durchführen, um den Körper nicht zusätzlich zu belasten

AUFGABE 4 Levi hat die Komplikation einer Urosepsis. Nennen Sie weitere Komplikationen, die im Zusammenhang mit einer akuten Pyelonephritis auftreten können.

AUFGABE 5 Es bestehen mehrere Möglichkeiten zur diagnostischen Uringewinnung bei Kleinkindern und Säuglingen. Benennen Sie die nicht-invasiven Möglichkeiten und beschreiben Sie die genaue Vorgehensweise.

AUFGABE 6 Vervollständigen Sie diesen Satz mit der richtigen Antwort. Bei der Miktionszystourethrografie…

a) wird die Blase, z. B. durch eine Katheterisierung der Harnröhre, mit Kontrastmittel gefüllt. Während der zu pflegende Mensch daraufhin „Wasser lässt", werden Röntgenaufnahmen gemacht. Dabei ist es möglich, wie in Levis Fall, einen vesikoureteralen Reflux oder eine Harnröhrenverengung zu diagnostizieren.
b) werden Röntgenaufnahme nach der Entleerung der Blase durchgeführt. Der zu pflegende Mensch muss während dieser Untersuchung kurze Atempausen einlegen. Die Miktionszystourethrografie erfolgt somit ohne Kontrastmittel.

NEUE PFLEGESITUATION

Levi Zimmermann ist heute 17 Jahre alt und dialysepflichtig. Die Nierenersatztherapie erhält der junge Mann in einem Dialysezentrum nahe seinem Heimatort. Dort wird er seit Jahren von Internisten, Nephrologen und Pflegefachpersonen betreut. Auch an diesem Abend betritt Levi das mit vier Dialyseplätzen ausgestattete Patientenzimmer. Einer der Plätze ist bereits an den 63-jährigen Herrn Manfred Schwärmer vergeben. Die beiden Männer sind sich schon bekannt und begrüßen sich herzlich: „Levi! Schön Dich zu sehen! Hattest heute auch nichts Besseres vor, was?" Levi muss laut lachen. Der Pflegefachmann Nico Schmitz betritt das Zimmer: „Herr Zimmermann, wenn der Mann Sie belästigt, müssen Sie es mir sofort sagen, okay?" Levi: „Das passt schon. Gleich kommt Fußball, dann ist er meistens ruhig." Alle drei lachen, es herrscht eine freundliche Atmosphäre. Der speziell geschulte Pflegefachmann misst Herrn Schwärmers Blutdruck. Dann legt er seinen linken Arm, den Shuntarm, frei und schließt Herrn Schwärmer an das Dialysegerät an – die Hämodialyse beginnt.

AUFGABE 7

Bitte ergänzen Sie den folgenden Satz mit der korrekten Antwort (mehrere Antworten sind möglich): Eine Hämodialyse ist…

a) ein Blutreinigungsverfahren zur Nierenersatztherapie. Dabei dient das Bauchfell (Peritoneum) als semipermeable Membran.
b) ein extrakorporales Verfahren zum Ersatz der Ausscheidungsfunktionen der Niere. Die Behandlungen dauern in der Regel 4–5 Stunden und müssen meist dreimal wöchentlich durchgeführt werden.
c) ein extrakorporales Verfahren zum Ersatz der Ausscheidungsfunktionen der Niere. Die Behandlungen dauern in der Regel 8–10 Stunden und müssen meist einmal wöchentlich durchgeführt werden.
d) die gebräuchlichste Nierenersatztherapie. Dabei wird das Blut des zu pflegenden Menschen in das Dialysegerät geleitet, dort „entgiftet" und dem zu pflegenden Menschen wieder zugeleitet.

AUFGABE 8

Der Pflegefachmann Nico Schmitz misst Herrn Schwärmers Blutdruck. Wird er diese Messung am rechten oder am linken Arm durchführen? Bitte begründen Sie Ihre Meinung.

Nico Schmitz hat nach seiner Ausbildung zum Pflegefachmann die Weiterbildung „Pflege in der Nephrologie" absolviert. Im Dialysezentrum besteht eine seiner Aufgaben darin, zu pflegenden Menschen über notwendige Maßnahmen und Vorsichtsmaßnahmen zu beraten.

AUFGABE 9 Bitte fügen Sie in den folgenden Text zu pflegerischen Schwerpunkten die korrekten Begriffe ein.

Blut – Abhängigkeit – empathisch – Schwellung – Sonnenbestrahlung – Durstgefühl – Shunt-Training – Hämatome – psychischen – Stimmungsschwankungen – Freizeit – Palpation – Shunt – Stethoskops – zu pflegenden Menschen – Dialysegerät – einschnürender – gerinnungshemmender

Bevor der Pflegefachmann Nico Schmitz die dialysepflichtigen ________________ an das ________________ anschließt, kontrolliert er ________________ und Shuntarm auf Rötung, ________________ und ________________. Durch ________________ kann er spürbare Pulswellen ertasten und mithilfe eines ________________ ein Rauschen über dem Shunt vernehmen. Hierdurch ist es dem Pflegefachmann möglich, den Shunt auf Durchgängigkeit zu überprüfen. Die zu pflegenden Menschen klärt er darüber auf, dass zur Schonung des Shunts von schwerem Heben, anstrengenden sportlichen Belastungen und längerer ________________ sowie ________________ Kleidung am Arm abgesehen werden soll. Ebenso verweist Herr Schmitz darauf, täglich ein ________________ durchzuführen, um die Durchblutung zu verbessern. Dies kann z. B. durch das Kneten eines Schaumstoffballs geschehen. Mit Blick auf die Einnahme ________________ Medikamente unter Dialyse beobachtet der Pflegefachmann die zu pflegenden Menschen auf Blutungszeichen und leitet sie dazu an, mögliche Blutungshinweise eigenständig zu kontrollieren (z. B. ________________ in Urin oder Stuhl, Hämatome). Eine besondere Herausforderung erlebt der Pflegefachmann in der ________________ Begleitung der Dialysepatienten. Für die Betroffenen ist die ________________ von einer Maschine oft sehr belastend, insbesondere die damit einhergehenden Einschränkungen bezüglich Berufsmöglichkeiten, ________________ und körperlicher Belastbarkeit. Der Pflegefachmann ist sich dieser speziellen Lebensform bewusst und zeigt sich ________________ und offen gegenüber Ängsten, Unsicherheiten und ________________ der zu pflegenden Menschen. Dies bezieht sich auch auf die Ernährungsberatung, die für dialysepflichtige Menschen von sehr hoher Bedeutung ist. Gerade das ________________ aufgrund einer eingeschränkten Trinkmenge stellt eine der größten Herausforderungen dar.

SITUATIONSMERKMALE

Tab. 33.1 Situationsmerkmale, Kapitel 33

Handlungsanlass	• Akute Pyelonephritis mit der Komplikation einer Urosepsis • Diagnose einer angeborenen Unterentwicklung der linken Niere • Dreiwöchige stationäre Therapie mit intravenöser Gabe von Antibiotika
Kontext	• Station der Kinderklinik
Akteure	• Zu pflegender Säugling Levi Zimmermann (3 Wochen alt) • Familie Zimmermann (Levis Mütter) • Pflegepersonal und Ärzte
Erleben/ Deuten/ Verarbeiten	**Levi Zimmermann** • Verletzungen des Körpers und bleibende Einschränkungen • Wahrnehmungspsychologische Besonderheiten im Notfall (Körperlage, Gerüche) **Familie Zimmermann** • Zeitliche, physische und psychische Beanspruchung von pflegenden Bezugspersonen • Ängste der Mütter um ihr Kind, vitale und Verlustängste, unabhängig vom Gefährdungsgrad **Pflegepersonal und Ärzte** • Verantwortung in der inter- und intraprofessionellen Zusammenarbeit • Eigenes Stress- und Belastungserleben bei Notfällen von Kindern • Emotionsarbeit in und nach der Notfallsituation
Handlungsmuster	• Pflegebedarf feststellen und Pflegeprozesse zur Versorgung von Kindern mit unterschiedlichen komplexen gesundheitlichen Problemlagen und Pflegebedarfen steuern, durchführen und evaluieren • Interventionen zur Reduktion von Risiken • Interventionen zur Unterstützung und Einbindung von Bezugspersonen

SELBSTREFLEXION

NOCHMAL NACHGEDACHT

Bei welchen Themen und Aufgabenstellungen der letzten Kapitel habe ich mich sicher gefühlt?

Welche Themen und Aufgabenstellungen der letzten Kapitel waren für mich schwieriger zu bearbeiten?

Wo genau lagen meine Verständnisprobleme?

Was kann ich machen, um diese Verständnisprobleme zu überwinden?

Nach der Bearbeitung der Kapitel haben sich folgende Fragen an meine Praxisanleiterin oder meine Lehrerin ergeben:

Welche kapitelbezogenen Themen, die innerhalb der Fragestellungen nicht behandelt wurden, würden mich interessieren?

Gibt es Erlebnisse aus meinen Praxiserfahrungen, die ich mit den bearbeiteten Fallbeispielen und Aufgabenstellungen in Verbindung bringen kann? Kamen mir Situationen bekannt vor?

Was nehme ich für meinen nächsten praktischen Einsatz mit?

34 PFLEGE BEI GYNÄKOLOGISCHEN ERKRANKUNGEN, SCHWANGERSCHAFT, GEBURT UND WOCHENBETT

Pflegesituation

Marlene Albrecht ist 26 Jahre alt und befindet sich aktuell im 6. Semester ihres Medizinstudiums. Heute hat sie einen Termin in der Schwangerenambulanz, da sie sich in der nahegelegenen Klinik zur Entbindung anmelden möchte. Der Weg in den dritten Stock des Gebäudes gleicht bereits jetzt einem Marathonlauf. Die werdende Mutter denkt an die Zeit vor der Schwangerschaft und wie schwungvoll sie damals im Praktikum die Treppen des Klinikums hinaufrennen konnte. Da wog sie allerding auch noch einige Kilo weniger. Empfangen wird die junge Frau von der Pflegefachfrau Suzanne Dietrich: „Hallo Frau Albrecht. Ich würde gerne schon mal Ihre Daten aufnehmen. Im zweiten Schritt kommt dann die Ärztin zum Gespräch hinzu. In welcher Schwangerschaftswoche sind Sie denn, und wie ging es Ihnen bisher?“ Frau Albrecht berichtet, dass sie heute in die 25. Schwangerschaftswoche kommt. Aktuell geht es ihr sehr gut. Anfangs war sie noch von einer starken Morgenübelkeit und Erbrechen geplagt. Diese Symptome wurden aber ab der 13. Schwangerschaftswoche zunehmend weniger. Das morgendliche Erbrechen und Spannen der Brüste waren auch die ersten Anzeichen der Schwangerschaft. Etwas traurig beantwortete sie die Frage bezüglich der beruflichen Situation. Ihr Praktikum, das sie in den Semesterferien noch absolvieren wollte, musste sie wegen der Schwangerschaft absagen. Mittlerweile freut sich Marlene Albrecht jedoch sehr über die Auszeit vom Studium und die gemeinsame Zeit mit ihrem ersten Kind. Bisher hat sie alle Vorsorgeuntersuchungen wahrgenommen. Bewusst haben ihr Mann und sie sich gegen das Ersttrimesterscreening entschieden.

AUFGABE 1 Nennen Sie die sicheren und die unsicheren frühen Schwangerschaftsanzeichen.

AUFGABE 2 Marlene Albrecht und ihr Mann haben sich gegen das Ersttrimesterscreening entschieden. Welche Untersuchungen beinhaltet dieses Screening?

AUFGABE 3 Bitte entscheiden Sie, ob die nachfolgenden Aussagen richtig oder falsch sind.

	Richtig	Falsch
Das Arbeitsunfähigkeitsgesetz schränkt die Berufsfähigkeit der Schwangeren dort ein, wo möglicherweise eine Gefährdung von Mutter oder Kind entstehen könnte.		
Schwangere dürfen nicht im Schichtdienst arbeiten.		
In den ersten acht Wochen nach der Entbindung und in den letzten sechs Wochen vor der Entbindung ist die Frau von der Berufsausübung befreit. In besonderen Fällen wie z. B. bei Früh- und Mehrlingsgeburten umfasst die Befreiung zwölf Wochen nach Entbindung.		
Die Arbeit mit gesundheitsgefährdenden Stoffen wie z. B. Zytostatika oder die Betreuung von zu pflegenden Menschen nach Strahlentherapie wird durch das Mutterschutzgesetz verboten.		
Das Mutterschutzgesetz beinhaltet einen Kündigungsschutz bis zum zehnten Monat nach der Geburt.		

AUFGABE 4 Frau Albrecht kommen die Treppen in den dritten Stock wie ein Marathonlauf vor. Wie viel Gewichtszunahme während einer Schwangerschaft wird als normal angesehen?

NEUE PFLEGESITUATION

Dreizehn Wochen später ist es endlich soweit. Noch bevor sich Marlene Albrecht am Morgen auf den Weg in die Vorlesung machen will, spürt sie, wie etwas Fruchtwasser abgeht. Sofort informiert sie ihren Mann. Bei der Ankunft in der Klinik hat die junge Frau bereits leichte Wehen. Die Pflegefachkraft Suzanne Dietrich begrüßt die werdende Familie, die sehr aufgeregt zu sein scheint: „Mit Ihnen hätte ich erst in zwei Wochen gerechnet." Frau Dietrich führt die beiden in den Kreißsaal. Bald trifft auch die Hebamme ein. Nach den ersten Untersuchungen fragt Marlenes Ehemann, Herr Albrecht, die Hebamme nervös: „Lang kann das bestimmt nicht mehr dauern oder? Die regelmäßigen Wehen haben doch bereits eingesetzt." „Leider kann ich Ihnen nicht sagen, wie lange es noch genau dauern wird, aber das sind jetzt erst noch die Eröffnungswehen. Der Muttermund ist erst zwei Zentimeter geöffnet. Ein paar Stunden kann das schon noch dauern." Die Hebamme lächelt Herrn Albrecht verständnisvoll an.

AUFGABE 5

Wie wird eine physiologische Geburt definiert?

AUFGABE 6

Welche Merkmale lassen auf eine Eröffnungsperiode schließen?

AUFGABE 7

Die Eröffnungsperiode dauert bei Erstgebärenden ungefähr sieben bis zehn Stunden. Wie können Sie die Gebärende bezüglich der Schmerzen und der psychischen Situation unterstützen? Nennen Sie jeweils Beispiele.

NEUE PFLEGESITUATION

Nach 19 Stunden voller Anstrengungen und Schmerzen liegt der gesunde Milo in den Armen der erschöpften, aber überglücklichen Eltern. Seit dem Moment des ersten Schreiens und dem ersten Anblick ihres Sohnes ist die Tortur bei Frau Albrecht fast schon vergessen. Nach dem ersten 30-minütigen Bonding wird Milo bei der U1 untersucht. Die Hebamme versichert den Eltern, dass mit einem APGAR von 9/10/10, einem Gewicht von 3080 g und einer Länge von 51 cm alles in bester Ordnung ist. Wenige Stunden nach Geburt wird die Familie auf die Entbindungsstation verlegt. Direkt bei Ankunft wird Marlene Albrecht über die Hygienemaßnahmen nach Entbindung aufgeklärt. Überfordert sieht sie ihren Mann an: „Wie soll ich mir das alles merken? Das Stillen ist ja schon eine Herausforderung!"

AUFGABE 8

Was versteht man unter Bonding, und warum ist es gerade innerhalb der ersten zwei Stunden nach der Geburt so wichtig?

AUFGABE 9

Was wird unter einem APGAR verstanden, und in welchem zeitlichen Abstand wird er gemessen?

AUFGABE 10

Die U1 wird meistens noch im Rahmen der Erstversorgung des Neugeborenen im Kreissaal durchgeführt. Kreuzen Sie die richtigen Aussagen dazu an.

a) Im Rahmen der Erstversorgung erhält das Neugeborene eine Vitamin-K-Gabe. Dies dient zur Prophylaxe einer Vitamin-K-Mangelblutung.
b) Bei der Erstuntersuchung werden das Körpergewicht, die Körperlänge sowie der Kopfumfang gemessen. Ebenso findet eine körperliche Untersuchung durch den Arzt statt.
c) Bei der Erstuntersuchung (U1) kann ebenso das Neugeborenenscreening zur Stoffwechseldiagnostik erfolgen.

AUFGABE 11

Nennen Sie sieben Beobachtungskriterien, die Sie am ersten Tag nach der Entbindung bei der Wöchnerin überwachen müssen.

AUFGABE 12 Über welche hygienischen Maßnahmen muss die Wöchnerin aufgeklärt werden? Nennen Sie zwei Beispiele.

SITUATIONSMERKMALE

Tab. 34.1 Situationsmerkmale, Kapitel 34

Handlungsanlass	• Anmeldung zur Entbindung in Schwangerschaftswoche 25
Kontext	• Schwangerenambulanz der Klinik
Akteure	• Zu pflegender Mensch Marlene Albrecht (26 Jahre) • Pflegefachfrau Suzanne Dietrich
Erleben/ Deuten/ Verarbeiten	**Marlene Albrecht** • Sich kompetent fühlen in Bezug auf die eigene Gesundheit • Wohlbefinden/sich stark erleben • Erleben einer Schwangerschaft **Suzanne Dietrich** • Wahrnehmung von Stärke und Kompetenz der werdenden Mutter
Handlungsmuster	• Lebensentwurf neu ausrichten • Risikoeinschätzung/frühzeitiges Erkennen von Gesundheits- und Entwicklungsrisiken • Förderung und Stärkung von Elternkompetenzen • Erhebung der Anamnese

35 PFLEGE BEI AUGENERKRANKUNGEN

Pflegesituation

Frau Schneider ist 82 Jahre alt und Witwe. Sie hat einen Sohn, der vor fünf Jahren berufsbedingt mit seiner Familie ins Ausland ziehen musste. Seitdem wohnt Frau Schneider in einer Altenpflegeeinrichtung, nicht weit entfernt von dem Haus, in dem sie früher mit ihrem Mann lebte. Für die ältere Dame wurde es mit den Jahren immer schwerer, alleine den Alltag zu bewältigen, was insbesondere mit ihrer schwindenden Sehkraft zusammenhängt, ausgelöst durch ein primäres Offenwinkelglaukom. So hielt sie es selbst für das Beste, ihr Haus zu verlassen und in die neu errichtete Seniorenresidenz umzuziehen. Vor einem Jahr wurden bei Frau Schneider erste Anzeichen einer beginnenden Alzheimer-Demenz diagnostiziert. Der schleichende Verlauf dieser Form der Demenz ist nicht immer präsent, sondern zeigt sich plötzlich in diversen Situationen. So z. B. heute, als sie in der Augenklinik von einer Pflegefachfrau nach ihrem Geburtsort gefragt wurde und hierauf keine Antwort fand. Frau Schneider wurde heute Morgen per Krankentransport von der Altenpflegeeinrichtung in die Augenklinik gebracht, da an ihrem linken Auge altersbedingt ein Entropium entstand. Dieses führte vermehrt zu solch starken Hornhautreizungen, dass sogar Geschwüre auftraten. So wurde in ihrem und dem Einvernehmen ihres Sohnes entschieden, dass operativ eine plastische Korrektur des Lids vorgenommen werden soll. Frau Schneider ist ruhig und scheint kaum angespannt. Sie hat in ihrem Leben schon viele Behandlungen an ihren Augen mitgemacht. Nur die Frage nach ihrem Geburtsort lässt ihr keine Ruhe.

AUFGABE 1 Welche Bezeichnung steht ebenfalls für ein Glaukom? Bitte markieren Sie die korrekte Antwort.

a) Grauer Star
b) Grüner Star
c) AMD (altersabhängige Makuladegeneration)

AUFGABE 2 Bitte definieren Sie den Begriff „primäres Offenwinkelglaukom".

AUFGABE 3 Welche Aussage ist nicht korrekt?

a) Ein Entropium bezeichnet eine Lidfehlstellung, bei welcher das Lid nach innen gekehrt ist.
b) Ein Ektropium bezeichnet eine Lidfehlstellung, bei welcher das Lid nach außen gekehrt ist.
c) Entropium und Ektropium können angeboren, durch Narben verursacht oder altersbedingt durch eine Erschlaffung von Muskeln und Gewebe entstehen.
d) Leitsymptome des Entropiums sind Austrocknen und Reizung der Binde- und Hornhaut sowie Tränenträufeln.

AUFGABE 4 Bitte nennen Sie die drei häufigsten Ursachen für eine hochgradige Sehbehinderung oder Blindheit bei Erwachsenen in Mitteleuropa.

NEUE PFLEGESITUATION

Seit dem operativen Eingriff in der Augenklinik, der komplikationslos verlief, ist eine Woche vergangen. Frau Schneider setzt sich in ihren Sessel. Mit in ihrem Zimmer der Altenpflegeeinrichtung ist die Pflegefachfrau Frau Sara Rinaldi. Diese hat Frau Schneider nach Kaffee und Kuchen im Gemeinschaftsraum wieder zurück in ihr Zimmer begleitet und möchte ihr die angeordneten Augentropfen und die Augensalbe verabreichen. Die Pflegefachfrau betrachtet die eingerahmten Familienbilder von Frau Schneider an den Wänden und auf der Kommode. Darunter auch die alten schwarz-weiß-Fotografien von ihren Eltern und Geschwistern. Auf einem Bild ist Frau Schneider als kleines Mädchen mit einer riesigen Schleife auf dem Kopf zu sehen. Sara Rinaldi lacht. Frau Schneider reagiert in amüsierter Tonlage: „Gucken Sie sich schon wieder das Bild an? Das hat man früher so getragen!" Plötzlich bekommt ihr Gesicht einen bedrückten Ausdruck: „Es macht mich so traurig, dass ich die Bilder nicht mehr sehen kann. Manchmal kommt es mir so vor, als ob alle Erinnerungen verschwinden." Sara Rinaldi legt ihr Hand auf die der Bewohnerin und erwidert: „Aber wissen Sie, was wir machen können, wenn Sie mögen? Ich könnte Ihnen noch einen der Briefe vorlesen, die Ihnen Ihr Mann damals geschrieben hat. Und die CD mit den vielen Interpreten, die zu Ihrer Zeit so angesagt waren – wissen Sie noch? Sie haben mir erzählt, dass Sie zu einigen Stücken schon getanzt haben. Die CD ist noch hier, und einen CD-Player kann ich schnell von nebenan holen. Wie wäre das?" Frau Schneider lächelt und drückt Frau Rinaldis Hand. „Das wäre sehr schön.", erwidert sie. Sara Rinaldi: „Ok, aber jetzt erst einmal die Augentropfen und die Salbe."

AUFGABE 5

Die Pflegefachfrau Sara Rinaldi hat sich für die Applikation der Augentropfen und der Augensalbe bei Frau Schneider bereits vorher die benötigten Materialien zusammengestellt. Welche sind dies?

AUFGABE 6

Welches Augenmedikament wird Sara Rinaldi korrekterweise als erstes verabreichen? Bitte markieren Sie die richtige Antwort.

a) Augensalbe
b) Augentropfen

AUFGABE 7

Versetzen Sie sich in die Lage der Pflegefachfrau und notieren Sie in Stichpunkten die korrekte Reihenfolge der Verabreichung von Augentropfen.

Die Pflegefachfrau zeigt sich sehr empathisch gegenüber der Gefühlslage von Frau Fischer und bedient sich Möglichkeiten, die der Bewohnerin helfen, sich trotz mangelnder Sehkraft an ihre Identität und Lebensgeschichte zu erinnern.

AUFGABE 8

Wie nennt man dieses Konzept, welches insbesondere für Demenzkranke eine Möglichkeit des Erinnerungstrainings darstellt?

AUFGABE 9

Welche weiteren Möglichkeiten fallen Ihnen hierzu ein, die für Menschen wie Frau Fischer mit einer Sehbehinderung geeignet sind?

NEUE PFLEGESITUATION

Die Verabreichung der Augenmedikation stellt bei Frau Schneider kein Problem dar. Das hat Sara Rinaldi in ihrer Pflegeausbildung auch schon anders erlebt. Insbesondere auf der Kinderstation war hierbei jedes Mal großes Einfühlungsvermögen und Geduld gefragt, erinnert sich die Pflegefachfrau.

AUFGABE 10

Welche Möglichkeit haben Sie, wenn das Kleinkind oder der Säugling bei der Applikation von Augentropfen die Augenlider nicht offenhalten kann bzw. möchte? Bitte kreuzen Sie die richtige Antwort an.

a) Sie versuchen, mittels eines Augenlid-Spreizers das Lid offen zu halten.
b) Obwohl die Augentropfen eine dringliche Notwendigkeit darstellen, verabreichen Sie diese nicht, da sich das Kind wehrt.
c) Das Kleinkind oder den Säugling liegend positionieren. In den Augenwinkel des geschlossenen Auges das Augenmedikament eintropfen und anschließend das Kind dazu bringen, das Auge zu öffnen.

AUFGABE 11 Säuglinge und Kleinkinder sind nicht in der Lage, einen Verlust des Sehvermögens zu äußern. Nennen Sie vier Anzeichen bzw. Warnsignale, die für Sie als Pflegefachperson auf eine Sehverschlechterung deuten können.

AUFGABE 12 Vor allem Kleinkinder können von einem Begleitschielen betroffen sein, was mitunter zu einer dauerhaften Sehminderung des betroffenen Auges führt. Nennen Sie mögliche Therapiestrategien.

SITUATIONSMERKMALE

Tab. 35.1 Situationsmerkmale, Kapitel 35

Handlungsanlass	• Verminderte Sehkraft aufgrund eines primären Offenwinkelglaukoms • Altersbedingtes Entropium • Beginnende Alzheimer-Demenz
Kontext	• Augenklinik
Akteure	• Zu pflegender Mensch Frau Schneider (82 Jahre)
Erleben/ Deuten/ Verarbeiten	**Frau Schneider** • Erleben von Unsicherheit, Scham und Abhängigkeitsgefühl aufgrund von Vergesslichkeit und Sehbeeinträchtigungen • Verletzungen des Körpers und bleibende Einschränkungen • Subjektives Erleben von Krankheit im Alter
Handlungsmuster	• Verständigungs- und beteiligungsorientierte Gesprächsführung und unterschiedliche Kommunikationskanäle nutzen • Feststellen des Pflegebedarfs und Planung, Steuerung, Durchführung und Bewertung der Pflegeprozesse zur Versorgung von alten Menschen

36 PFLEGE BEI HALS-NASEN-OHREN-ERKRANKUNGEN

Pflegesituation

Dritte Etage, der Aufzug hält und die Tür zum Flur der chirurgischen Station 3a des Städtischen Klinikums öffnet sich. Der Pflegefachmann Steffen Hausen verlässt den Lift und zieht dabei ein Patientenbett hinter sich her. Am Kopfende schiebt seine Kollegin, die Pflegefachfrau Petra Wiegand, das Bett an und redet dabei mit dem Patienten, Herrn Marek Novotný: „So, Herr Novotný, jetzt haben Sie es gleich geschafft. Noch ein paar Meter, und wir sind in Ihrem Zimmer." Der 64-jährige Mann wird heute von der Intensivstation auf die Normalstation verlegt. Herr Novotný freut sich über die Verlegung. Für ihn bedeutet sie einen kleinen, aber wichtigen Fortschritt, und er hofft, dass es nicht mehr allzu lange dauern wird, bis er wieder nach Hause, in das Pflegeheim, entlassen wird. Dort lebt er jetzt schon seit drei Jahren. Der schwer gehbehinderte und multimorbide Frührentner konnte sich in seiner Wohnung nicht mehr selbstständig versorgen. Kontakt zu Familienangehörigen und Freunden bestand zu dieser Zeit kaum noch. Die meisten Menschen mieden den schwer alkoholkranken und nikotinabhängigen Mann. Damals erhielt er die Möglichkeit, in ein Zimmer eines naheliegenden Pflegeheims umzuziehen, wo er sich seitdem sehr wohl fühlt. Vor einiger Zeit erhielt Herr Novotný dann die Diagnose Larynxkarzinom. Hier im Klinikum wurden bei ihm nun eine Laryngektomie durchgeführt und eine Tracheostomie vorgenommen. Für Herrn Novotný sind das Stoma an seinem Hals und die neue Lebenssituation noch sehr beängstigend und gewöhnungsbedürftig. Die Tatsache, dass er nie wieder seine normale Stimme hören wird, macht ihn oft sehr traurig. Nach der Tumordiagnose wurde er bereits von Ärzten und Pflegepersonal darüber aufgeklärt, dass er nach der Ektomie Zeit seines Lebens zum Atmen auf das Tracheostoma angewiesen sein wird. Der Pflegefachmann Steffen Hausen weiß um den emotionalen Zustand des Mannes. Später am Tag schaut er erneut nach ihm und bespricht mit ihm Möglichkeiten der Stimmrehabilitation nach einer Laryngektomie. Dabei hat Herr Hausen das Gefühl, seinem neuen Patienten ein wenig Hoffnung und Mut mitgeben zu können.

AUFGABE 1 Was ist ein Larynxkarzinom?

AUFGABE 2 Eine Laryngektomie ist …

a) eine vollständige operative Entfernung der Stimmlippen, die mittels eines Lasers durchgeführt werden kann. Mögliche Indikation ist ein Larynxkarzinom.
b) die komplette operative Entfernung des Kehlkopfes vom Grund der Zunge bis hin zur Trachea. Mögliche Indikationen sind maligne Larynxtumoren. Nach der Laryngektomie ist die Anlage eines Tracheostomas erforderlich. Der zu pflegende Mensch verliert seine normale Stimme, und die Nasenatmung ist nicht mehr möglich. Die Laryngektomie ist somit eine sehr einschneidende und lebenslange Veränderung für den Betroffenen.
c) eine Teilentfernung des Kehlkopfes. Mögliche Indikationen sind maligne, also bösartige Larynxtumoren. Je nach der Lokalisation des Tumors kann die Stimme erhalten werden.

Die Trachealkanülen gibt es in verschiedenen Varianten und mit unterschiedlichen Eigenschaften, um den Bedürfnissen des zu pflegenden Menschen zu entsprechen. Ist nach einer Tracheotomie der Kehlkopf mit Stimmbändern noch vorhanden und funktionsfähig, muss der Cuff reguliert werden.

AUFGABE 3 Was müssen Sie bei der Kanüle bezüglich des Cuffs beachten, um dem zu pflegenden Menschen das Sprechen zu ermöglichen?

AUFGABE 4 Der Pflegefachmann Steffen Hausen bespricht mit dem Patienten Möglichkeiten der Stimmrehabilitation nach einer Laryngektomie. Welche Möglichkeiten kennen Sie? Benennen Sie diese und erläutern Sie eine Möglichkeit detaillierter.

AUFGABE 5 Nach einer Laryngektomie ist der betroffene Mensch lebenslang auf das Tracheostoma angewiesen. Umso mehr ergeben sich mögliche Langzeitfolgen und -komplikationen. Bitte benennen Sie die wichtigsten.

NEUE PFLEGESITUATION

Nachdem Herr Marek Novotný sich von der Operation gut erholt und sich sein Allgemeinzustand stabilisiert hat, wurde er vor einer Woche wieder in das Pflegeheim entlassen. Die Patientenberatung und das Entlassungsmanagement im Krankenhaus sahen vor, Herrn Novotný so gut wie möglich hinsichtlich seines zukünftigen Lebens mit einem Tracheostoma zu schulen und im Umgang hiermit anzuleiten. Trotz zahlreicher Anleitungen ist er froh, bei der Tracheostoma- und Trachealkanülenpflege Unterstützung durch die Pflegefachpersonen zu bekommen. Die Pflegefachfrau Kirsten Helmer beginnt ihren Frühdienst und macht sich auf den Weg zu Herrn Novotnýs Zimmer.

AUFGABE 6

Kirsten Helmer wird Herrn Novotný bei der Haarwäsche und der Körperpflege unterstützen. Erläutern Sie, worauf die Pflegefachfrau dabei achten muss.

AUFGABE 7

Ein Schwerpunkt pflegerischer Maßnahmen bei tracheotomierten zu pflegenden Menschen liegt darin, täglich eine sorgfältige Pflege des Tracheostomas durchzuführen. Bitte erläutern Sie die Durchführung der Tracheostomapflege ohne Kanülenwechsel.

AUFGABE 8

Was versteht man unter einem Sekretmanagement bei zu pflegenden Menschen mit Tracheostoma? Welche Möglichkeiten bestehen diesbezüglich? Kreuzen Sie die richtigen Aussagen dazu an.

a) Bei zu pflegenden Menschen mit einem Tracheostoma ist die Funktion der Nase weitgehend ausgeschaltet. Der Selbstreinigungsmechanismus muss so durch technische Hilfsmittel übernommen werden.
b) Die Indikation des Sekretmanagements besteht ausschließlich für intensivpflichtige zu pflegende Menschen.
c) Zu pflegende Menschen mit Tracheostoma sollen niemals inhalieren. Durch das Inhalationstück kann die Luft nicht mehr richtig zirkulieren, und die zu pflegenden Menschen leiden unter Atemnot.
d) HME ist eine künstliche angefeuchtete Nase, die auf die Trachealkanüle aufgesetzt werden kann. Dabei wird die eingeatmete Luft angewärmt und angefeuchtet.

NEUE PFLEGESITUATION

Nach der Tracheostomapflege erinnert sich die Pflegefachfrau an eine Situation in ihrer Ausbildung. Auf der Kinderintensivstation bekam sie damals mit, dass ein neugeborenes Mädchen, welches schon der 24. Schwangerschaftswoche zur Welt kam, tracheotomiert wurde. An den Anblick des kleinen Kindes kann sie sich noch genau erinnern.

AUFGABE 9

Nennen Sie mögliche Indikationen für eine Tracheotomie im Säuglings- und Kindesalter.

AUFGABE 10

Die Eltern des frühgeborenen Mädchens waren damals sehr mit der Situation überfordert. Welche Unterstützung können Sie den Eltern anbieten?

SITUATIONSMERKMALE

Tab. 36.1 Situationsmerkmale, Kapitel 36

Handlungsanlass	• Verlegung von der Intensivstation auf Normalstation • Schwer gehbehinderter und multimorbider Frührentner mit der Diagnose eines Larynxkarzinoms mit Zustand nach Laryngektomie und Tracheostomie • Nikotin- und Alkoholabhängigkeit
Kontext	• Chirurgische Station des städtischen Klinikums
Akteure	• Pflegefachmann Steffen Hausen • Pflegefachfrau Petra Wiegand • Zu pflegender Mensch Marek Novotný (64 Jahre)
Erleben/ Deuten/ Verarbeiten	**Steffen Hausen** • Berufliche Belastungen durch das Leid anderer • Bedürfnis, Spannungen in der Interaktion aufzulösen **Marek Novotný** • Belastende Gefühle, insbesondere Angst, Verzweiflung und Hoffnungslosigkeit • Ängste und Schmerzen • Krisensituationen • Verletzungen des Körpers und bleibende Einschränkungen • Subjektives Erleben von Krankheit im Alter
Handlungsmuster	• Pflegebedarf feststellen und Pflegeprozesse zur Unterstützung der Kuration planen, steuern, durchführen und evaluieren • Begleitung bei der Konfrontation mit der Diagnose und Unterstützung bei der Bewältigung von Emotionen • Informieren, schulen, beraten • Beziehungsarbeit/Kommunikation zur emotionalen Stabilisierung von Betroffenen • Postoperative Pflege • Sektoren- und berufsgruppenübergreifende Organisation

37 PFLEGE BEI NEUROLOGISCHEN UND NEUROCHIRURGISCHEN ERKRANKUNGEN

Pflegesituation

Ilknur Aydin ist 24 Jahre alt. Vor einem Jahr hat sie erfolgreich die Ausbildung zur Pflegefachfrau absolviert und arbeitet seither in einer Klinik für Unfallchirurgie und Orthopädie. Die junge Frau durchlebt momentan eine sehr schwere Zeit. Vor einer Woche erhielt sie eine Diagnose, die ihr Leben fortan verändern wird. „Was für eine Ironie“, denkt sich die junge Frau „dass ich noch vor Kurzem in meiner Ausbildung dieses Krankheitsbild als Prüfungsthema hatte.“ Kurz entschlossen und getrieben von dem Wunsch, ihre Gedanken mit jemandem zu teilen, greift sie nach ihrem Handy und beginnt, eine Nachricht an ihre damalige Mitauszubildende Janina Schröder zu formulieren. Seit ihrem Examen zur Pflegefachfrau hatten beide nur noch sporadischen Kontakt. Ilknur Aydin weiß, dass Janina Schröder in einer Altenpflegeeinrichtung arbeitet. Sie beginnt zu schreiben:

„Hey Janina, lange nichts voneinander gehört … Ich musste heute an Dich denken. Weißt Du noch, wie wir in der Pflegeschule zusammen dieses Plakat gemacht haben? Wir zeichneten ein riesiges Neuron darauf und haben anhand dessen ein Referat zum Krankheitsbild Multiple Sklerose gehalten. Ich leide schon seit einiger Zeit an Symptomen, aber nun habe ich die Diagnose schwarz auf weiß bekommen: MS. Du kannst dir denken, dass ich zuerst sehr geschockt war – wahrscheinlich bin ich es immer noch. Aber es wird jetzt unter anderem mit einer Immuntherapie begonnen, um die Schubfrequenz zu senken. Eigentlich bin ich also ganz guter Dinge, dass es mithilfe der Therapien möglich ist, weiterhin ein ‚normales‘ Leben zu führen. Trotzdem ist es merkwürdig – da lernt man so viel über die pflegerische Begleitung von zu pflegenden Menschen mit MS, über Sturzprophylaxe, therapeutisch aktivierende Pflege, Umgang und Mobilisation bei Spastik – und dann steht man plötzlich auf der anderen Seite.“

AUFGABE 1 Bitte ergänzen Sie den folgenden Satz mit der korrekten Antwort: Multiple Sklerose ist…

a) eine der häufigsten Erkrankungen des Zentralnervensystems. Es handelt sich um einen autoimmun bedingten Entzündungsprozess, der bei familiärer Häufung auf eine erbliche Veranlagung hinweist.
b) eine in Europa eher selten auftretende Erkrankung des Zentralnervensystems. Nach heutigem Wissen handelt es sich um eine bakteriell übertragbare Infektionskrankheit.
c) eine lebensbedrohliche Infektion des Zentralnervensystems. Dabei sind vorwiegend die Hirnhäute befallen.

AUFGABE 2 Ilknur Aydin erwähnt das gemeinsame Referat zur Multiplen Sklerose. Bitte erläutern Sie, inwiefern die Abbildung eines Neurons in Verbindung mit diesem Krankheitsbild steht. Die folgende Abbildung kann Ihnen behilflich sein.

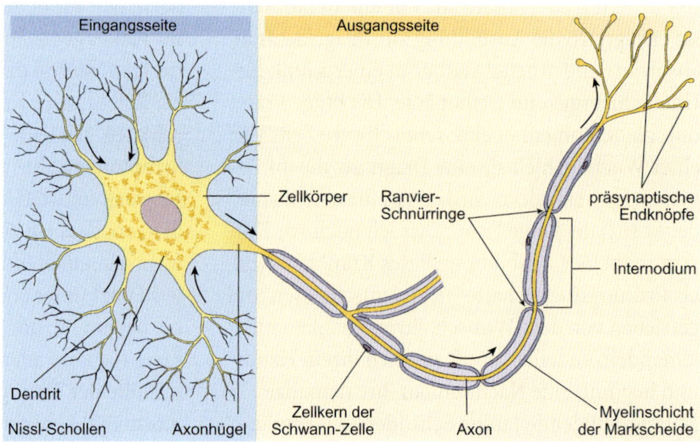

[L190]

AUFGABE 3 Die Pflegefachfrau erhält unter anderem eine Immuntherapie, welche die Schubfrequenz senken soll. Was versteht man unter einem MS-Schub?

AUFGABE 4 Welche drei Verlaufsformen der MS werden voneinander differenziert? Bitte benennen Sie diese und erläutern Sie kurz, wodurch sich die jeweilige Form auszeichnet.

NEUE PFLEGESITUATION

Es ist 14 Uhr – Feierabend für Janina Schröder. Die Pflegefachfrau hat ihren Frühdienst in einer Altenpflegeeinrichtung beendet und befindet sich nun auf dem Weg zu ihrem Auto. Dabei greift sie in die Tasche, um ihr Handy hervorzuholen. Eine neue Nachricht von Ilknur Aydin. Die junge Frau freut über diese überraschende Mitteilung und beginnt noch auf dem Parkplatz zu lesen. Doch die Worte schockieren Janina Schröder sehr. Zuhause angekommen beschließt sie, sofort ihre damalige Klassenkameradin anzurufen. Nach einem sehr langen und emotionalen Telefonat erkundigt sich Ilknur Aydin nach Frau Schröders beruflicher Situation. Diese erwidert: „Ich bin sehr zufrieden. Du weißt ja, dass ich eigentlich schon immer in die Altenpflege wollte. Aber die Arbeit bringt auch viele neue Herausforderungen mit sich. Zum Beispiel leiden nicht gerade wenige Bewohner auf meiner Station an Demenz. Der Umgang hiermit bedarf vieler Kompetenzen. Das kann mitunter schon auch mal sehr anstrengend werden. Aber vor allem ist es interessant und auch für mich als Pflegende schön zu sehen, welche Möglichkeiten bestehen, um insbesondere auch demenzkranken Menschen ein selbstbestimmtes und erfülltes Leben zu ermöglichen. Auch die Interaktion mit den Angehörigen macht mir große Freude."

AUFGABE 5

Die Pflegefachfrau Janina Schröder berichtet von der Interaktion mit den an Demenz erkrankten Bewohnern. Bitte nennen Sie sechs typische Symptome einer Demenz.

AUFGABE 6

Was ist der Unterschied zwischen einer Alzheimer-Demenz und einer vaskulären Demenz?

Positiv betont werden von Janina Schröder die Möglichkeiten, die im Umgang mit Demenzkranken bestehen. Eine sozialpflegerische Betreuung und Aktivierung ist hierbei von enormer Bedeutung. Dazu wurden spezielle Konzepte, wie der personenzentrierte Ansatz im Umgang mit dementen Menschen nach Tom Kitwood, entwickelt.

AUFGABE 7

Welche weiteren speziellen Konzepte zum Umgang mit Demenzkranken sind Ihnen bekannt? Bitte nennen Sie drei.

AUFGABE 8

Worauf ist aus Sicht der Pflegenden im Umgang mit Demenzkranken zu achten? Bitte nennen Sie fünf Punkte.

SITUATIONSMERKMALE

Tab. 37.1 Situationsmerkmale, Kapitel 37

Handlungsanlass	• Erstdiagnose Multiple Sklerose
Kontext	• Klinik für Unfallchirurgie und Orthopädie
Akteure	• Pflegefachfrau Ilknur Aydin (24 Jahre)
Erleben/ Deuten/ Verarbeiten	**Ilknur Aydin** • Angst vor gesundheitlichen Folgen • Sich kompetent fühlen in Bezug auf die eigene Gesundheit • Sich stark erleben • Körperliches und emotionales Wohlbefinden • Ambivalente Gefühlslage der Betroffenen: Erleben von Hilflosigkeit, Körpererleben, Angst, Ungewissheit, Verlust der Unversehrtheit
Handlungsmuster	• Maßnahmen zur Stressreduktion • Förderung des körperlichen und psychischen Wohlbefindens • Biopsychosoziale Beobachtung, Beschreibung und Interpretation • Aufsuchen einer Selbsthilfegruppe

38 PFLEGE BEI PSYCHISCHEN ERKRANKUNGEN

Pflegesituation

Zwei Polizisten führen einen stark alkoholisierten Mann zum Eingang der beschützenden Akutstation des Universitätsklinikums. Dieser torkelt und kann sich kaum eigenständig auf den Beinen halten. Er weint laut, und der dunkle Fleck an seiner Hose lässt darauf schließen, dass er sich eingenässt hat. Zwei Pflegefachpersonen nehmen ihn bei der Aufnahme in Empfang. Es handelt sich bei dem Mann um den 32 Jahre alten Herrn Martin Sieber. Er war seinen Nachbarn dadurch aufgefallen, dass er im Treppenhaus vor seiner Wohnungstür unter Alkoholeinfluss mehrmals verkündete, sein Leben zu beenden. Daraufhin hatte eine Nachbarin die Polizei benachrichtigt, die Herrn Sieber aufgrund der Suizidankündigung über Nacht einweisen ließ. Am nächsten Vormittag hat der junge Mann seinen Rausch ausgeschlafen. Die zuständige Ärztin und der Pflegefachmann Maxi Fischer führen ein langes Gespräch mit ihm. Hierbei erlangen sie Einblick in die aktuelle Lebenssituation des Mannes. Dieser gibt offen zu, seit einigen Jahren täglich Alkohol zu konsumieren. Zunächst, so Herr Sieber, war es nur ein wenig, um eine schwere Phase seines Lebens besser zu überstehen. Irgendwann verlor er aber die Kontrolle und brauchte mehr und härteren Alkohol. Schließlich verlor er auch seinen Arbeitsplatz. Dazu äußert er: „Ich bin irgendwann einfach nicht mehr zur Arbeit gegangen. Habe keinen Sinn mehr in nichts gesehen. Wenn ich dann mal 'ne gute Woche hatte, wollte ich wieder hingehen. Aber die haben mich natürlich gefeuert. Daraufhin hat mich meine Freundin verlassen. Alleine konnte ich mir die Miete für unsere Wohnung nicht leisten. Deshalb lebe ich jetzt in diesem Loch zusammen mit diesen Leuten, die nichts Besseres zu tun haben, als immer die Polizei zu rufen. Als ob die besser wären!" Für die Ärztin und den Pflegefachmann ist diese Form einer Abwärtsspirale, ausgelöst durch eine Alkoholkrankheit, nichts Neues. Positiv nehmen sie wahr, wie offen und ehrlich Herr Sieber über seine Situation spricht. Sie weisen auf die Möglichkeit hin, stationär auf der Suchtstation aufgenommen zu werden. Maxi Fischer weiß aus Erfahrung, dass die Reaktionen auf dieses Angebot sehr unterschiedlich sein können. Doch Herr Sieber scheint nicht abgeneigt. Der Pflegefachmann begleitet ihn, damit er eine Zigarette rauchen kann. Die Zeit nutzt Herr Fischer, um die Beziehung zu dem jungen Mann weiter aufzubauen. Nach zwei Zigaretten äußert Herr Sieber, dass es so nicht weitergehen kann und er der stationären Aufnahme zustimmt.

AUFGABE 1 Definieren Sie den Begriff „Alkoholkrankheit (Alkoholismus)"

AUFGABE 2 Richtig oder falsch? Bitte beurteilen Sie die folgenden Aussagen.

	Richtig	Falsch
Pflegende unterstützen alkoholkranke zu pflegende Menschen u. a. bei der Kontaktaufnahme zu Selbsthilfegruppen und Suchtberatungsstellen.		
Die Arbeit von Pflegefachpersonen mit abhängigen zu pflegende Menschen beinhaltet, als wichtige Maßnahme, eine motivierende Gesprächsführung.		
Ärzte und Pflegende werden von Alkoholkranken oft als Gegner betrachtet, was einen Beziehungsaufbau erschwert.		

AUFGABE 3 Der Pflegefachmann Maxi Fischer versucht, eine Beziehung zu Martin Sieber aufzubauen. Nennen Sie vier Ziele der Beziehungsgestaltung zwischen Pflegefachpersonen und zu pflegenden Menschen in der Psychiatrie.

NEUE PFLEGESITUATION

Während Martin Siebers Aufenthalt auf der Suchtstation der psychiatrischen Klinik erfährt er diverse Formen der Therapie, wie z. B. die Kunst- und Gestaltungstherapie. Unter anderem achten die Pflegefachpersonen darauf, dass sich alle der stationär aufgenommenen Personen an einen geregelten Tagesablauf halten und dabei diverse Aufgaben auf Station übernehmen. An den meisten Tagen mag Herr Sieber diese Form der Einbindung und erfährt durch die Erfüllung von Aufgaben kleine Erfolgserlebnisse. Die geschützte Umgebung unter Gleichgesinnten stärkt ihn. Vor allem mit dem 76-jährigen Jürgen Rommers versteht er sich sehr gut. Die Tatsache, dass der verwahrlost wirkende Mann keinen Wohnsitz hat und bisher seit Jahren erfolglos versucht, seine Alkoholsucht zu bekämpfen, stört ihn nicht. Doch dann gibt es auch solche Tage, an denen die Pflegefachpersonen beobachten, wie sich Martin Sieber zurückzieht und sich weigert, sein Zimmer zu verlassen. Gespräche mit ihm weisen zunehmend darauf hin, dass er zeitweise unter Halluzinationen leidet und, wie er es selbst benennt, Angst vor dem Mann in sich hat. Es stellt sich heraus, dass Martin Sieber schon seit Jahren unter Schizophrenie leidet. Hierfür erhielt er bereits Antipsychotika, setzte diese aber eigenmächtig, insbesondere infolge seiner Rauschzustände, ab.

AUFGABE 4 Die Pflegefachpersonen beobachten bei Martin Sieber Verhaltensauffälligkeiten. Worauf sollten Beobachtungen in der Psychiatrie besonders ausgerichtet sein? Sammeln Sie Schwerpunkte der Patientenbeobachtung in der Psychiatrie.

AUFGABE 5 Welche Komplikationen können bei einem Alkoholentzug auftreten?

AUFGABE 6

Im Rahmen von Herrn Siebers Pflegeplanung ist ein Schwerpunkt die Milieugestaltung. Was ist hierunter zu verstehen? Bitte markieren Sie die korrekte Antwort.

a) Die Gestaltung der Zusammenarbeit des interdisziplinären Teams auf Station
b) Die Gestaltung des gemeinsamen Aufenthalts verschiedener sozialer Schichten auf Station
c) Die Gestaltung der Umgebung und Betreuung, wie z. B. Räumlichkeiten, Stationsregeln, Tagesstrukturen

AUFGABE 7

Bitte ordnen Sie die nachfolgenden Arzneimittel der jeweils korrekten Definition zu.

Arzneimittel	Definition
Benzodiazepine	Neuroleptika, die gestörte psychische Funktionen bei psychotischen Erkrankungen „ordnen“ können. Unterteilt werden sie in typisch und atypisch.
Stimmungsstabilisatoren	Anxiolytika (Beruhigungsmittel), die in der Psychiatrie kurzzeitig zur Behandlung von Angst, psychotischen Spannungszuständen oder schweren Depressionen indiziert sind.
Antipsychotika	Thymoleptika, die stimmungsaufhellend und angstlösend wirken. Teilweise zusätzlich beruhigende oder antriebssteigernde Wirkung. Es besteht, entgegen der häufig verbreiteten Meinung, keine Abhängigkeitsgefahr.
Antidepressiva	Auch Mood-Stabilizer genannt. Regulieren langfristig depressive und manische Auslenkungen bei veränderter Stimmung.

AUFGABE 8

Was ist Schizophrenie? Bitte markieren Sie die korrekte Antwort (mehrere Antworten sind möglich).

a) Psychische Erkrankung mit Verlust von Einheit und Ordnung der Wahrnehmung, des Denkens, der Affekte und der Identität
b) Psychische Erkrankung mit krankhafter Veränderung der Stimmung, z. B. die bipolare Störung mit manischen und depressiven Episoden

c) Unbeherrschbares Verlangen nach der Zuführung bestimmter Substanzen oder der Ausführung bestimmter Tätigkeiten
d) Psychische Erkrankung, die viele Erscheinungsformen aufweist, u. a. Störungen des Ich-Erlebens und Wahnvorstellungen

NEUE PFLEGESITUATION

Jürgen Rommers erkundigt sich an solchen Tagen, an denen Herr Sieber nicht zur Therapie erscheint, oft nach seinem Freund, wie er ihn selbst bezeichnet. Herrn Rommers selbst steht schon bald eine neue, aufregende Zeit bevor. Durch die Zusammenarbeit mit einem Sozialdienst wurde es ihm ermöglicht, in ländlicher Umgebung einen Wohnsitz in Form eines betreuten Wohnens zu erhalten. Das Wohnheim gewährleistet Unterstützung durch sozialpsychiatrisch ausgebildete Betreuer sowie den Kontakt zu Selbsthilfegruppen. Ebenso erhält Herr Rommers einmal wöchentlich Besuch von einer Pflegefachperson der Suchtstation.

Die Zusammenarbeit mit Sozialdiensten ist gerade in Anbetracht der sozialen Situation (z. B. Probleme aufgrund von Finanzen, Wohnsitz und Arbeitsplatz) vieler psychisch Kranker von hohem Wert. Im Fall von Herrn Rommers erfolgt durch den Sozialdienst nicht nur eine Regelung bezüglich seiner Wohnsituation, sondern auch eine Planung komplexer Rehabilitationsmaßnahmen. Diese sind nötig, da der jahrelange, starke Alkoholkonsum des Mannes Spuren hinterlassen hat.

AUFGABE 9 Welche alkoholassoziierten Erkrankungen sind Ihnen bekannt?

SITUATIONSMERKMALE

Tab. 38.1 Situationsmerkmale, Kapitel 38

Handlungsanlass	• Suizidankündigung unter Alkoholeinfluss • Abwärtsspirale des Lebens ausgelöst durch eine Alkoholkrankheit
Kontext	• Beschützende Akutstation eines Universitätsklinikums
Akteure	• Zu pflegender Mensch Martin Sieber (32 Jahre) • Pflegefachmann Maxi Fischer
Erleben/ Deuten/ Verarbeiten	**Martin Sieber** • Erleben von psychischen Erkrankungen und kognitiven Beeinträchtigungen • Vertrauen/Misstrauen gegenüber professionell Pflegenden **Maxi Fischer** • Eigene Bedürfnisse bzgl. Nähe und Distanz, Freiheit und Abhängigkeit • Emotionsarbeit
Handlungsmuster	• Interprofessionelle Zusammenarbeit • Kommunikation unter Berücksichtigung von Stimmungslagen • Beziehungsaufbau und -gestaltung • Psychische Krisen erkennen und Gewährleistung unmittelbarer kurzfristiger Hilfe • Unterstützung im Umgang mit der gegenwärtigen Situation und Förderung der Hinwendung zu positiven Veränderungen

SELBSTREFLEXION

Bei welchen Themen und Aufgabenstellungen der letzten Kapitel habe ich mich sicher gefühlt?

Welche Themen und Aufgabenstellungen der letzten Kapitel waren für mich schwieriger zu bearbeiten?

Wo genau lagen meine Verständnisprobleme?

Was kann ich machen, um diese Verständnisprobleme zu überwinden?

Nach der Bearbeitung der Kapitel haben sich folgende Fragen an meine Praxisanleiterin oder meine Lehrerin ergeben:

Welche kapitelbezogenen Themen, die innerhalb der Fragestellungen nicht behandelt wurden, würden mich interessieren?

Gibt es Erlebnisse aus meinen Praxiserfahrungen, die ich mit den bearbeiteten Fallbeispielen und Aufgabenstellungen in Verbindung bringen kann? Kamen mir Situationen bekannt vor?

Was nehme ich für meinen nächsten praktischen Einsatz mit?

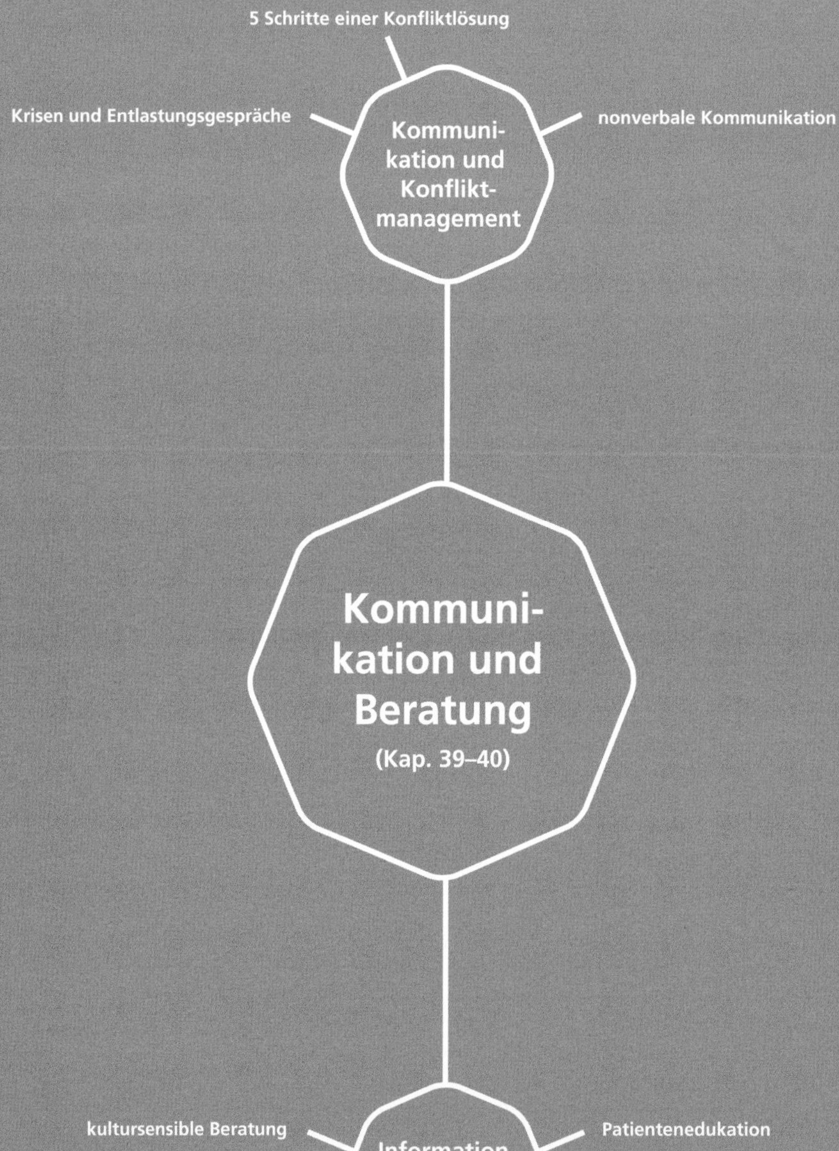
5 Schritte einer Konfliktlösung
Krisen und Entlastungsgespräche
Kommunikation und Konfliktmanagement
nonverbale Kommunikation
Kommunikation und Beratung
(Kap. 39–40)
kultursensible Beratung
Patientenedukation
Information, Schulung, Beratung und Anleitung
pflegende Angehörige
Adhärenz

39 KOMMUNIKATION UND KONFLIKTMANAGEMENT

Pflegesituation

Frau Kerber ist 67 Jahre alt. Ihr Plan sah vor, gemeinsam mit ihrem Ehemann nach einem langjährigen Arbeitsleben die Rente zu genießen. Endlich das mühsam angesparte Geld für Reisen nutzen und sich keine Sorgen mehr um die Kinder machen, denn diese sind nun auch alle aus dem Haus und mehr als genug mit ihren eigenen Familien beschäftigt. Der Ehemann, Herr Kerber, sitzt auf dem Flur der Palliativstation und wartet. Ein Pflegefachmann kommt ihm lächelnd entgegen: „So, jetzt wären wir soweit. Ihre Frau ist frisch geduscht, und zusammengepackt haben wir auch schon alles. Sie freut sich sehr auf zuhause!" Herr Kerber lächelt zurück und geht zum Zimmer seiner Frau. Die Pläne des Paares wurden vor drei Jahren durch ein Mammakarzinom durchkreuzt. Der aktuelle Zustand von Frau Kerber sieht nun vor, dass nach zahlreichen Therapien eine palliative Chemotherapie durchgeführt wird. Ebenso wird regelmäßig im Zuge stationärer Aufenthalte die Medikation bezüglich ihrer Schmerzen angepasst. Herr Kerber betritt das Zimmer. Seine Frau sitzt an der Bettkante. Bei ihr ist die Pflegefachfrau Christina Meyer, die Frau Kerber zugewandt ist, ihre Hand hält und mit einer nickenden Kopfbewegung und einem wohlwollenden Blick jedem ihrer Worte folgt. Sie scheint sich dabei durch nichts ablenken zu lassen. Für einen Moment beobachtet der Ehemann die Situation und verspürt dabei ein Gefühl der Ruhe – in den letzten Jahren ein eher seltenes Empfinden. Die Pflegefachfrau redet kaum, aber wenn, dann in einer sehr angenehmen, ruhigen Stimmlage. Ihre Aufmerksamkeit ist dabei ganz bei Frau Kerber. Diese redet dafür umso mehr, wobei ihr die Tränen unaufhörlich über die Wangen laufen. Dabei ist sie doch sonst eher verschlossen gegenüber unbekannteren Personen und gibt nach außen gern die Starke. Schließlich bemerken die beiden Herrn Kerber an der Tür. Herr Kerber: „Entschuldigung, ich wollte nicht stören." „Nein, bitte!", erwidert die Pflegefachfrau lächelnd. „Frau Kerber, wollen wir Ihren Mann dazuholen?" Diese wendet sich lächelnd ihrem Mann zu: „Ja, sehr gerne!" Herr Kerber sagt nichts, doch an seiner Mimik ist sehr deutlich zu erkennen, wie sehr er sich freut, in dieser Situation nicht ausgeschlossen zu werden.

In Pflegeprozessen gibt es viele zentrale Gespräche mit diversen Voraussetzungen und Gesprächstechniken für eine gelingende Gesprächsführung. Die folgende Tabelle bietet hierzu Informationen bezüglich des Aufnahme- und Informationsgesprächs.

AUFGABE 1 Bitte vervollständigen Sie die Tabelle um Aspekte des Krisen- und Entlastungsgesprächs. Denken Sie dabei an Frau Kerbers Situation und versuchen Sie, sich in die Position der Pflegefachfrau Christine Meyer hineinzuversetzen.

Gespräche im Pflegeprozess				
	Aufnahmegespräch	**Informationsgespräch**	**Krisengespräch**	**Entlastungsgespräch**
Anlass	Aufnahme im Krankenhaus, auf Station, in der häuslichen Betreuung	Informationsdefizite, Wunsch nach Aufklärung, anstehende Untersuchungen	Gespräch bei existenzbedrohenden Diagnosen, z. B. Krebserkrankungen	Zu pflegender Mensch will sich von Problemen entlasten, sucht Nähe und Hilfe
Ziele	Informationen gewinnen über Pflegebedürftigkeit, Gewohnheiten und Wünsche des zu pflegenden Menschen, benötigte Hilfsmittel; Informationen geben über Stationsablauf, Räumlichkeiten, Ansprechpartner	Informationsdefizite abbauen, Sicherheitsgefühl des zu pflegenden Menschen steigern, informierte Entscheidungen ermöglichen		
Wo?	Ruhiger Raum zur Wahrung der Intimsphäre	Im Patientenzimmer, Schutz der Intimsphäre		
Wie?	Vorstellen, Wünsche hören, informieren, fragen und zuhören	Sachlich und fachlich korrekt informieren, auf Ängste des zu pflegenden Menschen eingehen, verständlich informieren (keine unbekannten Fachwörter/Fachausdrücke verwenden bzw. diese ggf. erklären)		

AUFGABE 2

Was versteht man unter nonverbaler Kommunikation? Bitte markieren Sie die korrekten Aussagen. Mehrere Antworten sind möglich.

a) Die nonverbale Kommunikation ist eine nichtsprachliche Kommunikation.
b) Bei der nonverbalen Kommunikation ist entscheidend, in welcher Tonlage und Lautstärke gesprochen wird.
c) Ausschlaggebende Elemente bei der nonverbalen Kommunikation sind Mimik, Blickkontakt, Gestik und Körperhaltung.
d) Wahre Aggressionen zeigen sich ausschließlich über die verbale Kommunikation.

AUFGABE 3

Erläutern Sie die Aussage „Man kann nicht nicht kommunizieren" des Kommunikationswissenschaftlers Paul Watzlawick. Setzten Sie diese in Verbindung mit dem Verhalten der Pflegefachfrau während des Gesprächs mit Frau Kerber.

NEUE PFLEGESITUATION

Christina Meyer und eine weitere Pflegefachfrau befinden sich auf dem Weg zum Wohnort von Familie Kerber. Ausgehend von der Palliativstation arbeiten sie für das SAPV-Team (Spezialisierte Ambulante Palliativversorgung) und betreuen so unter anderem Frau Kerber zuhause. Frau Meyer weist ihre Kollegin ein, die neu im Team ist: „Wirst sehen, ein ganz liebenswertes Paar. Ich kenne beide von Station. Sie war oft bei uns, und ihr Mann hat ihr immer den Rücken gestärkt." Doch am Wohnort angekommen, zeigt sich Herr Kerber nicht so offen und freundlich wie beschrieben. Er scheint gestresst und unzufrieden durch die Konfrontation mit dem Pflegepersonal in seinen eigenen vier Wänden. Herr Kerber in einem etwas lauteren Ton: „Ich verstehe das nicht, was wollen Sie denn jetzt hier? Jetzt hatten wir endlich mal etwas Abstand von allem. Wir müssen doch eh bald wieder auf Station!" Frau Meyer: „Aber Herr Kerber, es war doch abgemacht, dass wir kommen." Kopfschüttelnd wendet er sich ab und fängt an zu schreien: „Das ist mir egal, Sie können uns doch nicht helfen! Aber was ich denke, interessiert ja eh niemanden!" Frau Kerber scheint die Situation sehr unangenehm zu sein: „Nehmen Sie es bitte nicht persönlich. Manchmal liegen die Nerven einfach blank."

Konflikte lassen sich nicht immer vermeiden, insbesondere dann nicht, wenn, wie nach Frau Kerbers Aussage, die Nerven im Zusammenhang mit schweren Krankheitsfällen blank liegen. Gerade für Pflegende in schwierigen Pflegeprozessen ist es wichtig zu erkennen, dass nicht der Konflikt, sondern seine Eskalation vermieden werden soll.

AUFGABE 4 Unten sehen Sie fünf Schritte einer Konfliktlösung. Beziehen Sie diese Punkte auf die beschriebene Situation und vermerken Sie, wie die Pflegefachfrauen anhand dieser Punkte eine Eskalation vermeiden können. Welche Möglichkeiten bestehen?

Schritte der Konfliktlösung	Beispiel
1. Konflikt realisieren: Eingeständnis, dass Konflikt vorliegt. Nur dann erfolgreich, wenn beide Seiten dies akzeptieren und bereit sind, Konflikt zu lösen.	
2. Konflikt beschreiben: Die Beteiligten beschreiben ihre Position. Hierbei kann ein neutraler Diskussionsleiter von Vorteil sein, der die oft emotionsgeladenen Situationen sachlich betrachtet.	
3. Konflikt versachlichen: Sachliche Beschreibung der konfliktauslösenden Aussagen und Behauptungen aus Schritt 2. Oft wird hierdurch schon auf mögliche Lösungen hingewiesen.	
4. Lösung aushandeln: Sammeln von allen möglichen Lösungen und Bewertung dieser durch alle Beteiligten. Ziel ist die Entscheidung für eine Lösung, der alle Beteiligten zustimmen.	
5. Lösung umsetzen und beibehalten: Darauf achten, dass die Umsetzung zur Konfliktlösung von allen Beteiligten eingehalten wird.	

SITUATIONSMERKMALE

Tab. 39.1 Situationsmerkmale, Kapitel 39

Handlungsanlass	• Palliative Chemotherapie bei der Diagnose eines Mamma-Karzinoms • Entlassung nach Hause
Kontext	• Palliativstation
Akteure	• Zu pflegender Mensch Frau Kerber (67 Jahre) • Ehemann Herr Kerber • Pflegefachfrau Christina Meyer
Erleben/ Deuten/ Verarbeiten	**Frau Kerber** • Belastende Gefühle, insbesondere Angst, Verlust, Verzweiflung, Hoffnungslosigkeit • Erwartungen an Pflege und Therapie **Herr Kerber** • Erwartungen an Pflege und Therapie **Christina Meyer** • Haltungen, insbesondere Mitgefühl/Mitleid
Handlungsmuster	• Mit belastenden Erfahrungen umgehen, kollegiale Beratung in Anspruch nehmen, an Ritualen im Team mitwirken • Personen- und situationsbezogene Gesprächsführung • Unterstützung z. B. bei der individuellen Auseinandersetzung mit den Veränderungen und bei der Lebensführung • Kontinuität palliativer Versorgung an Schnittstellen sichern

40 INFORMATION, SCHULUNG, BERATUNG UND ANLEITUNG

Pflegesituation

Katharina Bürmer arbeitet für einen ambulanten Pflegedienst. Heute hat sie einen Termin zum Erstgespräch mit Frau Lorella Wasner-Campone. Die 43-jährige Frau hat sich aus speziellem Grund an den Pflegedienst gewendet: Sie und ihr Mann, Roman Wasner, sind seit 15 Jahren verheiratet und haben vier gemeinsame Kinder. Das jüngste ist sechs Jahre alt und wurde gerade eingeschult. Frau Wasner-Campone arbeitet in Teilzeit viermal wöchentlich am Vormittag als Bügelhilfe in einer Wäscherei. Antonio Campone, Frau Wasner-Campones Vater, wohnt ganz in der Nähe. Der gebürtige Sizilianer lebt bereits seit 33 Jahren mit seiner Familie in Deutschland. Seine Tochter Lorella Wasner-Campone war bei der Einreise 10 Jahre alt und ist die älteste von fünf Geschwistern. Herr Campones Ehefrau verstarb vor drei Jahren. Danach zog er sich zunehmend aus seinem sozialen Umfeld zurück. Vor einem halben Jahr fand die Tochter ihren Vater eines Tages auf dem Boden seines Wohnzimmers, nachdem er einen Schlaganfall erlitten hatte. Heute leidet Antonio Campone an einer Hemiparese der rechten Körperseite sowie an einer halbseitigen Sensibilitätsstörung und einer Aphasie, ist dabei jedoch orientiert. Stehen und freies Sitzen sind nur mit Hilfestellungen möglich, Essen, Körperpflege und Toilettengänge alleine nicht durchführbar. Während seiner Akutbehandlung im Krankenhaus wurde seine Tochter darauf angesprochen, ob es nicht für alle Beteiligten ratsam wäre, einen Pflegeplatz zu suchen. Lorella Wasner-Campone verneinte diese Option sofort. Niemals würde in ihrer Familie ein Mitglied in ein Pflegeheim „abgegeben" werden. Die Versorgung haben schon immer die Angehörigen übernommen. Damals hatte sie das Gefühl, bei dem Krankenhauspersonal mit dieser Haltung auf Unverständnis zu treffen, und sich daher aus Angst vor möglichen Konfrontationen entschieden, ohne Hilfe ihren Vater zu versorgen. Unterstützung durch ihre Geschwister erhält sie hierbei nicht, da diese wieder nach Sizilien zurückgezogen sind. Doch die mit der Pflege verbundenen Schwierigkeiten hat die berufstätige Mutter und Ehefrau unterschätzt. Nach nur wenigen Monaten fühlt sich Frau Wasner-Campone ausgebrannt und erschöpft. Ihr Ehemann, der die sichtliche Überforderung beobachtet, überredet seine Frau, einen häuslichen Pflegedienst zu kontaktieren. Sie ist sich noch nicht sicher, was sie hiervon halten soll. Ihr macht das Gefühl zu schaffen, immer jemanden zu vernachlässigen und im Stich zu lassen – entweder ihre Kinder, ihren Ehemann oder ihren Vater. Dabei liebt sie sie doch alle so sehr.

AUFGABE 1 Beschreiben Sie anhand der Informationen aus dem Fallbeispiel die Situation von Lorella Wasner-Campone. Nennen Sie hierbei mögliche Belastungen und Bedürfnisse der pflegenden Angehörigen.

Die Pflegefachfrau Katharina Bürmer unterhält sich lange mit Lorella Wasner-Campone und ihrem Vater. Während sie die Interaktion zwischen dem Pflegebedürftigen und seiner Tochter beobachtet, fällt ihr auf, dass die Tochter bei der Versorgung sämtliche Tätigkeiten für ihren Vater übernimmt. Katharina Bürmer möchte diesen Zustand anhand einer passenden Patientenedukation verbessern.

AUFGABE 2 Was versteht man unter einer Patientenedukation, und was soll hierdurch primär erreicht werden?

Katharina Bürmer macht mit der pflegenden Angehörigen aus, in regelmäßigen Abständen pflegerische Tätigkeiten, die von Frau Wasner-Campone übernommen werden können, schrittweise mit ihr einzuüben. Dazu zählt z. B. die morgendliche Unterstützung der Körperpflege am Waschbecken unter Einbezug der nicht betroffenen Hand des Pflegebedürftigen. Die pflegerischen Fertigkeiten sollen in einem geplanten Prozess vermittelt werden, mit dem Ziel, dass sie ihren Vater bei der Körperpflege unter Nutzung seiner noch vorhandenen Ressourcen unterstützt und seine Eigenständigkeit fördert.

AUFGABE 3 Wie nennt man diese Form der Patientenedukation? Bitte markieren Sie die korrekte Antwort und begründen Sie Ihre Meinung.

a) Schulung
b) Information
c) Beratung

AUFGABE 4 Für eine erfolgreiche Behandlung und Pflege von Herrn Campone ist in erster Linie dessen Mitarbeit entscheidend. Der Begriff „Adhärenz“ spielt hierbei eine wesentliche Rolle. Bitte markieren Sie die korrekte Antwort. Adhärenz ist…

a) der Grad, in dem das Verhalten eines zu pflegenden Menschen dem ärztlichen oder gesundheitlichen Rat folgt.
b) der Grad, in dem die Zustimmung des zu pflegenden Menschen gegenüber den therapeutischen Maßnahmen erfolgt.
c) der Grad, in dem das Verhalten eines zu pflegenden Menschen mit den Empfehlungen übereinstimmt, welche zuvor gemeinsam mit dem Therapeuten vereinbart wurden.

AUFGABE 5

Was ist Ihrer Meinung nach mit einer kultursensiblen Beratung gemeint? Welchen Bezug sehen Sie zu Lorella Wasner-Campone und ihrem Vater?

NEUE PFLEGESITUATION

Nach ein paar Wochen haben Lorella Wasner-Campone und ihr Vater, Antonio Campone, Vertrauen zu den Pflegefachpersonen des ambulanten Pflegedienstes aufbauen können. Frau Wasner-Campone fühlt sich in ihrer Rolle als pflegende Angehörige ernst genommen und in die Pflege ihres Vaters als Expertin für seine individuelle Situation integriert. Es bereitet ihr ein Gefühl der Zufriedenheit, dass sie sich weiterhin um ihren Vater kümmern darf, aber auch einen Ausgleich durch Freizeitaktivitäten findet. So ist es z. B. wieder möglich, abends mit Freunden ins Kino zu gehen, während sie weiß, dass ihr Vater in seinen eigenen vier Wänden von einem Pflegeteam in seinen Aktivitäten unterstützt wird. Nach mehreren Gesprächen mit der Pflegefachfrau Katharina Bürmer hat sich Frau Wasner-Campone dazu entschieden, an einer Gruppenschulung für pflegende Angehörige teilzunehmen. Schulungsleiterin ist die Pflegefachfrau Svenja Geiger. Lorella Wasner-Campone hat schon nach der ersten Sitzung bemerkt, dass ihr der Austausch mit weiteren pflegenden An- und Zugehörigen sehr gut tut. Unter anderem hat sie hier Frau Grevelfing kennengelernt, die seit zwei Jahren ihren Vater gemeinsam mit dem Pflegepersonal in einer Seniorenresidenz pflegt. Frau Wasner-Campone ist überrascht. Sie wusste nicht, dass so etwas möglich ist.

Bei Gruppenprogrammen für pflegende Angehörige sind Pflegefachpersonen wie Frau Geiger als Dozenten involviert. Dabei orientiert sich die Gestaltung des Programms in erster Linie an dem Bedarf der Teilnehmer.

AUFGABE 6

Warum ist Ihrer Meinung nach eine beratende Unterstützung von pflegenden Angehörigen notwendig? Bitte notieren Sie Ihre Überlegungen.

NEUE PFLEGESITUATION

Während der Schulung erinnert sich die pflegende Angehörige Frau Grevelfing an eine sehr positive Beratungssituation in der Seniorenresidenz zwischen einem Pflegefachmann und ihrem Vater. Sie denkt daran, dass dies für sie persönlich eine Schlüsselsituation war, um zu erkennen, wie wichtig die Position der Pflege im Gesundheitswesen ist. Frau Grevelfing weiß die hohe methodische und personale Kompetenz dahinter zu schätzen.

AUFGABE 7

Nennen Sie sechs Strategien, die Pflegende im Sinne einer gelungenen Patientenberatung anwenden können.

AUFGABE 8 Welche Aussage ist nicht korrekt?

a) Die Beratung und Schulung pflegender Angehöriger ist rechtlich verankert, u. a. im SGB XI (soziale Pflegeversicherung), im SGB V (gesetzliche Krankenversicherung) und im Altenpflegegesetz.
b) Die Beratung von pflegenden Angehörigen in Pflegeeinrichtungen ist nur dann zulässig, wenn die zeitlichen Ressourcen gegeben sind.
c) In bereits vorliegenden Expertenstandards wird der Beratung und Anleitung von Pflegebedürftigen und ihren Angehörigen eine zentrale Bedeutung zugesprochen.

SITUATIONSMERKMALE

Tab. 40.1 Situationsmerkmale, Kapitel 40

Handlungsanlass	• Schlaganfall 6 Monate zuvor mit Hemiparese der rechten Körperseite, halbseitiger Sensibilitätsstörung und Aphasie • Überforderung einer pflegenden Angehörigen • Erstgespräch mit einem ambulanten Pflegedienst
Kontext	• Häusliches Setting bei Familie Wasner-Campone
Akteure	• Pflegefachfrau Katharina Bürmer • Ehepaar Lorella Wasner-Campone (43 Jahre) und Roman Wasner • Zu pflegender Mensch Antonio Campone
Erleben/ Deuten/ Verarbeiten	**Katharina Bürmer** • Wahrnehmung von Stress- und Belastungserleben **Lorella Wasner-Campone und Roman Wasner** • Rollenkonflikte: intergenerationell, in der Paarbeziehung, Generationskonflikt (Tochter pflegt Vater) • Belastungserleben, Copingstrategien, Pflegebereitschaft • Aushalten von Stress/Zeitdruck **Antonio Campone** • Erleben von veränderten Rollen und Rollenumkehr • Relokationsstresssymptom
Handlungsmuster	• Information über Angebote und Leistungsansprüche für pflegende Bezugspersonen • Analyse von Familienkonflikten im Pflegekontext

SELBSTREFLEXION

Bei welchen Themen und Aufgabenstellungen der letzten Kapitel habe ich mich sicher gefühlt?

Welche Themen und Aufgabenstellungen der letzten Kapitel waren für mich schwieriger zu bearbeiten?

Wo genau lagen meine Verständnisprobleme?

Was kann ich machen, um diese Verständnisprobleme zu überwinden?

Nach der Bearbeitung der Kapitel haben sich folgende Fragen an meine Praxisanleiterin oder meine Lehrerin ergeben:

Welche kapitelbezogenen Themen, die innerhalb der Fragestellungen nicht behandelt wurden, würden mich interessieren?

Gibt es Erlebnisse aus meinen Praxiserfahrungen, die ich mit den bearbeiteten Fallbeispielen und Aufgabenstellungen in Verbindung bringen kann? Kamen mir Situationen bekannt vor?

Was nehme ich für meinen nächsten praktischen Einsatz mit?

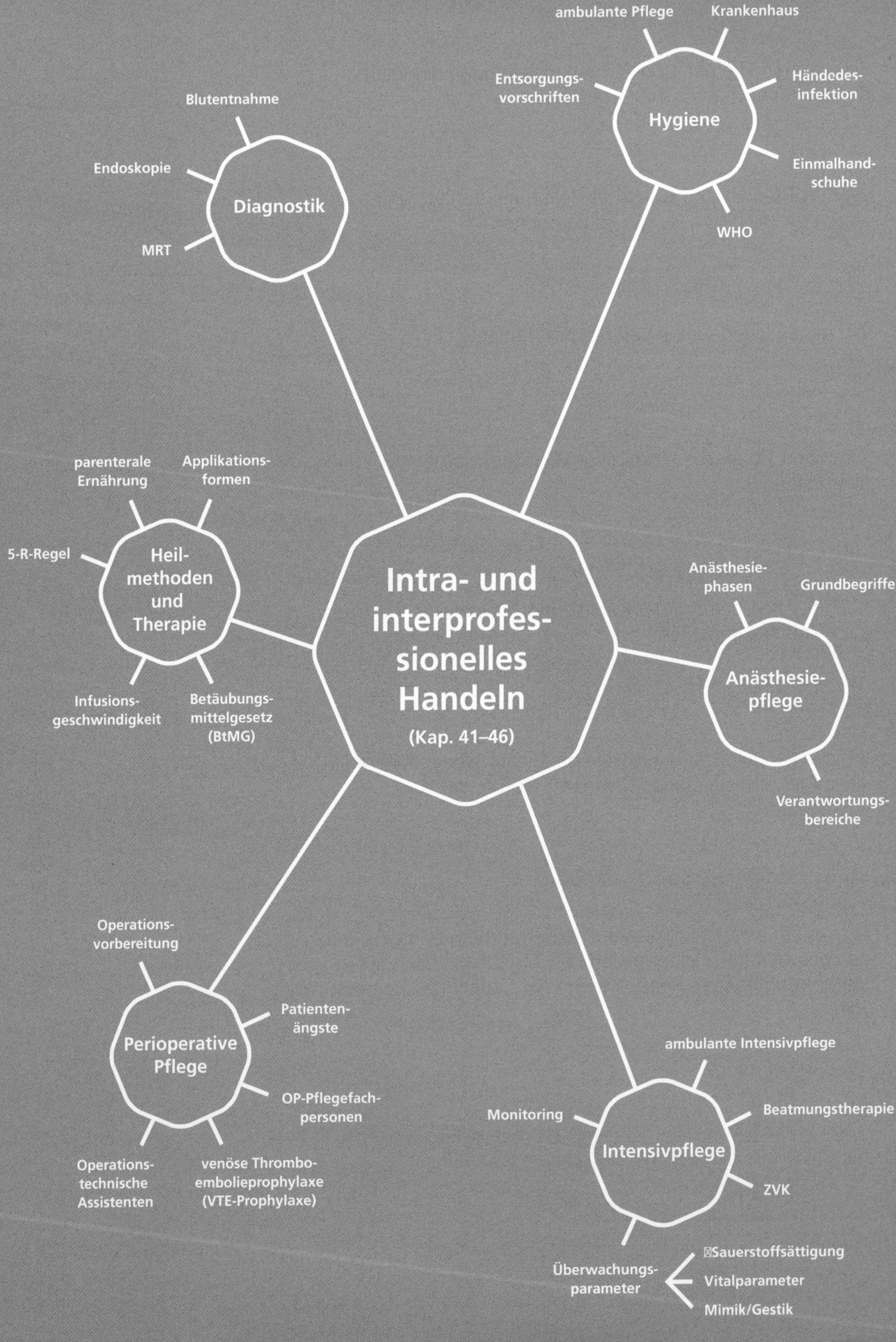
Intra- und interprofessionelles Handeln
(Kap. 41–46)
Diagnostik
Blutentnahme
Endoskopie
MRT
Hygiene
ambulante Pflege
Krankenhaus
Entsorgungs-vorschriften
Händedes-infektion
Einmalhand-schuhe
WHO
Heil-methoden und Therapie
parenterale Ernährung
Applikations-formen
5-R-Regel
Infusions-geschwindigkeit
Betäubungs-mittelgesetz (BtMG)
Anästhesie-pflege
Anästhesie-phasen
Grundbegriffe
Verantwortungs-bereiche
Perioperative Pflege
Operations-vorbereitung
Patienten-ängste
OP-Pflegefach-personen
Operations-technische Assistenten
venöse Thrombo-embolieprophylaxe (VTE-Prophylaxe)
Intensivpflege
ambulante Intensivpflege
Monitoring
Beatmungstherapie
ZVK
Überwachungs-parameter
Sauerstoffsättigung
Vitalparameter
Mimik/Gestik

41 HYGIENE

Pflegesituation

Die Pflegeschülerin Franceska Sorano spielt nervös an ihrem Ehering, während sie im Aufenthaltsraum der internistischen Station einen Kaffee trinkt. Lächelnd betritt die Pflegefachfrau und Praxisanleiterin Irina Greitz das Zimmer: „So Franceska, jetzt bin ich voll und ganz für dich da. Ist deine Lehrerin schon hier?" Franceska Sorano erwidert ihr Lächeln: „Ja, Frau Rudolf ist noch kurz auf Toilette gegangen." Irina Greitz: „Alles klar. Und wie fühlst du dich?" Die Auszubildende atmet tief ein: „Naja, schon etwas nervös, um ehrlich zu sein." Die Pflegefachfrau legt ihre Hand auf die Schulter der Schülerin. „Ach was. Das brauchst du nicht. Mach einfach alles so wie sonst auch, dann wird das schon klappen. Es geht auch nicht darum, hier etwas vorzuspielen. Und wenn was schief geht, Franceska, dann ist das auch kein Weltuntergang, sondern dann wissen wir, woran wir noch arbeiten müssen. Das ist der Sinn solcher Praxisbesuche, nicht, dass alles von vornherein perfekt abläuft, okay?" „Ja, okay. Danke dir", erwidert die Schülerin. Im gleichen Moment klopft es an der Tür. Die Pflegepädagogin Frau Sophia Rudolf tritt ein und begrüßt die Praxisanleiterin: „Hallo Frau Greitz! Schön, dass Sie schon Zeit für uns haben. Wollen wir dann direkt loslegen? Frau Sorano, sind Sie so weit, oder brauchen Sie noch einen Moment?" Franceska Sorano nickt zustimmend: „Wir können gerne starten." Die drei Frauen gehen Richtung Patientenzimmer. Auf dem Weg flüstert die Praxisanleiterin ihrer Schülerin noch schnell etwas zu: „Hey, hast du nicht was vergessen? Da wollte ich dich eben schon drauf ansprechen. Du denkst doch sonst immer dran." Die Auszubildende versteht sofort, worauf ihre Praxisanleiterin anspielt: „Ach du Schande! Das kommt davon, wenn man sich so verrückt macht. Danke, Irina!" Die Pflegeschülerin klopft an die Zimmertür und betritt den Raum mit einem Pflegewagen. Frau Rudolf und Frau Greitz folgen ihr. Gemeinsam begrüßen sie die beiden älteren Patientinnen, die sich dieses Doppelzimmer teilen. Franceska Sorano führt die hygienische Händedesinfektion durch und wendet sich der ersten Patientin, Frau Wilhelm, zu. Bei Frau Wilhelm soll zunächst die Körperpflege im Bett durchgeführt und eine frische Schutzhose angelegt werden. Die Patientin hat einen transurethralen Blasenkatheter.

AUFGABE 1 Haben Sie eine Vermutung, worauf die Pflegefachfrau ihre Schülerin kurz vor dem Betreten des Patientenzimmers aufmerksam macht? Bitte begründen Sie Ihre Annahme.

Die Pflegeschülerin war sich zuvor des Öfteren unsicher, wann genau sie ihre Hände desinfizieren muss, bzw. wann nicht. Doch die folgende Abbildung hat ihr geholfen, sich die 5 Indikationen der Händedesinfektion nach dem Konzept der WHO (Weltgesundheitsorganisation) problemlos einzuprägen.

AUFGABE 2 Bitte beschriften Sie die Bezifferungen der folgenden Abbildung mit der jeweils passenden Indikation zur Händedesinfektion.

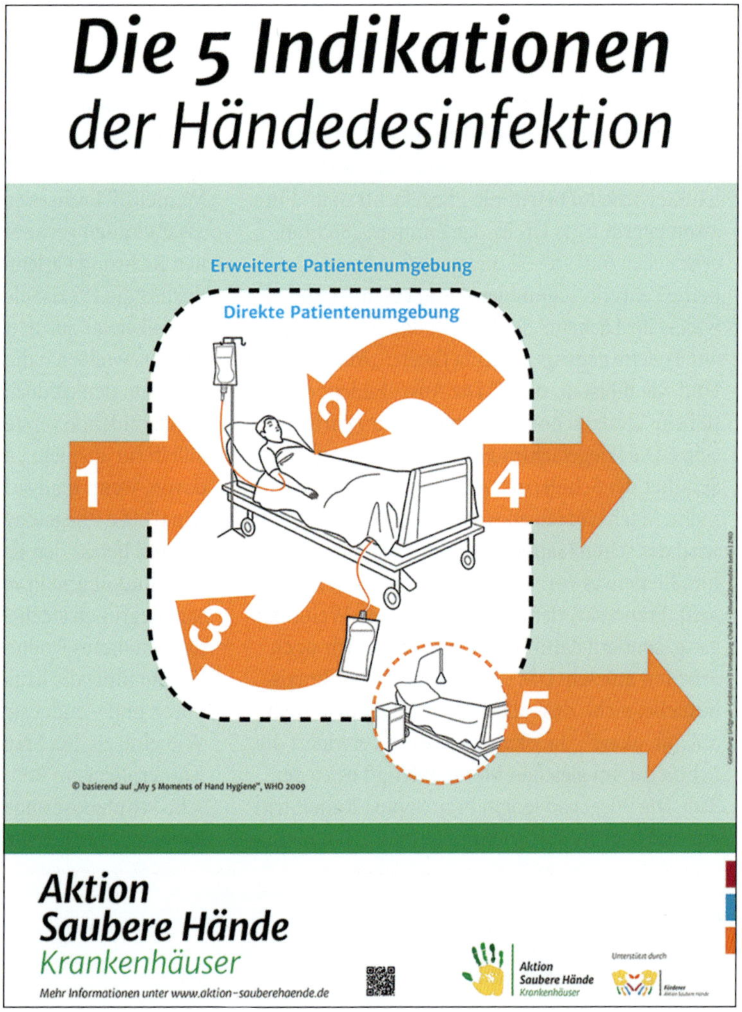

[W953]

AUFGABE 3

Franceska Sorano führt beim Betreten des Zimmers zuerst die hygienische Händedesinfektion durch. Wie lange sollte hierbei die Einwirkzeit sein, in der die zu desinfizierenden Hautbereiche feucht zu halten sind? Bitte markieren Sie die korrekte Lösung.

a) Je nach Herstellerangeben in der Regel mindestens 60 Sekunden Einwirkzeit. Sollte sich danach noch überschüssiges Desinfektionsmittel auf den Händen befinden, ist dies durch „Verwedeln" zu entsorgen.
b) Je nach Herstellerangaben in der Regel 20 Sekunden Einwirkzeit. Hierbei ist darauf zu achten, dass das Präparat komplett in die Hände eingerieben wird.
c) Je nach Herstellerangaben in der Regel 30 Sekunden Einwirkzeit. Es ist darauf zu achten, dass das Händedesinfektionsmittel komplett in die Hände eingerieben wird. Bei bestimmten Erregern kann eine verlängerte oder zweifache Händedesinfektion erforderlich sein.

AUFGABE 4

Zum Leeren des Katheterbeutels zieht Franceska Sorano medizinische Einmalhandschuhe an. Sollten diese steril oder nicht steril sein? Muss die Schülerin vor und nach dem Anziehen der Handschuhe ihre Hände desinfizieren? Bitte begründen Sie Ihre Meinung.

NEUE PFLEGESITUATION

Nachdem die pflegerischen Tätigkeiten bei beiden Patientinnen durchgeführt wurden, gehen die Pflegeschülerin und ihre Lehrerin noch einmal gemeinsam in die Reflexion. Danach muss Frau Rudolf auch schon weiter. Heute steht noch ein weiterer Praxisbesuch bei einem ambulanten Pflegedienst an. Eine Stunde später steht die Pflegepädagogin gemeinsam mit dem Pflegeschüler Milan Milicic und der Pflegefachfrau Andrea Burg vor der Wohnungstür von Familie Maurer. Frau Maurer öffnet die Tür. Nach einer freundlichen Begrüßung wenden sich Praxisanleiterin, Praxisbegleiterin und der Pflegeschüler Herrn Maurer zu. Dieser leidet an Diabetes mellitus Typ 2. Die tägliche Blutzuckerbestimmung samt Insulininjektion sollen heute von Milan Milicic durchgeführt werden. Alle hierzu benötigten Materialien sind bereits bei Herrn Maurer vor Ort.

AUFGABE 5

Milan Milicic zieht aus seiner Kitteltasche medizinische Einmalhandschuhe, die er im Auto des Pflegedienstes aus dem Spender genommen und eingesteckt hat. Frau Rudolf und Frau Burg bemängeln das. Bitte begründen Sie warum.

AUFGABE 6

Nach dem Injizieren des Insulins möchte der Schüler die verwendete Injektionsnadel entsorgen. Wo und wie ist dies möglich? Bitte markieren Sie die korrekte Antwort.

a) Injektionsnadeln dürfen bei häuslicher Pflege in den Hausmüll entsorgt werden.

b) Scharfe und spitze Gegenstände müssen bei häuslicher Pflege gesammelt und nach Dienstende am Stützpunkt des Pflegedienstes der Dienstleitung übergeben werden.
c) Scharfe und spitze Gegenstände wie Injektionsnadeln dürfen nur in Ausnahmesituationen bei der häuslichen Pflege verwendet werden. Eine korrekte Entsorgung obliegt der jeweiligen Situation.
d) Scharfe und spitze Gegenstände wie Injektionsnadeln müssen bei der häuslichen Pflege in speziellen stichfesten und bruchsicheren Behältnissen gesammelt werden. Ist die Befüllungsgrenze erreicht, werden sie verschlossen und entsorgt.

NEUE PFLEGESITUATION

Auch nach dieser Praxissituation unterhält sich Frau Rudolf noch einen Moment lang mit dem Auszubildenden. Wichtig ist ihr dabei, dass der Schüler selbst reflektiert und erkennt, was gut gelaufen ist und womit er sich noch einmal auseinandersetzen sollte. Die Pflegepädagogin ist gerne bei Praxisbesuchen anwesend. Insbesondere solche, die außerhalb des Krankenhauses stattfinden, bieten immer wieder interessante Ausnahmesituationen. Sie erinnert sich an ihre erste Praxisbegleitung in einem Hospiz. Damals muss sie wohl ziemlich erschrocken ausgesehen haben, als eine Pflegebedürftige ihren Kater zu Besuch hatte und dieser schnurrend mit im Bett lag. Diese hygienischen Umstände waren für die Lehrerin neu.

AUFGABE 7 Frau Rudolf erinnert sich an eine nicht übliche Situation während ihres Praxisbesuches im Hospiz. Welche Meinung haben Sie bezüglich der beschriebenen Begebenheiten? Ist es zulässig, dass im Bett eines zu pflegenden Menschen eine Katze ist?

SITUATIONSMERKMALE

Tab. 41.1 Situationsmerkmale, Kapitel 41

Handlungsanlass	• Praxisbesuch der Lehrerin
Kontext	• Internistische Station eines Krankenhauses
Akteure	• Auszubildende Franceska Sorano • Pflegefachfrau und Praxisanleiterin Irina Greitz • Pflegepädagogin Sophia Rudolf
Erleben/ Deuten/ Verarbeiten	**Franceska Sorano** • Aufregung, Unsicherheit • Hygienische Maßnahmen in der pflegerischen Unterstützung berücksichtigen • Struktur und Organisation des Einsatzbereichs kennenlernen und sich darin orientieren • Selbstreflexion
Handlungsmuster	• Individuelle Bedürfnisse wahrnehmen und in der Unterstützung bei der Selbstversorgung berücksichtigen • Veränderungen des Gesundheitszustandes anhand von grundlegendem Wissen aus der Pflege und den Bezugswissenschaften beobachten, beschreiben und sachgerecht dokumentieren • Pflegebedürftigkeit beschreiben und einordnen

42 DIAGNOSTIK

Pflegesituation

Für Helmut Theissen ist der Weg von dem Besucherparkplatz bis zur Anmeldung des Privatklinikums heute kein unbeschwerter. Jeder Schritt, mit dem er sich dem Klinikum nähert, steigert seine Angst. Als der 64-Jährige vor einer Woche zum Vorgespräch vor Ort war, wurde ihm zu einer Routineuntersuchung geraten. Nachdem er alle Unterlagen an der Anmeldung vorgezeigt hat, wird er in die Tagesklinik zur Patientenaufnahme geschickt. Pflegefachmann Mirco Henning empfängt ihn sofort: „Hallo Herr Theissen. Die Anmeldung hat mich bereits informiert. Sie dürfen direkt in das Aufnahmezimmer 2 mitkommen. Waren Sie schon mal stationär bei uns?" Helmut Theissen erwidert: „Oh, das ist schon eine ganze Zeit her. Damals war ich noch leidenschaftlicher Fußballspieler und hatte Gelenkbeschwerden am Knie. Irgendwas mit A und -skopie haben die damals durchgeführt. An mehr kann ich mich nicht mehr erinnern. Ich habe mich direkt danach selbst entlassen. Ausruhen und das Beinhochlegen konnte ich zum damaligen Zeitpunkt auch neben der Arbeit machen." Der geschiedene und aktuell alleinstehende Mann möchte sich seine Aufregung nicht anmerken lassen. Als selbstständiger Geschäftsführer mit einem eigenen Unternehmen hat er schon immer Stärke bewiesen und auf seine Unabhängigkeit gesetzt. Seine bereits erwachsenen Kinder, die weiter entfernt wohnen, wissen nichts von der endoskopischen Polypabtragung, die Herrn Theissen bevorsteht. Lediglich zwei Tage Urlaub hat er sich in dieser Zeit genommen, da bereits das nächste Projekt auf seine Anwesenheit wartet. Nach dem Erstgespräch mit Pflegefachmann Mirco Henning betritt die Ärztin Ann Stevenson den Raum. Sie bespricht mit Herrn Theissen alle weiteren diagnostischen Maßnahmen, erhebt die Anamnese und führt die körperliche Untersuchung durch. „So, Herr Theissen, morgen um acht Uhr findet dann die Koloskopie in Sedierung mit der Polypabtragung statt. Alles deutet darauf hin, dass dies Ihre Bauchschmerzen verursacht. Wir wollen bei Ihnen aber zuvor noch ein MRT machen und die Blutwerte kontrollieren." Die Ärztin, Ann Stevenson, beauftragt Mirco Henning, alles für die venöse Blutentnahme vorzubereiten. Abgenommen werden sollen ein Blutbild, die Gerinnung, Thrombozyten sowie die D-Dimere und die Blutsenkung.

AUFGABE 1 Welche endoskopische Untersuchung am Kniegelenk könnte Helmut Theissen damals gehabt haben? Welche weiteren pflegerischen Maßnahmen, außer der Beinhochlagerung, gibt es hierbei zu beachten?

AUFGABE 2 Worauf achten Sie bei der Nachbereitung der venösen Blutentnahme?

AUFGABE 3 Definieren Sie den Begriff MRT.

AUFGABE 4 Um den Dickdarm im MRT besser beurteilen zu können, erhält Herr Theissen Kontrastmittel. Worauf müssen Sie bei einem MRT und nach einer Kontrastmittelgabe achten? Kreuzen Sie die richtigen Aussagen an (mehrere Aussagen sind korrekt).

a) Jodhaltiges Kontrastmittel kann eine Schilddrüsenüberfunktion auslösen.
b) Das MRT arbeitet mit Strahlung, wie bei einer Schilddrüsenszintigrafie. Deshalb besteht eine hohe Strahlenbelastung für den zu untersuchenden Menschen und Personal.
c) Das MRT arbeitet mit Magnetfeldern. Es eignet sich besonders gut zur Darstellung von Weichteilen und Gelenken.
d) Metallische Gegenstände, wie z. B. eine Armbanduhr, kann der zu untersuchende Mensch während der Untersuchung angezogen lassen.
e) Magnetische Gegenstände, wie z. B. Schlüssel oder Haarspangen, dürfen nicht in die Nähe des MRTs gelangen, da diese durch die Magnetfelder angezogen werden können. Aufgrund der Anziehungskraft wirken diese Gegenstände dann wie Geschosse. Es kann zu Verletzungen des zu untersuchenden Menschen und Beschädigungen am Gerät selbst kommen.
f) Das MRT selbst ist geräuschlos und dauert nur wenige Sekunden, weshalb der zu untersuchende Mensch keinen Gehörschutz benötigt.

NEUE PFLEGESITUATION

Es ist kurz vor acht Uhr. Herr Theissen liegt schon in seinem Bett bereit, um für die Endoskopie abgeholt zu werden. Die Pflegefachfrau Jean Mitchell schiebt das Bett aus dem Patientenzimmer und macht sich auf den Weg in die Endoskopie. Herr Theissen wirkt sichtlich nervös und angespannt. Die Pflegefachfrau versucht ihn durch ein Gespräch etwas abzulenken: „Herr Theissen, konnten Sie heute Nacht etwas schlafen?" „Nur sehr wenig. Ich meine, es war so gegen halb sieben, als Ihre Kollegin mich für die Endoskopie vorbereitet hat."

AUFGABE 5 Welche Vorbereitung könnte die Kollegin der Pflegefachfrau bei dem zu untersuchenden Mann durchgeführt haben? Nennen Sie mindestens vier Items.

AUFGABE 6

Welche Komplikationen sind bei Endoskopien möglich? Benennen Sie diese.

AUFGABE 7

Worauf muss die Pflegefachfrau achten, wenn sie den Patienten Helmut Theissen nach der Endoskopie wieder abgeholt hat?

NEUE PFLEGESITUATION

Gegen Abend geht es Herrn Theissen wieder deutlich besser. Er hat sich von den Strapazen am Morgen erholt und fühlt sich auch nicht mehr so müde. Als Pflegefachmann Mirco Henning ihm das Abendessen bringt, beendet dieser gerade ein Telefonat. „Ich habe meine Tochter gerade darüber informiert, dass ich im Krankenhaus bin." Mirco Henning bestätigt dem Mann: „Ja, ich denke, das ist eine gute Entscheidung gewesen." „Meine Tochter berichtete mir, dass bei meinem Enkel im ersten Lebensjahr auch schon mal ein MRT durchgeführt wurde und er dabei eine Sedierung erhielt."

AUFGABE 8

Welche alternativen Möglichkeiten gibt es noch, um dem Kind den Aufenthalt im MRT zu erleichtern und so eine Sedierung bzw. Kurznarkose zu vermeiden?

SITUATIONSMERKMALE

Tab. 42.1 Situationsmerkmale, Kapitel 42

Handlungsanlass	• Routineuntersuchung: geplante Koloskopie mit Polypabtragung
Kontext	• Privatklinikum
Akteure	• Zu pflegender Mensch Helmut Theissen (64 Jahre) • Pflegefachmann Mirco Henning • Ärztin Ann Stevenson
Erleben/ Deuten/ Verarbeiten	**Helmut Theissen** • Angst vor gesundheitlichen Folgen von schädigenden Verhaltensweisen • Unsicherheit • Methoden zum Schutz vor physischen und psychischen Belastungen/Stressbewältigung/-reduktion und Resilienzentwicklung **Mirco Henning** • Verantwortung in der inter- und intraprofessionellen Zusammenarbeit
Handlungsmuster	• Pflegerisches Anamnesegespräch durchführen und dokumentieren • Assistenz bei ärztlichen Interventionen, Vorbereitung der venösen Blutentnahme • Im intra- und interprofessionellen Team zusammenarbeiten • Gesundheitskommunikation: Information und Schulung zu gesundheitsbezogenen Fragen • Beratung über Maßnahmen zur Stressreduktion

43 HEILMETHODEN UND THERAPIE

Pflegesituation

Es ist 23:45 Uhr. Hubertus Rössner verlässt das letzte Zimmer des Stationsflurs. Während er die Türe schließt, blickt er sich noch einmal um und wünscht der Patientin eine gute Nacht. Nach diesem ersten Zimmerdurchgang setzt der Pflegefachmann seinen Nachtdienst auf der Palliativstation fort, indem er sich den Arzneimitteln widmet. Unterstützung erhält er hierbei durch den Pflegeschüler Roman Siegfried. Dieser befindet sich am Ende des dritten Ausbildungsjahres und wird in zwei Wochen seine praktische Prüfung hier auf der Palliativstation absolvieren. Zu Übungszwecken teilen die beiden sich so auf, dass Roman Siegfried das Richten der Medikamente eigenständig übernimmt und Hubertus Rössner die Gegenkontrolle durchführt. Während der Auszubildende seinen Arbeitsplatz vorbereitet, ertönt eine Patientenklingel. Der Pflegefachmann macht sich auf den Weg. Nur kurze Zeit später betritt er wieder das Stationszimmer. Gegenüber seinem Schüler bemerkt er: „Das war Frau Mironow. Sie äußert sehr starke Schmerzen. Ich werde ihr jetzt die Bedarfsmedikation geben. Bevor du mit dem Richten beginnst, könntest du bitte mal nachsehen, was die Ärztin bei ihr angeordnet hat?“ Der Auszubildende greift den Kardex von Frau Mironow und sucht den Abschnitt der Bedarfsmedikation. Er informiert den Pflegefachmann: „MSI 10 mg.“ Dieser erwidert: „Super, danke dir! Dokumentierst du die Gabe bitte direkt mit Uhrzeit?“ Der Pflegefachmann greift nach seinem Schlüsselbund und öffnet einen verriegelten Schrank im Stationszimmer. Einer Packung entnimmt er eine Ampulle und trägt diesen Abgang mit dem Namen von Frau Mironow in der BTM-Karte ein. Dann desinfiziert er Arbeitsfläche, Spritzentablett sowie seine Hände und legt das benötigte Material zum Aufziehen des Morphins für die subkutane Injektion bei Frau Mironow zurecht.

AUFGABE 1 Um einen Medikationsfehler zu vermeiden, wiederholt der Pflegeschüler während des Richtens der Arzneimittel im Kopf die 6-R-Regel. Bitte notieren Sie diese.

AUFGABE 2 Die Verabreichung der Bedarfsmedikation für Frau Mironow erfolgt subkutan (s. c.). Welche weiteren Applikationsformen sind Ihnen bekannt? Bitte notieren Sie diese unter Zuhilfenahme der Anfangsbuchstaben.

b________________; **i**________________ (i. a.);
i________________ (i. art.); **i**________________;
i________________ (i. c.); **i**________________ (i. m.);
i________________ (i. o.); **i**________________ (i. th.);
i________________ (i. v.); **k**________________;
k________________ (epi-, per-, trans-, transdermal);
n________________; **o**________________ (peroral);
p________________ (epidural); **p**________________;
r________________; **s**________________; **v**________________

AUFGABE 3 Warum muss der Pflegefachmann Hubertus Rössner zunächst einen Schrank aufschließen, um Zugang zu der Bedarfsmedikation zu erhalten, und anschließend die Entnahme der Ampulle auf einer Karte dokumentieren?

AUFGABE 4 Das verordnete MSI für Frau Mironow zieht der Pflegefachmann aus einer (Glas-)Brechampulle auf. Bitte bringen Sie den Vorgang des Aufziehens in die richtige Reihenfolge, indem Sie Ziffern von 1–8 in die leere Spalte eintragen.

	Aufziehkanüle abziehen und sofort in Spritzenabwurf entsorgen
	Injektionskanüle aufsetzen, Kanülenschutz nicht abziehen
	Spritze und leere Ampulle auf das mit dem Namen des zu pflegenden Menschen versehene Spritzentablett legen. Spritzentablett mit sterilisierten Tupfern, Haut- und Händedesinfektionsmittel, Kanülenabwurf und ggf. unsterilen Einmalhandschuhen ausstatten
	Injektionslösung mit Spritze und Aufziehkanüle restlos aufziehen, dabei Ampulle schräg halten und Aufziehkanüle mit dem Schliff so drehen, dass der Inhalt komplett aufgezogen werden kann
	Ggf. Injektionslösung aus Ampullenkopf in Ampulle zurückbefördern (z. B. durch Beklopfen)
	Ampullenkopf mit einer ruckartigen Bewegung abbrechen, ggf. Ring an Sollbruchstelle des Ampullenhalses beachten
	Luft aus Spritze entfernen, hierzu Konus nach oben halten und Spritzenzylinder leicht beklopfen
	Ampulle in die Hand nehmen und, zur Vermeidung von Schnittverletzungen, Zellstofftupfer mit dem Zeigefinger hinter den Ampullenhals klemmen

NEUE PFLEGESITUATION

Während seines praktischen Einsatzes auf der Palliativstation erhält der Pflegeschüler Roman Siegfried nicht nur die Möglichkeit, den stationären Arbeitsablauf kennenzulernen, sondern fährt ebenfalls bei dem SAPV-Team (spezialisierte ambulante Palliativversorgung) mit. Die häusliche Versorgung der Betroffenen bietet dem Auszubildenden eine neue, interessante Perspektive auf seine zukünftigen beruflichen Optionen. Dabei gefällt ihm insbesondere, dass schwerkranken Menschen eine Versorgung zuhause gewährleistet werden kann und somit ärztliche und pflegerische Maßnahmen nicht ausschließlich stationär erfolgen müssen. Die nächste pflegerisch zu versorgende Dame, Frau Reiter, kennt den Auszubildenden schon durch ihren letzten stationären Aufenthalt. Die 58-jährige Frau erkrankte vor drei Jahren an einem Mamma-Ca. Aktuell erhält sie eine palliative Chemotherapie. Aufgrund ihres starken Gewichtsverlustes und einer fortwährenden Appetitlosigkeit wird ihr von den Pflegefachpersonen des SAPV-Teams vorübergehend parenteral Nahrung verabreicht. Diese erhält Frau Reiter über ihren Portkatheter. Ebenso sind die Pflegenden neben einer umfassenden Symptomkontrolle dafür zuständig, das transdermale Fentanylpflaster zu wechseln.

AUFGABE 5

Bitte definieren Sie den Begriff „parenterale Ernährung".

Vor Ort bei Frau Reiter stehen alle benötigten Materialien für die parenterale Ernährung bereit. An dem Infusionsbesteck befindet sich ein Präzisionsdurchflussregler (Tropfenzähler). Die Infusion soll über Nacht in 14 Stunden durchlaufen. Das Fassungsvermögen des Dreikammerbeutels beträgt 2000 ml.

AUFGABE 6

Berechnen Sie die Infusionsgeschwindigkeit (Tropfgeschwindigkeit) pro Minute, wenn 1 ml 20 Tropfen entspricht.

AUFGABE 7

Bitte markieren Sie, entsprechend Ihrer Lösung von Aufgabe 6 bezüglich der Tropfgeschwindigkeit, wie hoch die Pflegefachpersonen die Laufgeschwindigkeit (ml/Std.) am Präzisionsdurchflussregler einstellen müssen.

a) 100,20 ml/Std.
b) 142,86 ml/Std.
c) 158 ml/Std.
d) 80 ml/Std.

AUFGABE 8

Bitte markieren Sie die richtige Antwort. Die Applikationsform von transdermalen therapeutischen Systemen (TTS) ist …

a) bukkal.
b) konjunktival.
c) kutan.

SITUATIONSMERKMALE

Tab. 43.1 Situationsmerkmale, Kapitel 43

Handlungsanlass	• Sehr starke Schmerzen einer zu pflegenden Frau erfordern Opioidgabe als subkutane Injektion
Kontext	• Palliativstation
Akteure	• Pflegefachmann Hubertus Rössner • Pflegeschüler Roman Siegfried
Erleben/ Deuten/ Verarbeiten	**Hubertus Rössner** • Verantwortung angesichts möglicher Risiken **Roman Siegfried** • Verantwortung in der inter- und intraprofessionellen Zusammenarbeit • Hierarchische Arbeitszusammenhänge • Berufliche Belastungen durch das Leid anderer
Handlungsmuster	• Schmerzmanagement • Gestaltung von Pflegeprozessen unter Einbezug des Expertenstandards „Schmerzmanagement in der Pflege bei chronischen Schmerzen" • Eigenständige Durchführung ärztlich angeordneter Maßnahmen

44 PERIOPERATIVE PFLEGE

Pflegesituation

Claudia Meisner ist Stationsleitung und Praxisanleiterin in einer Klinik für Allgemein- und Viszeralchirurgie. Um 6:00 Uhr morgens betritt sie das Stationszimmer und begrüßt ihre Kollegin aus dem Nachtdienst, die bereit ist für die Übergabe. Es folgen drei weitere Pflegefachpersonen sowie ein Pflegeschüler. Ein wichtiger Punkt bei dem täglichen Übergabegespräch sind die anstehenden Operationen. An erster Stelle auf dem heutigen Operationsplan steht Herr Manfred Bauer. Bei dem 37-jährigen Handwerker wurde ein Leistenbruch diagnostiziert, der heute durch eine minimal-invasive Operation behandelt wird. Die Unterlagen bezüglich der durchgeführten Operations- und Anästhesieaufklärung sowie die schriftliche Einwilligung von Herrn Bauer liegen vor. Begleiterkrankungen sind nicht bekannt.

Nach der Übergabe macht sich die Pflegefachfrau Claudia Meisner auf den Weg zu Herrn Bauer, um unmittelbare Operationsvorbereitungen vorzunehmen. Sie bittet den Pflegeschüler Andi Kramer, sie zu begleiten. Auf dem Stationsflur bemerkt dieser seiner Praxisanleiterin gegenüber: „Der Herr Bauer ist echt cool drauf! Ich habe mich gestern mit ihm kurz unterhalten. Total locker und entspannt war er.“ Die beiden erreichen das Patientenzimmer. Trotz der angeordneten Prämedikation erweist sich der heutige Gemütszustand von Herrn Bauer schon nach einem kurzen Wortwechsel als weniger entspannt und locker. Der Mann wirkt sehr nervös und ängstlich. Die Pflegefachfrau und der Pflegeschüler haben den Eindruck, dass sein Verhalten ihm selbst sehr unangenehm ist.

AUFGABE 1 Der Leistenbruch (Leistenhernie) wird bei dem Patienten, Herrn Manfred Bauer, minimal-invasiv behandelt. Was versteht man unter minimal-invasiver Chirurgie (MIC)? Bitte markieren Sie die korrekte Antwort.

a) Offene Operation mit Freilegung des erkrankten Organs, bzw. Körperteils
b) Endoskopische Operation
c) Ambulanter Eingriff mit anschließender Entlassung

AUFGABE 2 Welche typischen Ängste können bei Patienten vor Operationen auftreten?

AUFGABE 3 Nennen Sie Möglichkeiten, wie die Pflegefachfrau und der Pflegeschüler Herrn Bauers Ängste mildern können.

Nach einem Gespräch mit Herrn Bauer und der Beantwortung einiger Fragen hat die Pflegefachfrau das Gefühl, dass der Patient sich zunehmend beruhigt. Sie und der Pflegeschüler fahren in Ruhe mit den Vorbereitungsmaßnahmen zur OP fort.

AUFGABE 4 Welche Maßnahmen gehören zu den unmittelbaren Operationsvorbereitungen am Operationstag?

AUFGABE 5 Der Pflegeschüler Andi Kramer möchte den Patienten alleine in den OP-Bereich transportieren. Dies wird von der Stationsleitung jedoch abgelehnt. Welcher Grund könnte hierfür ausschlaggebend sein? Bitte markieren Sie die korrekte Antwort.

a) Pflegeschüler dürfen die OP-Schleuse nicht betreten.
b) Der Patient ist prämediziert.
c) Patienten sollten, wenn möglich, von nicht vertrauten Pflegefachpersonen in den OP-Bereich gebracht werden.
d) Für diese Tätigkeit ist ausschließlich der krankenhausinterne Transportdienst zuständig.

NEUE PFLEGESITUATION

In der OP-Schleuse nimmt der Anästhesie-Fachpfleger Oliver Reiter Herrn Bauer entgegen. Das Einschleusen erfolgt mithilfe einer Umbettanlage. Herr Reiter begrüßt den Patienten beim Namen und nimmt ihn freundlich in Empfang. Dann überprüft er die Unterlagen auf Vollständigkeit. Herr Bauer wird auf einem fahrbaren OP-Tisch in den Anästhesie-Einleitungsraum gebracht, wo sich die zuständige Anästhesistin dem Patienten vorstellt. Das Anästhesie-Team trifft Vorbereitungen wie das Legen eines peripheren Venenkatheters, und die Anästhesistin leitet die Anästhesie ein. In der Operationsabteilung selbst befinden sich neben dem Operateur und der Anästhesistin weitere OP-Pflegefachpersonen sowie eine operationstechnische Assistentin. Diese helfen, den Patienten entsprechend der geplanten Operation im Operationssaal zu lagern.

AUFGABE 6

Was ist der Unterschied zwischen einer OP-Pflegefachperson und einem operationstechnischen Assistenten?

AUFGABE 7

Richtig oder falsch? Bitte überprüfen Sie die folgenden Aussagen.

	Richtig	Falsch
Die instrumentierende Pflegefachperson richtet die für die Operation benötigten Instrumente und Geräte her und reicht sie während der Operation dem Operateur.		
Da die steril eingekleidete instrumentierende Pflegefachperson nicht alle Aufgaben erfüllen kann, gibt es einen Springer, der ihr assistiert. Die Aufgaben des Assistenten beziehen sich z. B. auf die Bedienung von medizinisch-technischen Geräten und die kontinuierliche Dokumentation aller Pflegemaßnahmen.		
Die operationstechnischen Assistenten sind für die korrekte Lagerung der zu pflegenden Menschen verantwortlich.		
Nach der Anästhesieausleitung wird der zu pflegende Mensch von einer Pflegefachperson zur Schleuse gefahren, umgelagert und auf Normalstation zurücktransportiert.		

NEUE PFLEGESITUATION

Zwei Stunden nach dem operativen Eingriff erhält die Stationsleitung Claudia Meisner den Anruf, dass Herr Manfred Bauer aus dem Aufwachraum abgeholt werden kann. Gemeinsam mit dem Pflegeschüler macht sie sich auf den Weg.

AUFGABE 8

Warum sollte das Abholen eines Patienten vom Aufwachraum nach Möglichkeit zu zweit erfolgen, wobei eine Person eine Pflegefachperson sein muss?

AUFGABE 9

Bevor Claudia Meisner und der Pflegeschüler Andi Kramer sich Herrn Bauer zuwenden, besprechen sie mit der zuständigen Pflegefachfrau des Aufwachraums alle relevanten Informationen. Welche Informationen sind hierbei gemeint?

a) Identität, Art und Verlauf der Operation, Komplikationen, Transfusionen, Infusionen, Drainage und Katheter, Verlauf der Aufwachphase, durchgeführte Therapie und Pflegemaßnahmen, verordnete Nachbehandlungen und Kontrollen, Ansprechbarkeit und Reaktionsfähigkeit
b) Operationsdauer, beteiligtes Operationsteam, Einverständniserklärung des Patienten zur Übernahme auf Normalstation
c) Informationen vom Operateur bezüglich des Operationsverlaufs zur weiteren Patientenaufklärung auf Normalstation durch die Pflegefachpersonen

AUFGABE 10 Welche Möglichkeiten bezüglich einer postoperativen VTE-Prophylaxe (venöse Thromboembolieprophylaxe) sind Ihnen bekannt?

SITUATIONSMERKMALE

Tab. 44.1 Situationsmerkmale, Kapitel 44

Handlungsanlass	• Übergabe vom Nachtdienst an den Frühdienst • Präoperative Nervosität und Angst des zu pflegenden Menschen
Kontext	• Klinik für Allgemein- und Viszeralchirurgie
Akteure	• Stationsleitung und Praxisanleiterin Claudia Meisner • Mehrere Pflegefachpersonen • Auszubildender Andi Kramer • Zu pflegender Mensch Manfred Bauer (37 Jahre)
Erleben/ Deuten/ Verarbeiten	**Claudia Meisner und Andi Kramer** • Hierarchische Arbeitszusammenhänge • Verantwortung in der inter- und intraprofessionellen Zusammenarbeit **Manfred Bauer** • Erleben von Angst und Unsicherheit • Krisensituationen • Aushalten von Stress • Vitale Ängste und ihre Ausdrucksformen • Verarbeitungsstrategien und Unterstützungsangebote für den Umgang mit vital bedrohlichen Situationen
Handlungsmuster	• Pflegebedarf feststellen und Pflegeprozesse zur Unterstützung der Kuration planen, steuern, durchführen und evaluieren • Kommunizieren, informieren, schulen • Förderung des psychischen Wohlbefindens • Präoperative Pflege • Eingriffe und Maßnahmen erklären • Kommunikation zur emotionalen Stabilisierung

45 INTENSIVPFLEGE

Pflegesituation

Wiktor Michalski, Pflegefachmann in einer Lungenfachklinik, ist besorgt: der 68-jährige Herr Weitner gefällt ihm heute gar nicht. Der Rentner leidet unter einer COPD Grad 3. Aufgrund einer sehr starken akuten Dyspnoe wurde er vor zwei Tagen durch seinen Hausarzt stationär eingewiesen. Die Blutgasanalyse lässt auf eine respiratorische Globalinsuffizienz schließen. Auf der Station wird Herr Weitner medikamentös behandelt und erhält durchgehend Sauerstoff. Immer wieder überkommt ihn bei geringster Anstrengung die Angst zu ersticken. Im letzten Nachdienst wurde bei ihm eine Körpertemperatur von 38,8 °C festgestellt. Im Blutbild sind erhöhte Entzündungsparameter erkennbar. Bei der heutigen Visite wurde der ältere Herr darüber aufgeklärt, dass er aufgrund einer akuten Atemwegsinfektion eine intravenöse Antibiotikatherapie erhält. Im Laufe des heutigen Spätdienstes meldet sich der kachektische Mann ungewöhnlich oft. Immer wieder gibt er an, Panik zu haben und dass etwas nicht stimme. Mit einem Pulsoxymeter misst der Pflegefachmann erneut Herrn Weitners Sauerstoffsättigung im Blut. Der letzte Wert lag bei 86 %, aktuell misst er 74 %, bei zunehmenden Dyspnoezeichen. Der Pflegefachmann informiert den zuständigen Arzt, und Herr Weitner wird auf die Intensivstation verlegt. Die neue Umgebung macht ihm große Angst. Überall diese fremden Geräusche und diese vielen Schläuche und Geräte! Eine große Sauerstoffmaske bedeckt seine Nase und seinen Mund. Neben dem Bett steht ein Monitor. Zur Messung des zentralvenösen Drucks und der zentralvenösen Sauerstoffsättigung wurde ihm ein ZVK gelegt. Herr Weitner versteht noch nicht so recht, was mit ihm geschieht. Als die Pflegefachfrau Maria Papadakis, die sich schon bei der Aufnahme auf die Intensivstation um Herrn Weitner gekümmert hat, den Raum betritt, ist dieser sehr froh, ein bekanntes Gesicht zu sehen. Maria Papadakis, die eine Weiterbildung zur Intensiv- und Anästhesiepflege absolviert hat, lächelt und bemerkt: „Schauen Sie mal, wen ich im Wartebereich gefunden habe." Hinter der Pflegefachfrau erscheint Herr Weitners Ehemann, der es nicht erwarten kann, die Hand seines Mannes zu greifen. Frau Papadakis, die gemeinsam mit dem zuständigen Arzt bereits im Vorfeld Herrn Weitner über die aktuelle Situation seines Partners informiert hat, möchte das Paar nicht stören. Bevor sie das Zimmer verlässt, wirft sie jedoch noch einen kritischen Blick auf den Überwachungsmonitor. Plötzlich ertönt ein Alarmton vom Stationsflur. Die Pflegefachfrau verlässt umgehend das Zimmer.

AUFGABE 1 Die pflegerischen Tätigkeiten auf einer Intensivstation unterscheiden sich in vielen Punkten von den Aufgaben auf einer Normalstation. Welche Aufgaben der Intensivpflege sind Ihnen bekannt? Bitte notieren Sie diese.

AUFGABE 2 Was ist eine Alarmgrenze?

a) Einstellbare Grenzwerte für Überwachungsparameter, deren Über- oder Unterschreiten ein akustisches und optisches Warnsignal auslöst
b) Akustisches Warnsignal zur ausschließlichen Schrittmacherüberwachung
c) Einstellbarer Grenzwert, der durch ein lautes Warnsignal Ärzte und Pflegefachpersonen auf die Notwendigkeit einer Reanimation hinweist

AUFGABE 3 Welche Parameter werden im Rahmen einer Monitorüberwachung kontrolliert?

AUFGABE 4 Herr Weitner erhält die Sauerstoffzufuhr über eine Maske, die seine Nase und seinen Mund bedeckt. Wie nennt man diese Form der Beatmungstherapie?

AUFGABE 5 Eine weitere Form der Beatmungstherapie ist die invasive Beatmung. Was versteht man unter diesem Begriff?

a) Beatmung über eine Vollgesichtsmaske
b) Beatmung über einen Helm
c) Beatmung über eine Nasenmaske
d) Beatmung über einen Endotrachealtubus oder eine Trachealkanüle

AUFGABE 6 Welches Kriterium der Patientenbeobachtung ist insbesondere bei beatmeten zu pflegenden Menschen neben der Überwachung der Vitalparameter und der Sauerstoffsättigung sehr wichtig? Bitte begründen Sie Ihre Meinung.

AUFGABE 7 Wofür steht die Abkürzung ZVK? Bitte definieren Sie den Begriff.

NEUE PFLEGESITUATION

Nach einem langen Aufenthalt in einer Lungenfachklinik und der Verlegung auf die Intensivstation besteht nun für Herrn Weitner die Möglichkeit, wieder nach Hause entlassen zu werden. Allerdings hat sich bei dem älteren Herrn eine chronische respiratorische Insuffizienz eingestellt. Diese bedingt, dass Herr Weitner im Rahmen einer außerklinischen Beatmung weiterhin von Pflegefachpersonen betreut wird.

AUFGABE 8

Richtig oder falsch? Bitte beurteilen Sie die folgenden Aussagen.

	Richtig	Falsch
Eine ambulante Intensivpflege beinhaltet oft auch eine Beatmung.		
Eine Beatmungstherapie im häuslichen Umfeld nennt sich außerklinische Beatmung oder Heimbeatmung.		
Die ambulante Intensivpflege wird ausschließlich in Anwesenheit eines Arztes durchgeführt.		
Für Betroffene besteht die Möglichkeit, in einer Intensivpflege-Wohngruppe von Pflegefachpersonen betreut zu werden.		
Eine ambulante Intensivpflege kann eine 24-Stunden-Betreuung gewährleisten.		
Eine ambulante Intensivpflege ist ausschließlich für beatmungspflichtige Patienten indiziert.		
Die ambulante intensivpflegerische Betreuung von Kindern unter 15 Jahren ist aufgrund eines zu hohen Risikos nicht gestattet.		
Die häusliche Intensivpflege kann unter anderem bei Patienten mit Querschnittslähmungen, Herzrhythmusstörungen, Schädel-Hirn-Traumata oder Tumorerkrankungen indiziert sein.		

SITUATIONSMERKMALE

Tab. 45.1 Situationsmerkmale, Kapitel 45

Handlungsanlass	• COPD Grad 3, respiratorische Globalinsuffizienz mit akuter Atemwegsinfektion • Verlegung auf die Intensivstation zur Überwachung • Regelmäßige Angst- und Panikzustände
Kontext	• Intensivstation einer Lungenfachklinik
Akteure	• Pflegefachfrau Maria Papadakis • Zu pflegender Mensch Herr Weitner (68 Jahre) • Ehemann Herr Weitner
Erleben/ Deuten/ Verarbeiten	**Maria Papadakis** • Aushalten von Stress/Zeitdruck • Emotionsarbeit in und nach der Notfallsituation • Ängste, Notfallsituationen nicht rechtzeitig zu erkennen • Emotionale Unterstützung von Bezugspersonen **Herr Weitner** • Ängste und Schmerzen • Vitale Ängste und ihre Ausdrucksformen • Verarbeitungsstrategien und Unterstützungsangebote für den Umgang mit vital bedrohlichen Situationen **Ehemann Herr Weitner** • Belastungen von Bezugspersonen in Krisen- und Notfallsituationen
Handlungsmuster	• Eigenes „Funktionieren" in Krisensituationen • Ruhe und Sicherheit durch routiniertes Handeln und handlungsbegleitende Information vermitteln • Beziehungsarbeit/Kommunikation zur emotionalen Stabilisierung von Betroffenen • Screening und Assessmentinstrumente zur Einschätzung der Vitalfunktionen nutzen (Atmung, Herz-Kreislauf-Funktion)

46 ANÄSTHESIEPFLEGE

Pflegesituation

Die Anästhesistin Frau Dr. Marianne Vogler und die Anästhesiepflegefachfrau Frau Nicole Kramer sind vor einer halben Stunde in einer Zahnarztpraxis angekommen. Im Behandlungsraum bereitet die Pflegefachfrau alle benötigten Medikamente und Materialien vor, während die Anästhesistin und der Zahnarzt sich in einem Nebenzimmer mit Erika Lange unterhalten. Frau Kramer und Frau Dr. Vogler sind heute zuständig für die ambulante Anästhesie bei der jungen Frau, der unter einer Allgemeinnarkose die Weisheitszähne gezogen werden sollen. Kurze Zeit später betritt die sichtbar nervöse Patientin den Raum und nimmt auf dem vorbereiteten Behandlungsstuhl Platz. Frau Dr. Vogler möchte mit der Anästhesieeinleitung beginnen. Hierfür sieht sie vor, der jungen Frau zunächst eine Venenverweilkanüle am Arm zu legen, um dann ein i. v.-Anästhetikum zu injizieren. Doch bereits nachdem die Ärztin die Haut an der vorgesehenen Punktionsstelle desinfiziert hat, fängt die Patientin an, laut zu weinen. Es stellt sich heraus, dass sie große Angst vor Spritzen hat, es ihr aber zu unangenehm war, dies im Vorgespräch zu äußern. Nachdem die Patientin einen zunehmend ängstlichen Eindruck macht und die beruhigenden Worte von Frau Dr. Vogler keine Wirkung zeigen, entscheidet diese sich dafür, eine Maskeneinleitung durchzuführen. Die Anästhesiepflegefachfrau legt der Patientin Blutdruckmanschette, Pulsoximeter und EKG-Klebeelektroden an. Parallel hierzu klärt sie die junge Frau bezüglich ihrer Handlungen auf und erläutert mit beruhigender Stimme die hohe Relevanz einer konstanten Überwachung ihrer Vitalzeichen. Danach reicht Nicole Kramer der Anästhesistin die Beatmungsmaske, die über Nase und Mund der Patientin aufgelegt wird. Schon kurz darauf ist diese durch die Verabreichung der Inhalationsanästhetika sediert. Nun kann ein venöser Zugang gelegt und die Allgemeinanästhesie mit injizierten Anästhetika, im Sinne einer balancierten Anästhesie, vervollständigt werden.

AUFGABE 1 Bitte markieren Sie die korrekte Antwort. Der Begriff Anästhesie kommt aus dem Griechischen und bedeutet...

a) Schlaf.
b) Unempfindlichkeit.
c) Hypnose.

AUFGABE 2 Nennen Sie die drei Pfeiler der Anästhesie.

AUFGABE 3 Die Anästhesie wird in verschiedene Anästhesiephasen eingeteilt, wozu auch die Anästhesieeinleitung zählt. Bitte benennen Sie die weiteren Phasen in der korrekten Reihenfolge anhand der nachfolgenden Abbildung.

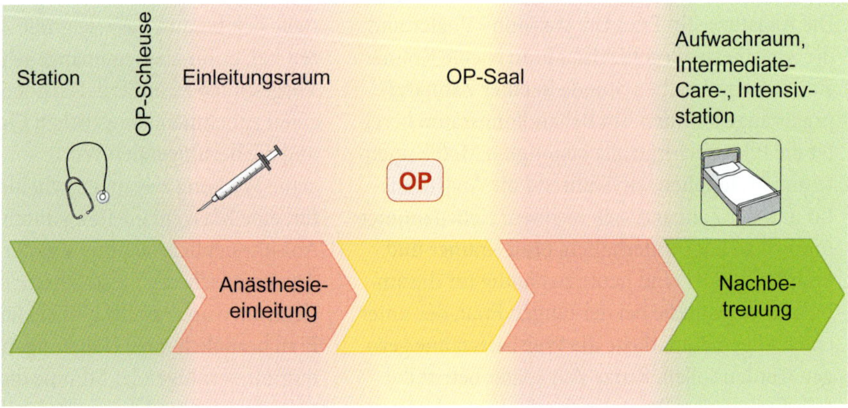

AUFGABE 4 Was versteht man unter einer balancierten Anästhesie?

AUFGABE 5 Bei der Narkoseeinleitung hält die Anästhesistin die Beatmungsmaske mit dem C-Griff fest, während sie mit der anderen Hand den Hand-Beatmungsbeutel betätigt. Was ist der C-Griff und wozu dient der Hand-Beatmungsbeutel?

NEUE PFLEGESITUATION

Bevor die Anästhesiepflegefachfrau Nicole Kramer sich dazu entschlossen hat, ausschließlich in einem Anästhesieteam für ambulante Eingriffe tätig zu sein, arbeitete sie als Pflegefachfrau in einem Klinikum, wo sie auch die Fachweiterbildung Anästhesie und Intensivpflege absolvierte. In der klinischen Anästhesieabteilung konnte sie sehr viel Arbeitserfahrung gewinnen. Gemeinsam mit den zuständigen Anästhesisten war sie verantwortlich für die Anästhesiepflege bei zahlreichen Patienten. Hierbei kam es mitunter auch zu speziellen Situationen.

AUFGABE 6

Als Pflegefachperson in der klinischen Anästhesieabteilung war Nicole Kramer für diverse Tätigkeiten verantwortlich. Welche Tätigkeit gehört nicht dazu?

a) Bereitstellung von Medikamenten und Zubehör sowie das Prüfen und Bedienen der Narkose- und Überwachungsgeräte
b) Assistenz bei Anästhesieeinleitung, -führung und -ausleitung
c) Anästhesieüberwachung und -führung unter ärztlicher Aufsicht sowie die Positionierung des Patienten
d) Anästhesievisite und Aufklärungsgespräch
e) Postoperative Überwachung im Aufwachraum sowie Wartung, Pflege, Reinigung und Sterilisation von Anästhesiegeräten

AUFGABE 7

Bitte markieren Sie die korrekte Antwort. Die Periduralanästhesie (PDA), die oft angewendet wird, um eine schmerzarme Geburt zu gewährleisten, ist ein …

a) rückenmarknahes Regionalanästhesieverfahren.
b) peripheres Regionalanästhesieverfahren.
c) allgemeines Anästhesieverfahren.

Eine besondere Situation in der Anästhesie ergibt sich unter anderem dann, wenn der Patient nicht nüchtern ist (z. B. bei der Versorgung nach einem Unfall).

AUFGABE 8

Wie lange vor der Narkose dürfen Patienten nichts gegessen und getrunken haben, damit sie im anästhesiologischen Sinn als nüchtern gelten?

In ihrer beruflichen Tätigkeit als Anästhesiepflegefachfrau ist Nicole Kramer auch für die Betreuung von geriatrischen Patienten und von Kindern zuständig.

AUFGABE 9

Warum ist für geriatrische Patienten die anästhesiebedingte Mortalität schätzungsweise dreimal so hoch wie für jüngere Patienten?

AUFGABE 10

Richtig oder falsch? Bitte beurteilen Sie die folgende Aussage: Bei Kindern sind alle Formen der Allgemeinanästhesie möglich (Maskennarkose, Larynxmaskennarkose, Intubationsnarkose).

a) Richtig
b) Falsch

SITUATIONSMERKMALE

Tab. 46.1 Situationsmerkmale, Kapitel 46

Handlungsanlass	• Weisheitszahnextraktion unter Anästhesie
Kontext	• Zahnarztpraxis
Akteure	• Anästhesistin Dr. Marianne Vogler • Anästhesiepflegefachfrau Nicole Kramer • Zu pflegender Mensch Erika Lange
Erleben/ Deuten/ Verarbeiten	**Dr. Marianne Vogler und Nicole Kramer** • Bedürfnis, Spannungen in der Interaktion aufzulösen **Erika Lange** • Angst als lebenswichtiges Gefühl von Menschen • Sich für verletzlich halten
Handlungsmuster	• Assistenz bei ärztlichen Interventionen • Im intra- und interprofessionellen Team zusammenarbeiten • Förderung des physischen und psychischen Wohlbefindens • Beziehungsaufbau, Information, Schulung und Beratung in Krisensituationen

SELBSTREFLEXION

Bei welchen Themen und Aufgabenstellungen der letzten Kapitel habe ich mich sicher gefühlt?

Welche Themen und Aufgabenstellungen der letzten Kapitel waren für mich schwieriger zu bearbeiten?

Wo genau lagen meine Verständnisprobleme?

Was kann ich machen, um diese Verständnisprobleme zu überwinden?

Nach der Bearbeitung der Kapitel haben sich folgende Fragen an meine Praxisanleiterin oder meine Lehrerin ergeben:

Welche kapitelbezogenen Themen, die innerhalb der Fragestellungen nicht behandelt wurden, würden mich interessieren?

Gibt es Erlebnisse aus meinen Praxiserfahrungen, die ich mit den bearbeiteten Fallbeispielen und Aufgabenstellungen in Verbindung bringen kann? Kamen mir Situationen bekannt vor?

Was nehme ich für meinen nächsten praktischen Einsatz mit?

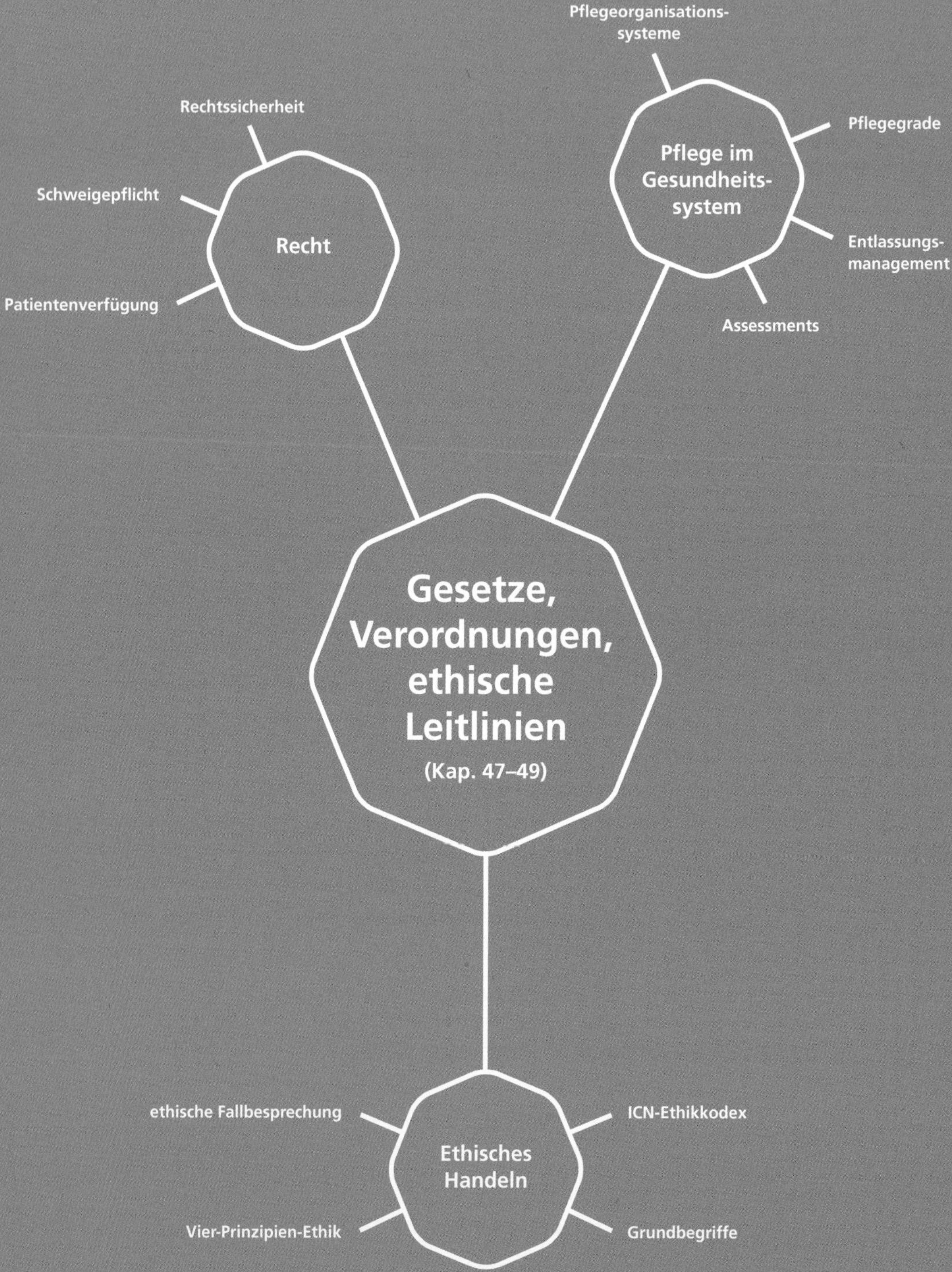
Gesetze, Verordnungen, ethische Leitlinien
(Kap. 47–49)
Recht
Rechtssicherheit
Schweigepflicht
Patientenverfügung
Pflege im Gesundheitssystem
Pflegeorganisationssysteme
Pflegegrade
Entlassungsmanagement
Assessments
Ethisches Handeln
ethische Fallbesprechung
Vier-Prinzipien-Ethik
ICN-Ethikkodex
Grundbegriffe

47 PFLEGE IM GESUNDHEITSSYSTEM

Pflegesituation

Herr Alfred Schmidt hat Besuch vom ambulanten Pflegedienst. Die pflegerischen Maßnahmen bei dem 86-jährigen insulinpflichtigen Mann beziehen sich größtenteils auf die Körperpflege, die Blutzuckermessung und Verabreichung des Insulins, das An- und Ausziehen der Kompressionsstrümpfe sowie die Übernahme kleinerer Tätigkeiten im Haushalt, wie z. B. der Entsorgung des Hausmülls. Herr Schmidt ist Witwer und hat einen Sohn. Dieser lebt jedoch im Ausland und besucht seinen Vater ein- bis zweimal im Jahr. Nach Herrn Schmidts eigener Aussage gegenüber dem Pflegedienst lässt seine Kraft zunehmend nach. Er erzählt, vor einem Jahr noch innerhalb seiner Wohnung umhergegangen zu sein, doch das sei heute nicht mehr möglich. Er habe zu viel Angst, erneut zu stürzen. Es zeichnet sich eine fortschreitende Instabilität ab mit der Folge, dass Herr Schmidt seine Wohnung nicht mehr verlässt und sich entweder liegend in seinem Bett befindet oder sitzend in seinem Rollstuhl. Zur Intimpflege bereiten die Pflegefachpersonen eine Waschschüssel und das nötige Material in der Küche vor, da Herr Schmidt hier die Möglichkeit hat, sich am Küchentisch abzustützen und für einen Moment zu stehen. Das Bad bietet in seiner sehr kleinen, rollstuhlungeeigneten Wohnung nicht ausreichend Platz. Heute erhält Herr Schmidt nicht nur Besuch vom ambulanten Pflegedienst, sondern auch, nach voriger Ankündigung, vom Medizinischen Dienst (MD). Herr Schmidt weiß noch nicht so recht, was er hiervon halten soll, bzw. was diese fremden Menschen in seiner Wohnung wollen. Die Pflegefachpersonen haben ihn im Vorfeld darüber aufgeklärt, dass die Mitarbeiter dafür zuständig sind, seine gesundheitlichen Beeinträchtigungen der Selbstständigkeit oder seiner Fähigkeiten einzuschätzen, um dann anhand der Begutachtung eine Empfehlung eines Pflegegrads an die Pflegekasse zu ermitteln. Die Gutachterin, Frau Siebenholz, hat Verständnis für die anfängliche Skepsis ihr gegenüber. In verständlichen Worten erklärt sie Herrn Schmidt, dass sie nun ihn und die bestehenden Pflegemaßnahmen beobachtet, dokumentiert und einschätzt. Sie erläutert ihm, dass sie sich hierbei an bestimmte Kriterien hält und er nichts zu befürchten habe.

AUFGABE 1 Um die Pflegebedürftigkeit nach § 14 (2) SGB XI einzustufen, hält sich die Gutachterin des Medizinischen Dienstes an bestimmte Kriterien des Begutachtungsassessments. Diese Kriterien sind in sechs Module unterteilt. Bitte benennen Sie diese Module.

AUFGABE 2 Bitte markieren Sie die korrekte Antwort. Die Grade der Pflegebedürftigkeit nach § 15 SGB XI werden eingeteilt in…

a) Pflegegrad 1 bis 4.
b) Pflegegrad 1 bis 5.
c) Pflegegrad 1 bis 6.

AUFGABE 3 Anhand der Begutachtung von Frau Siebenholz erhält Herr Schmidt bei der Beurteilung der Selbstständigkeit die Stufe 2. Was sagt diese aus?

AUFGABE 4 Inwiefern spielen die Pflegegrade eine wesentliche Rolle im Zusammenhang mit der häuslichen Pflege?

NEUE PFLEGESITUATION

Eines Abends möchte sich Herr Schmidt von seinem Rollstuhl aus auf sein Bett setzen. Dabei rutscht er ab und fällt seitlich auf den harten Fußboden. Nachdem er über den Hausnotruf an seinem Handgelenk Hilfe anfordern konnte, stellt sich schnell heraus, dass Herr Schmidt in die Notfallambulanz eingeliefert werden muss. Es liegt ein linksseitiger Schenkelhalsbruch vor, der operativ versorgt wird. Nach der Operation befindet sich Herr Schmidt auf Normalstation. Auch mit der Unterstützung der Pflegenden ist es ihm nicht möglich, das Bett zu verlassen. Die bereits bestehende Instabilität scheint aktuell zu einer Immobilität übergegangen zu sein. Die Körperpflege sowie die Ausscheidung müssen im Bett durchgeführt werden. Auch Herr Schmidts Fähigkeit, sich selbstständig im Bett zu bewegen, ist stark eingeschränkt, bedingt durch eine Lagerung entsprechend seiner behandelten Fraktur. Die Pflegefachpersonen bemerken den zunehmend negativen Gemütszustand von Herrn Schmidt. Besonders die Pflegefachfrau Rosa Stepanovic würde gerne mehr Zeit für die Interaktion mit ihm aufbringen, insbesondere da sie diese Form der Pflege von ihrem letzten Arbeitsplatz in einem Hospiz gewohnt ist. Doch hier auf Station muss der Zeitfaktor im Auge behalten werden. Die einzelnen Pflegenden sind jeweils für bestimmte Tätigkeiten bei allen zu pflegenden Menschen verantwortlich. Dabei bedauert Rosa Stepanovic oft, dass individuelle Bedürfnisse der zu pflegenden Menschen nicht immer erfüllt werden können. Als sehr schade empfindet sie es auch, dass die zu pflegenden Menschen keine festen Ansprechpartner unter den Pflegefachpersonen haben.

AUFGABE 5

Nennen Sie zwei Instrumente zur Erfassung des pflegerischen Aufwands in der Krankenhausversorgung. Beschreiben Sie diese kurz.

AUFGABE 6

Welches Pflegeorganisationssystem kommt auf der beschriebenen Station zum Einsatz?

a) Funktionspflege
b) Bereichspflege, Gruppenpflege, Zimmerpflege
c) Bezugspflege, Primary Nursing

NEUE PFLEGESITUATION

Herr Alfred Schmidt befindet sich nun bereits zwei Wochen im Krankenhaus. Seit einer Woche ist sein Sohn vor Ort. Mit ihm und seinem Vater wurden im Rahmen eines Entlassungsmangements viele Gespräche geführt. Da der tägliche Besuch eines ambulanten Pflegedienstes nach Aussage der Pflegefachpersonen eine ausreichende Versorgung von Herrn Schmidt in seinem aktuellen Zustand nur schwer sicherstellen kann und es außer dem im Ausland lebenden Sohn keine weiteren Angehörigen gibt, wird in Betracht gezogen, Herrn Schmidt in einem Pflegeheim unterzubringen.

Nach der Einführung einer fallpauschalierten Finanzierung von Krankenhausleistungen hat sich die Verweildauer von zu pflegenden Menschen in Krankenhäusern deutlich verkürzt. Umso wichtiger wird in diesem Zusammenhang ein angemessener pflegerischer Entlassungsplan (Entlassungsmanagement).

AUFGABE 7

Bitte ergänzen Sie den folgenden Text zum Entlassungsmanagement mit den jeweils korrekten Begriffen.

kostenträchtigen – systematisches – Pflegefachpersonen – Hause – evaluieren – Versorgungsbrüche – „Drehtüreffekt“ – Verlegung – Expertenstandard – Unterstützungsbedarf

Der pflegerische Entlassungsplan beinhaltet alle Tätigkeiten im Zusammenhang mit der Entlassung oder ____________ eines zu pflegenden Menschen in eine weitere Einrichtung oder nach ____________. Hierbei gilt es, frühzeitig den jeweiligen ____________ und Versorgungsprobleme festzustellen. Jeder Entlassungsplan verlangt ein ____________ Vorgehen, um die Kontinuität der Versorgung zu sichern und ____________ zu vermeiden. Letztlich profitiert nicht nur der zu pflegende Mensch von einem guten Entlassungsmanagement. Nicht selten führen unzureichend geplante Entlassungen zu dem sogenannten ____________. Das heißt, es kommt nach kurzer Zeit zu einer für den Einrichtungsträger ____________ Wiedereinweisung. Der im Jahr 2019 aktualisierte ____________ „Entlassungsmanagement“ bietet die fachliche Grundlage für eine strukturierte und systematische Krankenhausentlassung. Für den Prozess verantwortlich sind die ____________, da diese den Bedarf erheben sowie mögliche Umsetzungen planen, moderieren und anschließend ____________

SITUATIONSMERKMALE

Tab. 47.1 Situationsmerkmale, Kapitel 47

Handlungsanlass	• MDK- Gutachten, um eine Empfehlung eines Pflegegrads an die Pflegekasse zu ermitteln
Kontext	• Häusliches Setting
Akteure	• Zu pflegender Mensch Alfred Schmidt (86 Jahre) • Pflegefachperson des ambulanten Pflegedienstes • Frau Siebenholz (Gutachterin des MDK)
Erleben/ Deuten/ Verarbeiten	**Alfred Schmidt** • Subjektives Erleben von Krankheit im Alter • Anpassungsleistungen und Bewältigungsressourcen • Verletzungen des Körpers und bleibende Einschränkungen • Erhöhte Sturzangst nach bereits erfolgten Sturzereignissen und Vermeidungsverhalten • Erleben von Pflegebedürftigkeit **Pflegefachperson und Frau Siebenholz** • Verantwortung in der inter- und intraprofessionellen Zusammenarbeit
Handlungsmuster	• Beratungsmethoden zur Einschätzung der Situation der zu pflegenden Menschen • Information über Angebote und Leistungsansprüche • Koordination im Pflegeprozess mit einem qualifikationsheterogenen Team

48 RECHT

Pflegesituation

Imani Tinibu hat vor zwei Monaten ihre Ausbildung zur Pflegefachfrau abgeschlossen. Seitdem arbeitet sie auf einer internistischen Station. Es ist 23 Uhr. Frau Tinibus Nachtdienst hat begonnen. Nach der Übergabe ihrer Kollegen begibt sie sich auf einen ersten Zimmerdurchgang. Viele der zu pflegenden Menschen schlafen noch nicht. Die Pflegefachfrau erkundigt sich nach Befinden und Wünschen der Personen. In einem der Zimmer liegt eine 18-jährige junge Frau, die aufgrund starker Oberbauchschmerzen zur Überwachung stationär über Nacht aufgenommen wurde. Da sie alleine in einem Dreibettzimmer untergebracht wurde, ist zu später Stunde noch ihre Mutter vor Ort, um dem Mädchen Gesellschaft zu leisten. Imani Tinibu wechselt auch hier ein paar Worte und beruhigt die junge Frau, indem sie ihr versichert, die ganze Nacht durch die Patientenklingel erreichbar zu sein. Die Pflegefachfrau betritt das nächste Patientenzimmer. Schon nachdem sie die Tür einen kleinen Spalt weit geöffnet hat, hört sie das laute Schnarchen von Herrn Gaukler. Der 86-jährige Mann scheint tief und fest zu schlafen. In der Hand hält die Pflegefachfrau einen Tropfenbecher mit einer Schmerzmedikation, die sie Herrn Gaukler noch vor der Nacht geben wollte. Doch sie beschließt, ihn schlafen zu lassen. Imani Tinibu fällt auf, dass ein Bein von Herrn Gaukler seitlich aus dem Bett hängt und er sich insgesamt gefährlich nah an der Bettkante befindet. Sie spricht ihn vorsichtig an, doch Herr Gaukler wacht nicht auf. Auch nicht, als die Pflegefachfrau sein Bein zurück ins Bett und unter die Bettdecke legt. Um sicherzugehen, dass der ältere demente Herr nicht aus dem Bett fällt, entscheidet sie sich, die Bettgitter an beiden Seiten des Patientenbetts hochzuziehen. Sie flüstert ihm eine gute Nacht zu und verlässt leise den Raum. Auf dem Stationsflur wendet sie sich dem Pflegewagen zu, auf dem sich die Patientenakten befinden. Sie öffnet Herrn Gauklers Patientenkurve. Dort sieht sie, dass sie bereits beim Richten der Schmerzmedikation die Gabe signiert hat. „Blöd“, denkt sich die Pflegefachfrau und streicht den Eintrag mit einem Marker so durch, dass er nicht mehr zu erkennen ist. In diesem Moment merkt sie, wie ihr jemand über die Schultern sieht. Es ist die Mutter der 18-jährigen Patientin: „Entschuldigen Sie bitte, ich möchte nicht stören. Ich wollte Ihnen nur sagen, dass ich jetzt mal nach Hause fahre.“ „Kein Problem.“ erwidert die Pflegefachfrau und wünscht einen schönen Abend.

AUFGABE 1 Ihnen ist mit Sicherheit aufgefallen, dass in dem beschriebenen Fall einige fehlerhafte und vor allem rechtswidrige Verhaltensweisen von Seiten der Pflegefachfrau Imani Tinibu eingebaut wurden. Bitte benennen Sie diese.

AUFGABE 2 Nennen Sie sieben mögliche Straftatbestände in der Pflege. Drei können Sie dem Verhalten der Pflegefachfrau Imani Tinibu entnehmen.

AUFGABE 3 Bitte beurteilen Sie die folgende Aussage: Jeder Eingriff in die körperliche Unversehrtheit eines Menschen ist aus juristischer Sicht eine Körperverletzung.

a) Richtig
b) Falsch

AUFGABE 4 Bitte beurteilen Sie die folgende Aussage: Aufgrund der Schweigepflicht darf der Arzt Pflegenden nur dann mitteilen, an welcher Krankheit die ihnen anvertrauten zu pflegenden Menschen leiden, wenn diese hierzu schriftlich ihr Einverständnis hinterlegen.

a) Richtig
b) Falsch

NEUE PFLEGESITUATION

Im Gegensatz zur zuvor beschriebenen Fallsituation weiß die Pflegefachfrau Imani Tinibu sehr genau, wo ihre Rechte und Pflichten liegen, bzw. wo sie sich bei Fragen und Unsicherheiten bezüglich berufsbezogener Gesetze und Vorschriften informieren kann. So hat sie sich schon als Pflegeschülerin im Rahmen ihres praktischen Einsatzes in einem Pflegeheim das erste Mal intensiv mit dem Thema Patientenverfügung beschäftigt. Dort war sie Zeugin einer Situation, in der eine Bewohnerin nach einem Herz-Kreislauf-Stillstand von den anwesenden Pflegefachpersonen nicht reanimiert wurde. Geprägt von zahlreichen Reanimationen, die sie bei ihren ersten Einsätzen im Krankenhaus erlebte, verstand die damalige Pflegeschülerin die Umstände nicht und hatte Angst, sich einer unterlassenen Hilfeleistung schuldig zu machen. Ihr damaliger Praxisanleiter klärte sie über die bestehende Rechtslage auf.

AUFGABE 5 Welche Voraussetzungen müssen erfüllt sein, damit die beschriebene Situation eine tatsächliche Rechtssicherheit bietet? Bitte markieren Sie die korrekte Antwort (mehrere Antworten sind möglich).

a) Es liegt eine Patientenverfügung vor, in der festgelegt ist, dass keine wiederbelebenden Maßnahmen erwünscht sind, wenn sich die Bewohnerin aller Wahrscheinlichkeit nach unabwendbar im Sterbeprozess befindet.

b) Der behandelnde Arzt hat das unwiderrufliche Eintreten in die Sterbephase schriftlich in der Dokumentation bestätigt.
c) Nach einer schriftlichen ärztlichen Feststellung bezüglich des Eintretens in den Strebeprozess haben die Betreuer oder Bevollmächtigten festgelegt, dass Wiederbelebungsmaßnahmen nicht mehr sinnvoll sind.

AUFGABE 6

Bitte vervollständigen Sie den folgenden Satz:

Eine Zuwiderhandlung gegen die Patientenverfügung gilt als

____________________.

AUFGABE 7

Welche berufsbezogenen Gesetze und Vorschriften sind Ihnen bekannt? Bitte notieren Sie diese.

Imani Tinibu ist sich nicht nur der hohen Bedeutung der Gesetze und Vorschriften bezüglich der Umsetzung ihrer pflegerischen Tätigkeiten bewusst. Ebenso weiß sie um die für sie im Rahmen des Arbeitsschutzrechts bedeutungsvollen Gesetze.

AUFGABE 8

Bitte nennen Sie die Gesetze, die im Rahmen des Arbeitsschutzrechts von Bedeutung sind.

SITUATIONSMERKMALE

Tab. 48.1 Situationsmerkmale, Kapitel 48

Handlungsanlass	• Nachtdienst auf Station
Kontext	• Internistische Station
Akteure	• Pflegefachfrau Imani Tinibu • Zu pflegende Jugendliche (18 Jahre) und ihre Mutter • Zu pflegender Mensch Herr Gaukler (86 Jahre)
Erleben/ Deuten/ Verarbeiten	**Imani Tinibu** • Eigene Verhaltensnormen/Wertmaßstäbe und „befremdende" Verhaltensformen • Ggf. eigene Überforderung
Handlungsmuster	• Erhebung des Pflegebedarfs und Planung, Dokumentation und Evaluation des Pflegeprozesses bei einem Menschen mit fortgeschrittener kognitiver Beeinträchtigung • Anwendung von Formen freiheitsentziehender Maßnahmen • Pflegedokumentation

49 ETHISCHES HANDELN

Pflegesituation

„Jetzt reicht es mir aber! Geh weg! GEH WEG!" Unüberhörbar schallen diese Worte über die internistische Station eines Akutkrankenhauses. Hervorgebracht werden sie von Frau Winter, die in ihrem Patientenzimmer im Bett sitzt und mit bösem Blick das Pflegepersonal vor sich fixiert. Der Pflegefachmann Tobias Reimke und seine Kollegin Anja Kerkhoff schauen sich hilflos an. Frau Winter ist 84 Jahre alt und an einer Alzheimer-Demenz erkrankt. Aufgrund einer Harninkontinenz trägt sie eine Schutzhose, die sichtbar gefüllt ist. Die beiden Pflegefachpersonen möchten die Schutzhose wechseln und Frau Winters Hautzustand kontrollieren. Doch diese weigert sich. Herr Reimke versucht erneut, sie mit Worten zu erreichen: „Frau Winter, Sie kennen uns doch. Wir machen das so wie immer: Sie halten meine Hand, und Anja wechselt nur schnell Ihre Hose. Das war es auch schon." Frau Winter mit entschlossener Stimme: „Nein! Heute nicht!"

Herr Reimke und Frau Kerkhoff verlassen das Zimmer, um sich auf dem Stationsflur zu beraten. Frau Kerkhoff: „Es hilft alles nichts, wir müssen da wieder rein." Herr Reimke: „Ja, ich weiß, aber ich habe ein Problem damit. Die Frau hat uns ganz klar gesagt, dass sie das jetzt nicht möchte." Frau Kerkhoff: „Ich weiß Tobias, angenehm ist die Situation nicht. Aber Frau Winter hat mir auch vor einer Stunde ganz klar gesagt, dass sie jetzt zum Flughafen muss, weil gleich ihr Flieger startet. Verstehst du, was ich meine? Die Frau hat Demenz, sie ist darauf angewiesen, dass wir in vielen Situationen für sie entscheiden. Sie muss dann nicht in ihrem Urin sitzen, und wir haben unsere Pflicht getan." Herr Reimke: „Ich weiß nicht, irgendwie kann ich das mit meinem Gewissen nicht vereinbaren." Frau Kerkhoff: „Nun, ich kann es als Pflegefachfrau moralisch nicht vertreten, Frau Winter so zurückzulassen."

AUFGABE 1 In der Unterhaltung zwischen den beiden Pflegefachpersonen fallen die Begriffe „Gewissen" und „Moral". Wie unterscheiden sich diese? Bitte verbinden Sie die unten aufgeführten ethischen Grundbegriffe mit der jeweils korrekten Definition.

Norm	Grundüberzeugung einer Gruppe, z. B. der Berufskodex.
Moral	Was jedem Menschen individuell wichtig ist, z. B. Gerechtigkeit, Pünktlichkeit etc.
Kultur	Summe der Normen für die einzelnen Mitglieder einer Gesellschaft, z. B. Stationserwartungen wie Freundlichkeit oder Schweigepflicht.
Ethos	Menschliche Instanz, welche bei Missachtung der persönlichen Überzeugungen ein unangenehmes Bewusstsein auslöst, z. B. ein schlechtes Gewissen bei einer falsch ausgeführten Handlung.
Wert	Bestimmte Erwartungshaltung an ein Mitglied einer Gesellschaft, z. B. das Einhalten reiner Betriebsroutine.
Gewissen	Summe der Moralvorstellungen in einer Gesellschaft, z. B. Organisationskultur: Wie ist der grundsätzliche Umgang mit Mitarbeiterinnen im Unternehmen?

AUFGABE 2 So wie in Frau Winters Fall gibt es zahlreiche weitere Situationen im pflegerischen Alltag, die Pflegefachpersonen vor ethische Probleme und Fragen stellen. Aber was genau bedeutet Ethik eigentlich? Bitte definieren Sie den Begriff.

AUFGABE 3 Nennen Sie die vier ethischen Prinzipien nach Tom L. Beauchamp und James F. Childress.

AUFGABE 4

Wo sehen Sie im Fall von Frau Winter einen ethischen Konflikt? Bitte begründen Sie Ihre Meinung anhand der Vier-Prinzipien-Ethik nach Beauchamp und Childress.

AUFGABE 5

Was ist der ICN-Ethikkodex, und welche Aussage vertritt dieser unter anderem? Bitte markieren Sie die korrekte Antwort.

a) Der ICN-Ethikkodex ist eine Richtlinie und besagt, dass eine Handlung deshalb gut ist, weil ihre Folgen gut sind.
b) Der Ethikkodex für Pflegende des International Council of Nurses stellt einen wichtigen Orientierungsrahmen zur Ausübung der Profession Pflege dar und beinhaltet u. a. die Aussage: „Die Pflegende trägt zu einem ethisch verantwortlichen Arbeitsumfeld bei und engagiert sich gegen unethisches Handeln und unethische Rahmenbedingungen."
c) Der ICN-Kodex repräsentiert eine der vier Prinzipien nach Beauchamp und Childress und vertritt u. a. folgende Aussage: „Gemäß dem Fairnessprinzip nach John Rawls gelten für alle gleiche Rechte und Pflichten innerhalb einer Gesellschaft."
d) Der ICN-Kodex wurde auf Initiative des Bundesministeriums für Gesundheit entwickelt und stellt grundlegende Ansprüche von hilfe- und pflegebedürftigen Menschen dar. Z. B. das Recht auf Behandlung und Betreuung nach dem allgemein anerkannten Stand der Erkenntnisse.

NEUE PFLEGESITUATION

Eines Nachmittags hat Frau Winter Besuch von ihrer Enkeltochter. Als diese nach einiger Zeit wieder das Patientenzimmer verlässt, möchte sie sich vor der Heimfahrt noch bei dem Pflegepersonal nach dem aktuellen Zustand ihrer Großmutter erkundigen. Dabei trifft sie auf Pflegefachmann Tobias Reimke. Da beide sich schon mehrmals unterhalten haben und bekannt ist, dass die Angehörige als Gesundheits- und Kinderkrankenpflegerin arbeitet, findet Herr Reimke es angebracht, die Enkeltochter über die wiederkehrende Problematik beim Wechsel der Schutzhose zu unterrichten. Diese erwidert: „Ich kenne solche Situationen gut und weiß, wie schwer es einem fallen kann, die richtige Entscheidung zu treffen. Das ist in der Kinderkrankenpflege oft nicht anders. Auf meiner Station gab es vor kurzem eine ethische Fallbesprechung, wobei es um folgenden Fall ging: Ein vierzehnjähriges Mädchen wurde mit einem grippalen Infekt durch ihren Kinderarzt ins Krankenhaus eingewiesen. Durch die Verschleppung der Viren erlitt sie eine Myokarditis, woraus sich eine Kardiomyopathie entwickelte. Leider verschlechterte sich ihr Zustand akut so stark, dass ihre Herzleistung immer mehr nachließ und sie auf die Transplantationsliste geschrieben werden musste. Als die Eltern des Mädchens davon erfuhren, lehnten diese jegliche weiteren Maßnahmen inklusive der Herztransplantation ab. Die Familie ist Mitglied der Religionsgemeinschaft ‚Zeugen Jehovas'. Die junge Patientin hat jedoch verstanden, dass ihre einzige Überlebenschance diese Operation ist, und hat uns auch zu verstehen gegeben, dass sie diesen Eingriff möchte. Die zuständigen Ärzte und das Pflegepersonal waren mit dieser speziellen Situation überfordert, und so kam es zu einer ethischen Fallbesprechung."

AUFGABE 6

Was versteht man unter einer ethischen Fallbesprechung?

AUFGABE 7 Beleuchten Sie das Prinzip der Selbstbestimmung nach Beauchamp und Childress anhand des oben beschriebenen Fallbeispiels. Erläutern Sie die Position der Eltern sowie die Position der zu pflegenden Jugendlichen.

SITUATIONSMERKMALE

Tab. 49.1 Situationsmerkmale, Kapitel 49

Handlungsanlass	• Patientin mit Alzheimer-Demenz verweigert das Wechseln ihrer Schutzhose
Kontext	• Internistische Station eines Akutkrankenhauses
Akteure	• Pflegefachmann Tobias Reimke und Pflegefachfrau Anja Kerkhoff • Zu pflegender Mensch Frau Winter (84 Jahre)
Erleben/ Deuten/ Verarbeiten	**Tobias Reimke und Anja Kerkhoff** • Eindringen in die Intimsphäre fremder Menschen/Verletzen der Intimsphäre, Grenzüberschreitungen • Eigene Überforderung **Frau Winter** • Gefühl der Fremdbestimmung
Handlungsmuster	• Pflegebedarf feststellen und Pflegeprozesse zur Unterstützung von alten Menschen mit kognitiven Beeinträchtigungen in fortgeschrittenem Stadium mit komplexem Hilfebedarf planen, steuern, durchführen und bewerten • Mit belastenden/fordernden Erfahrungen umgehen, kollegiale Beratung in Anspruch nehmen • Deeskalation, Interventionen zur Vermeidung von Gewalt

SELBSTREFLEXION

Bei welchen Themen und Aufgabenstellungen der letzten Kapitel habe ich mich sicher gefühlt?

Welche Themen und Aufgabenstellungen der letzten Kapitel waren für mich schwieriger zu bearbeiten?

Wo genau lagen meine Verständnisprobleme?

Was kann ich machen, um diese Verständnisprobleme zu überwinden?

Nach der Bearbeitung der Kapitel haben sich folgende Fragen an meine Praxisanleiterin oder meine Lehrerin ergeben:

Welche kapitelbezogenen Themen, die innerhalb der Fragestellungen nicht behandelt wurden, würden mich interessieren?

Gibt es Erlebnisse aus meinen Praxiserfahrungen, die ich mit den bearbeiteten Fallbeispielen und Aufgabenstellungen in Verbindung bringen kann? Kamen mir Situationen bekannt vor?

Was nehme ich für meinen nächsten praktischen Einsatz mit?

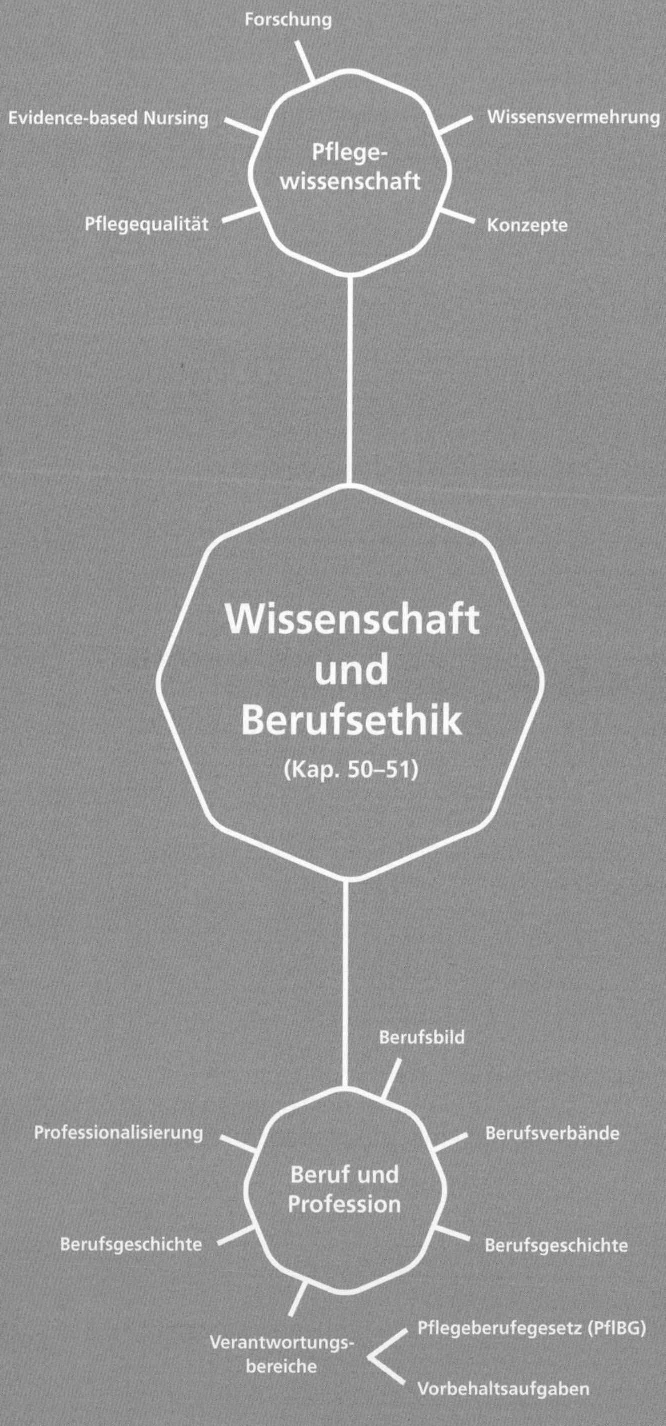
Forschung
Evidence-based Nursing
Wissensvermehrung
Pflege-
wissenschaft
Pflegequalität
Konzepte
Wissenschaft
und
Berufsethik
(Kap. 50–51)
Berufsbild
Professionalisierung
Berufsverbände
Beruf und
Profession
Berufsgeschichte
Berufsgeschichte
Verantwortungs-
bereiche
Pflegeberufegesetz (PflBG)
Vorbehaltsaufgaben

50 PFLEGEWISSENSCHAFT

Pflegesituation

Der Pflegefachmann Jens Huber leitet einen ambulanten Pflegedienst. Vor kurzem wurde die 78-jährige Frau Maria Stockschädel aufgenommen. Frau Stockschädel hat selbst viele Jahre als Krankenschwester gearbeitet. Seit einigen Wochen leidet sie nun an einer chronischen Wunde am linken Unterschenkel vom Typ Ulcus cruris venosum. In regelmäßigen Abständen erfolgt in Absprache mit ihrem Hausarzt ein Verbandswechsel durch den Pflegedienst. Jens Huber, der eine Fortbildung zum Wundexperten absolviert hat, erscheint heute in Begleitung der Pflegeschülerin Juliane Wagner zum vereinbarten Termin bei der zu versorgenden Frau. Doch diese zeigt sich alles andere als erfreut über den Besuch. Frau Stockschädel: „Ach, herrje! Schon wieder der Pflegedienst! Sagen Sie, muss denn das so oft sein?" Herr Huber: „Grüße Sie, Frau Stockschädel. Ja, leider muss das sein. Aber ich kann Sie beruhigen, mit dem Hydrokolloidverband sind wir sehr guter Hoffnung, schon bald einen Wundheilungserfolg zu erzielen." Kopfschüttelnd erwidert die Dame: „So ein Quatsch! Früher hatten wir sowas auch nicht, und glauben Sie mir, ich habe genügend Wunden in meinem Leben verbunden! Woher wollen Sie überhaupt wissen, ob das hilft? Ich komme mir vor wie ein Versuchskaninchen!" Dem Pflegefachmann ist die impulsive Art von Frau Stockschädel nicht unbekannt, daher versucht er, ihr in einem ruhigen Ton die pflegerischen Maßnahmen zu verdeutlichen: „Das glaube ich Ihnen, dass Sie wahrscheinlich schon mehr Wunden verbunden haben als ich. Aber letztlich ist es doch etwas sehr Positives, dass die Pflegeforschung nicht aufhört, neue Erkenntnisse zu erbringen. Vieles, was heute erforscht ist, wusste man damals halt noch nicht. Aber umso besser ist es doch, dass die Pflegewissenschaft unter anderem dazu beiträgt, dass unser Beruf nicht mehr nur im Schatten der Medizin steht, sondern sich als eigenständige Profession zeigen kann." Frau Stockschädel hierzu: „Also ich weiß nicht, diese ganze Forscherei, das hat doch alles nichts mehr mit den eigentlichen Problemen der Menschen zu tun. Pflegewissenschaft – was soll das überhaupt sein?"

AUFGABE 1 Können Sie Frau Stockschädel erklären, was man unter Pflegewissenschaft versteht? Bitte definieren Sie den Begriff.

AUFGABE 2 Frau Stockschädel äußert, dass sich Forschung von den eigentlichen Problemen der zu pflegenden Menschen distanziert. Welche Argumente sprechen gegen diese Aussage? Bitte fügen Sie die korrekten Begriffe in den folgenden Text ein.

Pflege(aus)bildung – Fokus – Erkenntnisgewinn – Konzepte – Pflegeforschung – Pflegequalität – Pflegepraxis – Wissensvermehrung

Die Forschung ist ein Mittel zum wissenschaftlichen ________________. Das heißt, die zentrale Aufgabe von Pflegeforschung ist die ________________. Hierdurch wird es ermöglicht, die pflegerische Versorgung der zu pflegenden Menschen qualitativ besser und effektiver zu gestalten. Vorrangiges Ziel von ________________ ist es, durch die Entwicklung von wissenschaftlich fundiertem Grundlagenwissen die ________________ zu sichern und zu verbessern. Im zentralen ________________ der Pflegeforschung steht die ________________, wobei es nicht nur darum geht, Wissen für die Praxis zu erzeugen. Vielmehr gilt es, einen theoretischen Rahmen und theoretisch gut fundierte ________________ für die Praxis zu entwickeln. Neben der Pflegepraxis stehen ebenso Themen aus dem Pflegemanagement, der Berufspolitik, der Pflegegeschichte und der ________________ im Mittelpunkt.

NEUE PFLEGESITUATION

Der Besuch bei Frau Stockschädel ist der Pflegeschülerin Juliane Wagner, die sich im ersten Ausbildungsjahr zur Pflegefachfrau befindet, im Gedächtnis geblieben. Sie nimmt die Situation zum Anlass, sich näher mit dem Thema Pflegewissenschaft auseinanderzusetzen, was ihr schon in ihrem nächsten Einsatz auf der internistischen Station zugutekommen soll. Die hier zuständige Stationsleitung heißt die neuen Schülerinnen und Schüler willkommen. Unter anderem lässt sie hierbei verlauten: „Es freut mich immer sehr, wenn sich Menschen für diesen Berufsweg entscheiden. Aber ich hoffe auch, dass Sie sich Ihrer Verantwortung bewusst sind. Pflege bedeutet nicht, nach bestem Gewissen etwas zu tun, wovon man annimmt, dass es den zu pflegenden Menschen helfen könnte. Pflege beinhaltet ein evidenzbasiertes Handeln – evidence-based nursing. Habt ihr davon schon mal was gehört?" Juliane Wagner lächelt und nickt.

AUFGABE 3 Übernehmen Sie die Position der Auszubildenden und erklären Sie der Stationsleitung, was man unter „evidence-based nursing" (EBN) versteht.

AUFGABE 4

Welche Aussage ist falsch? Pflegende können auf unterschiedlichen Ebenen an Pflegeforschung beteiligt sein. Diese sind:

a) Mitarbeit bei der Anwendung von Forschungserkenntnissen
b) Anwenden von Forschungserkenntnissen
c) Mitarbeit an Forschungsprojekten
d) Erstellung und Publikation individueller Qualitätsstandards
e) Leitung von Forschungsstellen und Koordinierung von Forschungsprojekten

AUFGABE 5

Welche Aussage ist korrekt? Es sind mehrere Antworten möglich.

a) Die Geschichte der Pflege als Beruf und Wissenschaft hat ihren Ursprung bereits im 16. Jahrhundert.
b) Mitte des 19. Jahrhunderts wurde durch Florence Nightingales Schriften der Grundstein für Pflege als Profession gelegt und ein Anstoß für die Entwicklung der Pflegewissenschaft erbracht.
c) Die Akademisierung der Pflege macht das Berufsbild attraktiver, ist jedoch keine Voraussetzung für die Entwicklung der Pflegeforschung.
d) Die Akademisierung der Pflege begann Anfang des 20. Jahrhunderts in den USA.
e) Die Akademisierung der Pflege begann Anfang des 20. Jahrhunderts in Deutschland.

AUFGABE 6

In der Forschung dominieren zwei unterschiedliche Forschungsansätze. Bitte nennen Sie beide.

SITUATIONSMERKMALE

Tab. 50.1 Situationsmerkmale, Kapitel 50

Handlungsanlass	• Wechsel eines Hydrokolloidverbands
Kontext	• Häusliches Setting
Akteure	• Pflegefachmann Jens Huber • Auszubildende Juliane Wagner • Zu pflegender Mensch Maria Stockschädel (78 Jahre)
Erleben/ Deuten/ Verarbeiten	**Jens Huber und Juliane Wagner** • Eindringen in die Intimsphäre fremder Menschen **Maria Stockschädel** • Verletzung der Intimsphäre, Abhängigkeitsgefühl, Scham, Verbergen-Wollen, Ängste • Erwartungen an Pflege und Therapie • Anpassungsleistungen und Bewältigungsressourcen
Handlungsmuster	• Wundmanagement bei komplizierten Wunden • Kommunizieren, informieren, schulen

51 BERUF UND PROFESSION

Pflegesituation

Oli Peters, 24 Jahre, Sophie Becker, 21 Jahre, und Anja Kurz, 22 Jahre, sind Auszubildende an einer Pflegeschule. Alle drei besuchen die gleiche Klasse und nähern sich ihrem Examen zur/zum Pflegefachfrau/Pflegefachmann. Gemeinsam mit ihrer Schule unternehmen sie heute einen Ausflug zum „Junge Pflege Kongress" des DBfK. Dort haben sie die Möglichkeit, an verschiedenen Workshops und Vorträgen diverser Referenten teilzunehmen. Auf dem Weg in die Cafeteria kommen sie an vielen verschiedenen Ständen vorbei. Überall gibt es Flyer und Prospekte – von diversen Pflegefachzeitschriften über Informationen zur Weiterqualifizierung bis hin zur Berufspolitik ist alles vertreten. Anja Kurz stoppt an einem Informationsstand und sieht sich um. Ihre beiden Freunde folgen ihr. Anja Kurz: „Das ist schon der Wahnsinn, was sich in diesem Berufsfeld in so kurzer Zeit alles verändert hat. Wenn man bedenkt, dass sich erst im 19. Jahrhundert Florence Nightingale dafür einsetzte, Pflege zu einem eigenständigen Beruf mit einer fundierten Ausbildung zu machen. Und dann galt die Pflege lange Zeit ausschließlich als Aufgabe von Frauen." Ihre Freundin erwidert: „Ja, und es ist auch interessant, wie sich im Laufe der Jahre das Berufsverständnis und auch das Berufsbild verändert haben. Als ich meinem Großvater vor zwei Jahren von meinem Entschluss zu einer pflegerischen Ausbildung erzählte, schüttelte er nur den Kopf und meinte, seine Mutter hätte ihre sechs Kinder und ihre Eltern auch ohne Ausbildung pflegen können. Nachdem er letztes Jahr das erste Mal in seinem Leben für einen längeren Zeitraum im Krankenhaus war, hat sich seine Meinung sehr verändert. Jetzt muss ich ihm immer berichten, was wir durchnehmen." Anja Kurz: „Und meine Großmutter war damals total begeistert und meinte, dass es keinen schöneren Weg für eine junge Frau gibt als den der Nächstenliebe und der Fürsorge, und dass sie sehr stolz auf mich ist, da ich mein Leben alten und kranken Menschen widme. Aber als ich versucht habe, ihr zu erklären, dass es mir auch um Karrieremöglichkeiten geht und ich mich sehr für Pflegewissenschaft interessiere, da hatte ich das Gefühl, dass ihre Begeisterung nicht mehr so groß war." Oli Peters: „Meine Familie stand bei meiner Berufswahl zum Glück von Anfang an hinter mir. Sie hatten nur Sorge, dass die Pflege im Gesundheitswesen noch immer nur eine assistierende oder mitwirkende Rolle spielt und ich dadurch unzufrieden werden könnte. Ich habe ihnen aber dann von unseren Aufgaben und Verantwortungsbereichen erzählt. Ich hatte das Gefühl, da waren sie auch erstaunt."

AUFGABE 1 Wofür steht die Abkürzung DBfK?

Die Berufsgeschichte der Pflege sollte nicht nur als interessantes „Background-Wissen" verstanden werden. Vielmehr steht sie für ein Fundament, auf dem die jetzige Situation der beruflichen Pflege aufgebaut und entwickelt werden konnte.

AUFGABE 2 Bitte lesen Sie die nachfolgenden historischen Angaben und entscheiden Sie, ob diese richtig oder falsch sind.

	Richtig	Falsch
Zur Entwicklung der Pflege in Europa haben maßgeblich das Leben im christlichen Glauben und das damit verbundene Wertesystem beigetragen. Lange Zeit erforderte die Ausübung der Pflege eine christliche Gesinnung, aber keine Ausbildung.		
Um 1860 wurden die ersten pflegetheoretischen Schriften von Florence Nightingale veröffentlicht. Die britische Krankenschwester, die 1820 bis 1910 lebte, gilt als eine der ersten Personen, die sich u. a. mit folgenden Fragestellungen wissenschaftlich auseinandergesetzt haben: Was ist unter Pflege zu verstehen? Was macht das Wesen der Pflege aus?		
Als „wilde Schwestern" wurden jene freiberuflich Pflegenden bezeichnet, die Ende des 19. Jahrhunderts neben konfessionellen Schwesternschaften im Rahmen einer beginnenden Emanzipation tätig waren. Zu ihnen zählte Agnes Karll (1868–1927), welche die Gründung der Berufsorganisation der Krankenpflegerinnen Deutschlands (B. O. K. D.) initiierte. Aus dieser Organisation ging der heutige Deutsche Berufsverband für Pflegeberufe (DBfK) hervor.		
Innerhalb des nationalsozialistischen Regimes wurden unzählige kranke und behinderte Menschen Opfer von „Tötungsaktionen". Die Pflege war bei solchen Massenmorden nicht involviert.		

AUFGABE 3 In ihrer Unterhaltung kommen die Auszubildenden Oli Peters, Sophie Becker und Anja Kurz auf das Berufsverständnis und ein sich wandelndes Berufsbild der Pflege zu sprechen. Durch welche Faktoren wird das Bild der beruflichen Pflege geprägt?

AUFGABE 4 Anja Kurz erinnert daran, dass die Pflege früher als klassische Aufgabe von Frauen verstanden wurde. Wodurch wurde dieses klassische Rollenbild geprägt?

AUFGABE 5

Wann wurde in der Bundesrepublik Deutschland die zweijährige Berufsausbildung und die Berufsbezeichnungen „Krankenschwester/-pfleger" und „Kinderkrankenschwester" eingeführt? Bitte markieren Sie die korrekte Antwort.

a) 1907
b) 1938
c) 1957
d) 1985

Die Pflegeschülerin Sophie Becker berichtet von ihrem Großvater, der zunächst der Meinung war, dass Pflege, wie sie seine Mutter bei ihren Kindern und Eltern leistete, keiner Ausbildung bedarf.

AUFGABE 6

Bitte beschreiben Sie den Unterschied zwischen einer formellen/professionellen Pflege und einer informellen Pflege.

Der Pflegeschüler Oli Peters klärt seine Familie darüber auf, welche Aufgaben und Verantwortungsbereiche die Pflegenden übernehmen.

AUFGABE 7

Nennen Sie die Vorbehaltsaufgaben, die nach § 4 des Pflegeberufegesetzes erstmals ausschließlich mindestens dreijährig ausgebildeten Pflegefachpersonen vorbehalten sind.

AUFGABE 8

Bitte ergänzen Sie den folgenden Satz mit der korrekten Antwort: Unter einer Professionalisierung der Pflege versteht man…

a) eine öffentliche Anerkennung des Berufes als wirtschaftlich orientierte Tätigkeit, die eine Ausbildung erfordert.
b) die Tendenz, in der Pflege vermehrt zu Basisqualifikationen auszubilden, um dem Bedarf nach Personal zur Übernahme einfacher Pflegetätigkeiten gerecht zu werden und somit dem demografischen Wandel gewachsen zu sein.
c) die Zusammenlegung der drei Ausbildungen Gesundheits- und Krankenpflege, Gesundheits- und Kinderkrankenpflege und Altenpflege zu einer generalistischen Pflegeausbildung.
d) eine Weiterentwicklung des Berufes insofern, als hierdurch gesellschaftliche Werte vertreten und Aufgaben erfüllt werden, die für den Fortbestand der Gesellschaft wichtig sind. Die Ausübung der Profession setzt wissenschaftlich gewonnenes Fachwissen und Kompetenzen voraus sowie eine geschützte Berufsbezeichnung und die Autonomie der Berufsausübung. Nach außen werden berufsspezifische Werte und Interessen vertreten.

AUFGABE 9 Seit 2020 ist nach einem Reformprozess das *Pflegeberufegesetz* gültig. Hierin enthalten sind Neuerungen, welche seit langem von Berufsverbänden und Wissenschaft gefordert werden. Welche dieser Neuerungen sind Ihnen bekannt? Bitte nennen Sie die wichtigsten fünf seit 2020.

SITUATIONSMERKMALE

Tab. 51.1 Situationsmerkmale, Kapitel 51

Handlungsanlass	• Gespräch über die Entwicklungen des Pflegeberufs
Kontext	• Infostand beim „Junge Pflege Kongress" des DBfK
Akteure	• Drei Auszubildende zur Pflegefachfrau und zum Pflegefachmann (Oli Peters, Sophie Becker und Anja Kurz)
Erleben/ Deuten/ Verarbeiten	• Vorstellung vom Beruf/von Pflege • Berufliche Identität entwickeln • Persönliche Entwicklung als professionell Pflegende
Handlungsmuster	• Nationale und internationale Entwicklungen des Pflegeberufs verfolgen • Verständnis der historischen Zusammenhänge des Pflegeberufs

SELBSTREFLEXION

Bei welchen Themen und Aufgabenstellungen der letzten Kapitel habe ich mich sicher gefühlt?

Welche Themen und Aufgabenstellungen der letzten Kapitel waren für mich schwieriger zu bearbeiten?

Wo genau lagen meine Verständnisprobleme?

Was kann ich machen, um diese Verständnisprobleme zu überwinden?

Nach der Bearbeitung der Kapitel haben sich folgende Fragen an meine Praxisanleiterin oder meine Lehrerin ergeben:

Welche kapitelbezogenen Themen, die innerhalb der Fragestellungen nicht behandelt wurden, würden mich interessieren?

Gibt es Erlebnisse aus meinen Praxiserfahrungen, die ich mit den bearbeiteten Fallbeispielen und Aufgabenstellungen in Verbindung bringen kann? Kamen mir Situationen bekannt vor?

Was nehme ich für meinen nächsten praktischen Einsatz mit?

LÖSUNGEN

1 VORBEHALTSAUFGABEN UND PFLEGEPROZESS-STEUERUNG

LÖSUNG 1

- Direkte Informationen können direkt am zu pflegenden Menschen gewonnen werden, wie z. B. die Feststellung eines Dekubitus.
- Indirekte Informationen werden durch Aussagen Dritter über den zu pflegenden Menschen eingeholt, z. B. in Form einer Einweisungsdiagnose durch den Hausarzt oder durch einen Pflegeüberleitungsbericht.

LÖSUNG 2

- Befragung der zu pflegenden Menschen oder der Angehörigen unter Beachtung der Rechte der zu pflegenden Menschen
- Gezielte Patientenbeobachtung, ggf. unter Verwendung von Assessmentinstrumenten
- Spontane Äußerungen der zu pflegenden Menschen und Angehörigen und sonstige Gespräche
- Krankengeschichte, Untersuchungsergebnisse, Einweisungsdiagnose
- Pflege- und Überleitungsberichte von früheren Krankenhausaufenthalten oder ambulanten Pflegediensten (pflegerisches Entlassungsmanagement)

LÖSUNG 3

Vorhandene Informationen:

- 86 Jahre alt; Körpergröße: 1,63 m, Körpergewicht: 46 kg; stark fortgeschrittene altersbedingte Makuladegeneration (nimmt nur noch Schatten wahr); Schwindel; zunehmend geschwächt; trockener Hautzustand
- Lebt alleine in einem Haus; eine Tochter; Unterstützung im Haushalt durch Haushaltshilfe von Montag bis Freitag; verwendet Rollator
- Seit drei Jahren Witwe; große Trauer nach Verlust ihres Ehemannes
- Früher leidenschaftlich als Grundschullehrerein tätig, sehr gerne körperlich aktiv und mit ihrem Ehemann in der Natur unterwegs
- Zustand nach Sturz im Garten: genähte Platzwunde an Stirn, leichte Gehirnerschütterung, distale Radiusfraktur rechts (operative Versorgung), Prellungen an Oberkörper und Beinen, Hautablederung rechtes Schienbein; äußert aktuell Schmerzen
- Essensangebot durch Haushaltshilfe und im Krankenhaus schmeckt ihr nicht
- Aktuell verängstigter Zustand im Krankenhaus, aber dabei offen im Umgang mit Pflegepersonal; Angst das Bett zu verlassen (z. B. um auf Toilette zu gehen)

LÖSUNG 4

- Welche Vorerkrankungen bestehen? Liegen Einweisungsdiagnose und Überleitungsberichte vor? Nimmt Frau Lindner Medikamente ein?
- Wie stark sind aktuell ihre Schmerzen?
- Inwiefern bestehen soziale Kontakte? Welche Personen sind erreichbar, und zu welchen besteht regelmäßiger Kontakt?
- Wie kann Frau Lindners Unsicherheit bezüglich der neuen Räumlichkeiten und ihrer Sehbehinderung vermindert werden? Was würde ihr Sicherheit vermitteln, auch in Bezug auf Toilettengänge?
- Benutzt Frau Lindner weitere Hilfsmittel außer dem Rollator?
- Wie ist Frau Lindners Umgang mit Trauer und Verlust, insbesondere nach dem Tod ihres Mannes? Bestehen Motivationen bezüglich der zukünftigen Lebensgestaltung?
- Wie ist der Ernährungszustand zu bewerten? Hat Frau Lindner Lieblingsspeisen oder Lieblingsgetränke? Pflegt sie spezielle Rituale bezüglich des Essens? Werden Hilfsmittel benötigt bzw. verwendet (z. B. Zahnprothese)? Muss Frau Lindner aufgrund ihrer Sehbehinderung das Essen zurechtgeschnitten und/oder angereicht werden? Wie hoch ist die gewohnte tägliche Trinkmenge?

LÖSUNG 5

b) Eine Beeinträchtigung der Gesundheit und Selbstständigkeit des zu pflegenden Menschen, deren Ausgleich nicht aus eigener Kraft heraus erlangt werden kann und die durch pflegerische Interventionen positiv beeinflusst werden kann.

LÖSUNG 6

Neben körperlichen Ressourcen können die Fähigkeiten der Betroffenen z. B. unterteilt werden in: psychische Ressourcen, spirituelle Ressourcen, räumliche Ressourcen, soziale Ressourcen und ökonomische Ressourcen.

LÖSUNG 7

1. Frau Lindner benötigt aufgrund einer distalen Radiusfraktur des rechten Arms Unterstützung beim An- und Auskleiden und bei der täglichen Körperpflege.
2. Frau Lindner ist aufgrund ihrer starken Sehbehinderung und ihrer Schwindelzustände stark sturzgefährdet. Sie macht sich Sorgen darum, auf dem Weg zur Toilette erneut zu stürzen.
3. Frau Lindner weist einen sehr trockenen Hautzustand auf. Sie äußert Angst davor, aufgrund einer erhöhten Trinkmenge öfter in einer ihr unbekannten Umgebung auf Toilette gehen zu müssen. Daher besteht die Gefahr der Exsikkose.

Lösung 8

1. Frau Lindner nutzt Hilfsmittel, um sich bewegen zu können (Rollator).
2. Frau Lindner akzeptiert Unterstützung durch eine Haushaltshilfe.
3. Frau Lindner ist orientiert und in der Lage, ungestört zu kommunizieren.
4. Frau Lindner äußert ihre Ängste und Sorgen gegenüber dem Pflegepersonal.
5. Frau Lindner ist die Einschränkung durch die zunehmende Sehbehinderung gewohnt.
6. Es besteht ein guter und regelmäßiger Kontakt zu ihrer Tochter.
7. Frau Lindner erkennt die Gefahr, erneut zu stürzen.
8. Frau Lindner fordert Hilfe durch Pflegepersonal ein.

LÖSUNG 9

Ein Nahziel beschreibt einen Soll-Zustand bzw. ein angestrebtes Ergebnis, das der zu pflegende Mensch in absehbarer Zukunft, ggf. mit Hilfe durch Pflegende, erreichen kann und soll. Fernziele beschreiben einen Soll-Zustand, auf welchen länger hingearbeitet werden muss.

LÖSUNG 10

- **S** – Spezifisch: Ist die Pflegemaßnahme speziell auf die Situation des zu pflegenden Menschen bezogen?
- **M** – Messbar: Lässt sich das Ergebnis beschreiben oder messen?
- **A** – Akzeptiert: Ist der zu pflegende Mensch mit dem Vorgehen einverstanden und setzt er dieses um?
- **R** – Realisierbar: Sind die Pflegeziele für den zu pflegenden Menschen realistisch erreichbar?
- **T** – Terminierbar: Ist die Umsetzung der Pflegemaßnahme bis zu einem bestimmten Termin zu erreichen?

LÖSUNG 11

1. Frau Lindner akzeptiert die erforderliche Unterstützung bei der täglichen Körperpflege. Durch die Anleitung der Pflegfachpersonen lernt sie zunehmend, sich im Bad zu orientieren.
2. Frau Lindner fühlt sich in der neuen Umgebung zunehmend sicher und kann ihre Urin- und Stuhlausscheidung selbstständig verrichten.
3. Frau Lindner trinkt täglich, mit Erinnerung durch die Pflegeperson, 1.500 ml. Sie hält ihr Gewicht während des Klinikaufenthalts bzw. nimmt nach Möglichkeit an Körpergewicht zu.

LÖSUNG 12

1. Frau Lindner erhält jeden Morgen Unterstützung bei der Körperpflege. Dabei wird erfragt, ob besondere Wünsche oder Vorlieben bestehen. Frau Lindner wird dabei immer zur größtmöglichen Selbstständigkeit angeleitet. Die Pflegefachpersonen achten darauf, dass Pflegeutensilien immer an einem festen Ort zu finden sind, sodass Frau Lindner sich trotz starker Sehbehinderung zunehmend selbstständig im Bad orientieren kann.
2. In unmittelbarer Reichweite von Frau Lindners Patientenbett wird ein Toilettenstuhl positioniert, der immer an der gleichen Stelle steht, sodass Frau Lindner keine Probleme hat, diesen aufzusuchen. Ebenfalls immer in Reichweite wird die Patientenklingel positioniert, sodass Frau Lindner mit Unterstützung durch die Pflegefachpersonen mit dem Toilettenstuhl ins Bad gefahren werden kann.
3. Zu festen Tageszeiten erinnert die jeweils zuständige Pflegefachperson Frau Lindner daran zu trinken. Die aufgenommene Flüssigkeitszufuhr wird von den Pflegefachpersonen dokumentiert. Frau Lindner wird nach bevorzugten Getränken gefragt, und diese werden nach Möglichkeit zur Verfügung gestellt. Bei weiteren Wünschen wird ihre Tochter involviert.

LÖSUNG 13

Als Entscheidungsgrundlagen bezüglich diverser Pflegemaßnahmen nutzen Pflegefachpersonen Erfahrung, Intuition und aktuelles pflegerisches Wissen auf Basis der festgestellten Pflegebedürftigkeit.

LÖSUNG 14

Der sechste Schritt im Pflegeprozessmodell nach Fiechter und Meier dient der Überprüfung der Zielerreichung bzw. der Suche nach Gründen für nicht erreichte Ziele sowie der Anpassung der Pflegeplanung aufgrund der Ergebnisse. Hierin liegt die große Bedeutung dieses Teils des Pflegeprozesses. Er verdeutlicht, dass ein Pflegeprozess nie als starre Abfolge von Handlungsprozessen verstanden werden darf, sondern immer als ein dynamisches Geschehen gesehen werden muss. Durch eine regelmäßige Überprüfung der Pflegemaßnahmen können diese verbessert, neue Probleme und Ressourcen evaluiert und Pflegeziele überarbeitet werden. Ebenso sollten Pflegefachpersonen überprüfen, ob seit der letzten Planung neue Informationen hinzugekommen sind und ob Maßnahmen abgesetzt bzw. neue Maßnahmen ergriffen werden müssen.

LÖSUNG 15

- Assessmentinstrumente: Skalen, Fragebögen, Checklisten
- Nicht instrumentengestützte Assessments: Beobachtung, Gespräche mit zu pflegenden Menschen

LÖSUNG 16

Der Medizinische Dienst (MD)

LÖSUNG 17

Pro-Argumente:

- Rechtliche Absicherung – Im Fall von rechtlichen Auseinandersetzungen kann anhand dokumentierter Einschätzungen durch Assessmentinstrumente nachgewiesen werden, ob ein Handlungsbedarf bestand oder nicht.
- Erfassung komplexer Pflegephänomene – Assessmentinstrumente erweisen sich insbesondere dann als sinnvoll, wenn ein Pflegephänomen nicht allein durch Erfahrung und pflegerisches Wissen eingeschätzt werden kann (z. B. die Erfassung der Lebensqualität eines Menschen mit Demenz).
- Patientennutzen – Betroffene profitieren von der Verwendung diverser Assessmentinstrumente, wenn hierdurch eine genauere Erfassung möglich ist (z. B. Schmerzassessments).
- Steuern der Aufmerksamkeit – Die Aufmerksamkeit beim Pflegeprozess kann auf relevante Aspekte gelenkt werden, was insbesondere für Berufsanfänger hilfreich sein kann.
- Austausch im interprofessionellen Team – Nachvollziehbare Dokumentation und Einschätzungen, die auch von anderen Berufsgruppen genutzt werden können.

Kontra-Argumente:

- Fehlende Relevanz für die Pflege – Ausschließlich zu Dokumentationszwecken verwendete Assessmentinstrumente haben für Pflegemaßnahmen keine Relevanz und werden daher nicht zur Planung genutzt.
- Konkurrierende Ergebnisse – Der Einsatz von Assessmentinstrumenten soll die Einschätzung der Pflegenden unterstützen. Schwierig wird die Beurteilung, wenn die Verwendung des Assessmentinstruments einerseits und die persönliche Einschätzung der Pflegenden andererseits zu unterschiedlichen Ergebnissen führen. In diesem Fall gilt es im Team zu klären, welche Einschätzung verlässlicher ist.
- Unklare Auswahlkriterien – Häufig besteht Unklarheit darüber, warum beispielsweise manche Assessmentinstrumente sehr häufig in Gebrauch sind (z. B. zur Schmerzerfassung), andere dagegen nur sehr selten (z. B. Erfassung präoperativer Angst). Die Instrumente stellen meist nur einen einzel-

nen Aspekt in den Mittelpunkt, während es in der Pflege viele Pflegephänomene zu berücksichtigen gilt. Instrumente sollten daher stets auf ihre Relevanz für den jeweiligen zu pflegenden Menschen überprüft werden.
- Zeit- und Personalbedarf – Die Anwendung von Assessmentinstrumenten erfordert letztlich einen höheren Zeitaufwand und entsprechende Personalressourcen. Zudem können Instrumente, die z. B. einen langen Fragebogen beinhalten, auch für den zu pflegenden Menschen sehr aufwendig sein. Außerdem sind der zeitliche Aufwand für die Einführung des Instruments, die Mitarbeiterschulung und die Dokumentation zu berücksichtigen.

LÖSUNG 18

a) Einzelfragen im Rahmen eines Assessments

LÖSUNG 19

a) Assessmentinstrumente für eine erste grobe Einschätzung

2 PATIENTENBEOBACHTUNG

LÖSUNG 1

- **Wahrnehmen** bezeichnet ein zufälliges, nicht absichtliches Erkennen und Verarbeiten von Sinneseindrücken. So nehmen beispielsweise die Pflegefachpersonen durch die von Frau Riederer ausgehenden Signale eine offensichtliche Freude wahr, z. B. indem sie ihr lautes Lachen hören und ihre Gestik und Mimik hierzu sehen. Diese Wahrnehmung erfolgt nicht geplant oder zielgerichtet. Bei der Wahrnemung erfolgt die Reizaufnahme über die menschlichen Sinnesorgane. Wahrnehmung ist immer subjektiv. Sie kann einseitig oder verzerrt sein oder durch Sinne getäuscht werden.
- Unter **Beobachten** versteht man hingegen ein aufmerksames, methodisches und zielgerichtetes Wahrnehmen, um Informationen zu gewinnen und Entscheidungen zu treffen. Ein solches Beobachten zeigt sich im Verhalten des Pflegefachmanns Albert Kuhn, der z. B. den Hautzustand der Bewohnerin beobachtet, um zu überprüfen, ob die Maßnahme der Antidekubitusmatratze erfolgreich ist oder ggf. überdacht und angepasst werden muss.

LÖSUNG 2

a) Die teilnehmende Beobachtung erfolgt im Rahmen pflegerischer Maßnahmen durch Pflegefachpersonen, z. B. bei der Körperpflege. Diese Form der Patientenbeobachtung sollte nach Möglichkeit bei jeder pflegerischen Maßnahme erfolgen. Sie bietet den Vorteil, dass zu pflegende Menschen sich nicht direkt beobachtet fühlen.

b) Die nicht teilnehmende Beobachtung findet statt, ohne dass Pflegende am Geschehen beteiligt sind. Sie beobachten indirekt das Verhalten oder die Körperfunktionen des zu pflegenden Menschen, z. B. während sie Aufräumarbeiten im Zimmer durchführen. Hierbei sollte ebenfalls darauf geachtet werden, dass die Betroffenen sich nicht beobachtet vorkommen, da dies Auswirkungen auf Körperfunktionen wie z. B. die Atmung haben kann.

LÖSUNG 3

Eine Patientenbeobachtung durch Pflegefachpersonen gewährleistet, dass der Zustand von zu pflegenden Menschen sowie mögliche Komplikationen erfasst und durchgeführte Maßnahmen in ihrer Wirksamkeit belegt bzw. erneut überprüft werden. Um eine solche professionelle Beobachtung und Auswertung der Beobachtungskriterien gewährleisten zu können, muss als Voraussetzung das nötige Fachwissen gegeben sein. Dieses Fachwissen bezieht sich z. B. auf physiologische und pathologische Vorgänge sowie auf Krankheiten und deren Auswirkungen.

LÖSUNG 4 Zeitmangel; Stress; Interesselosigkeit; Übermüdung; Überforderung; fehlendes Wissen und mangelnde Erfahrung

LÖSUNG 5 Das Fachwissen und die Kompetenzen der Pflegefachpersonen sind Voraussetzungen, um eine sachgerechte Patientenbeobachtung und eine professionelle Ausübung des Berufes gewährleisten zu können. Die Beobachtung sollte dabei möglichst objektiv sein, d. h. sachlich, vorurteilsfrei und unabhängig vom Blickwinkel des Beobachters. Dabei ist jedoch zu beachten, dass eine vollständig objektive Beobachtung eines Menschen sehr schwierig ist, da jede Wahrnehmung immer von individuellen Faktoren beeinflussbar und somit subjektiv ist. Für Pflegefachpersonen gilt dies genauso wie für andere Menschen. Wichtig ist, dass Pflegende sich dieser Tatsache bewusst sind und mögliche Einschränkungen der Beobachtungsfähigkeit akzeptieren. So können mögliche Fehler, wie im Fall von Frau Riederers Schlafgewohnheiten, erkannt und in der Pflegeplanung evaluiert werden.

LÖSUNG 6 a) Logischer Fehler

LÖSUNG 7

a) Apparate und Instrumente (z. B. Thermometer, Waage, Monitoring-Geräte)
b) Assessments (z. B. Mini Nutritional Assessment zur Risikoeinschätzung einer Unterernährung)
c) Gespräche mit zu pflegenden Menschen, Angehörigen, Teammitgliedern sowie anderen Berufsgruppen

3 ATMUNG

LÖSUNG 1

c) Eupnoe

LÖSUNG 2

Eine normale, physiologische Atmung ist regelmäßig und gleichmäßig tief. Sie ist geräuscharm und geruchlos. Die Atmung wird unwillkürlich gesteuert und erfolgt unbewusst, jedoch kann sie auch willentlich beeinflusst werden. Die Atmung sollte ohne größere Anstrengung erfolgen. Der Normalwert bei Victor beträgt ca. 23–42 Atemzüge pro Minute im Wachzustand.

LÖSUNG 3

a) Mögliche Indikationen sind während einer Sauerstofftherapie und nach Gabe von atemdepressiven (die Atemfunktion beeinträchtigenden) Medikamenten.
c) Im Rahmen eines Erstgesprächs oder der Pflegeanamnese ist bei allen zu pflegenden Menschen eine gezielte Atembeobachtung notwendig.

LÖSUNG 4

	Richtig	Falsch
Bei bewusstlosen zu pflegenden Menschen kann die Atemfrequenz durch das Auflegen der flachen Hand auf der Brust ermittelt werden.	✓	
Bei Neugeborenen und Säuglingen kann die Atemfrequenz nur mit einem Monitor ermittelt werden.		✗
Kinder wie Victor sollten während der Datenerhebung abgelenkt werden. Ansonsten besteht die Möglichkeit, dass sie sehr tief und verändert atmen, da sie dieses Verhalten von ärztlichen Untersuchungen kennen.	✓	
Wird der Mensch sich seiner Atmung bewusst, beeinflusst und verändert er diese. Deshalb sollte die Atmungsbeobachtung vorher angekündigt werden.		✗
Wird der Mensch sich seiner Atmung bewusst, beeinflusst und verändert er diese. Deshalb ist es günstig, nach Erfassung der Pulskontrolle das Handgelenk weiter zu halten. Dabei können die Atmung beobachtet und die Atemzüge gezählt werden.	✓	

LÖSUNG 5 c) 1 Minute

LÖSUNG 6 Durch das Erfassen der Sauerstoffsättigung kann im Blut beurteilt werden, wie viel Prozent (%) des Hämoglobins (roter Farbstoff in den Blutkörperchen) mit Sauerstoff (O_2) angereichert werden. Die Messung der Sauerstoffsättigung im Blut kann z. B. über ein Pulsoxymeter erfolgen.

LÖSUNG 7 b) > 95 %

LÖSUNG 8

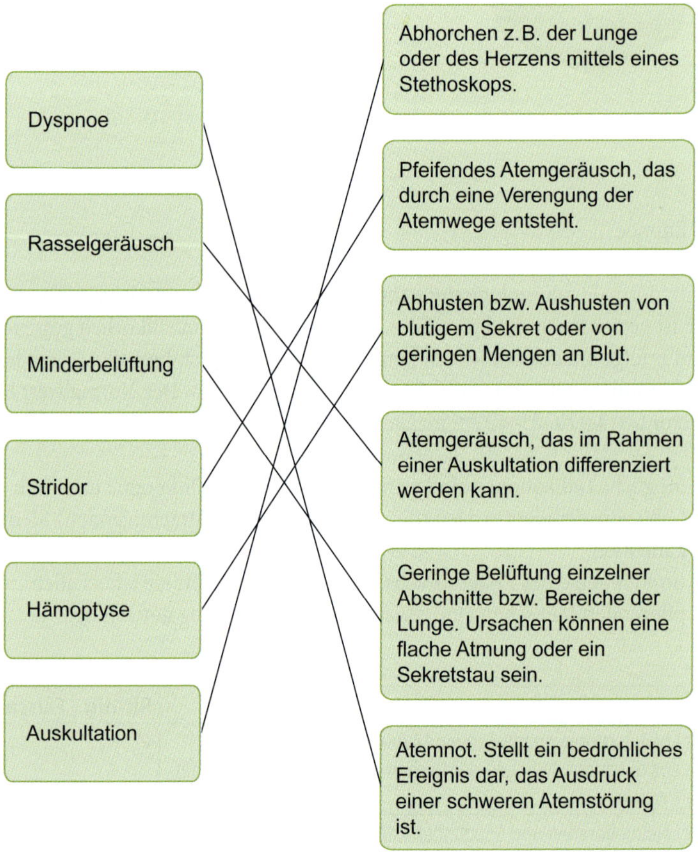

LÖSUNG 9

- Panischer Gesichtsausdruck, Todesangst
- Sichtbares Ringen nach Luft
- Kurzatmigkeit, sichtbar anhand einer vorhandenen Tachypnoe mit einer unzureichenden Tiefe der einzelnen Atemzüge
- Deutliche hörbare Atemgeräusche (z. B. Giemen oder Stridor)
- Einsatz der Atemhilfsmuskulatur

LÖSUNG 10

	Richtig	Falsch
Atemerleichternde und -unterstützende Positionierungen, z. B. die V-A-T-I-Positionierung, fördern eine bewusste Atmung. Die V-Positionierung bewirkt eine Dehnung des oberen und vorderen Lungenbereichs.		✗
Eine atemstimulierende Einreibung bewirkt eine regelmäßige und vertiefte Atmung. Durch die bewusste Wahrnehmung des Körpers konzentriert sich der zu pflegende Mensch auf die eigene Atmung.	✓	
Feuchtwarme Wickel um den Thoraxbereich fördern eine bessere Durchblutung. Auch durch die Verstärkung mit Zusätzen wie z. B. Zitronensaft kann eine entspannende und beruhigende Wirkung entstehen. Zusätzlich besteht eine sekretlösende Wirkung.	✓	

LÖSUNG 11

2	Arzneimittelbehälter entsprechen der Vorrichtung auf den Spacer setzen
1	Medikamentenbehälter schütteln und Verschlusskappe entfernen
3	Wenn vorhanden, Spacer mit Verschlusskappe verschließen
4	Entweder Spacer mit einem Hub des Medikaments füllen, dann Verschlusskappe entfernen und inhalieren, oder die Auslösung des Hubs erfolgt gleichzeitig mit einer tiefen, aber langsamen Einatmung

LÖSUNG 12

Vor der Inhalation muss der zu pflegende Mensch entsprechend positioniert werden. Er sollte nach Möglichkeit aufrecht sitzen bzw. in Oberkörperhochpositionierung gebracht werden.

Das Mundstück sollte mit den Lippen gut umschlossen werden (bei Kindern entsprechende Inhalierhilfen anwenden). Nach der Inhalation, v. a. von Glukokortikoiden, sollte der zu pflegende Mensch etwas essen bzw. es sollte eine sorgfältige Mundpflege erfolgen, damit keine Rückstände des Medikaments im Mundraum verbleiben.

4 HERZ-KREISLAUF-SYSTEM

LÖSUNG 1

Es ist von Bedeutung, an welchem Arm der Blutdruck von Frau Kölsch gemessen wird, da diese an ihrem linken Unterarm einen periphervenösen Zugang hat. Somit muss die Messung am rechten Arm der Patientin vorgenommen werden.

LÖSUNG 2

a) Shunt bei Dialysepatienten
b) Sensibilitätsstörung oder gelähmter Arm z. B. bei zu pflegenden Menschen mit Apoplex
d) Lymphödem
e) Venöse oder arterielle Gefäßzugänge

LÖSUNG 3

Geeignete Taststellen zur Pulsmessung:

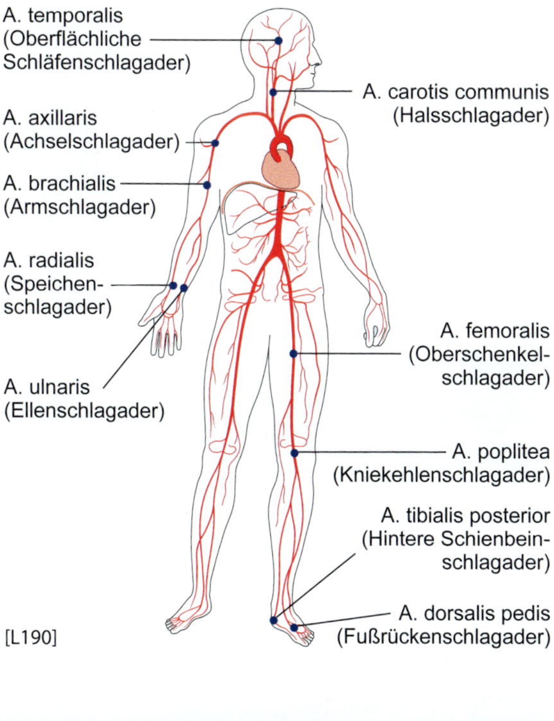

[L190]

LÖSUNG 4

- Verlangsamte Blutströmung
- Gefäßwandschäden
- Erhöhte Gerinnungsneigung

LÖSUNG 5

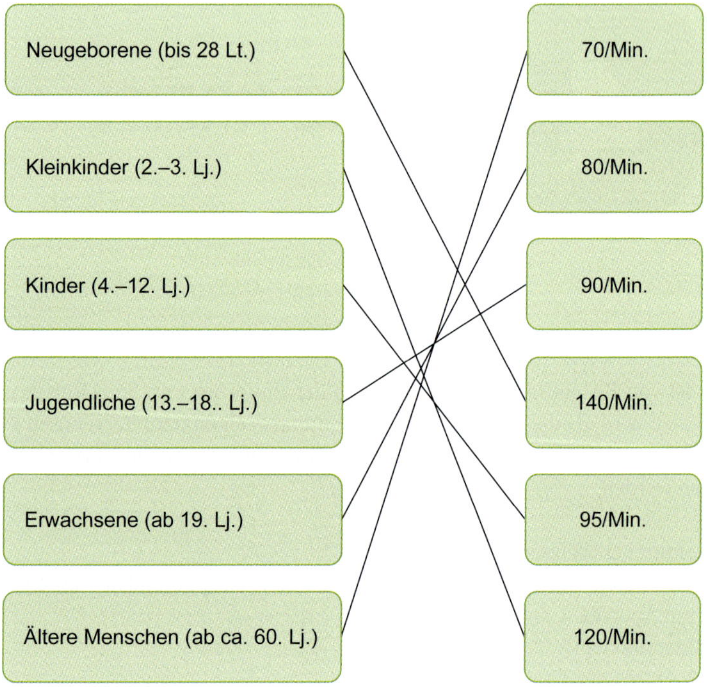

LÖSUNG 6

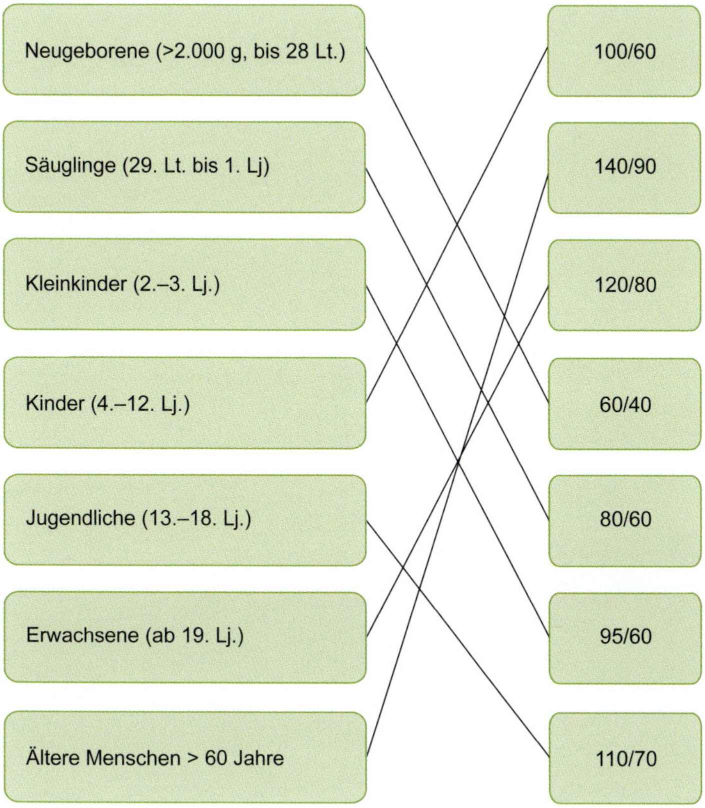
Neugeborene (>2.000 g, bis 28 Lt.)
Säuglinge (29. Lt. bis 1. Lj)
Kleinkinder (2.–3. Lj.)
Kinder (4.–12. Lj.)
Jugendliche (13.–18. Lj.)
Erwachsene (ab 19. Lj.)
Ältere Menschen > 60 Jahre
100/60
140/90
120/80
60/40
80/60
95/60
110/70

5 KÖRPERTEMPERATUR

LÖSUNG 1

b) Unter 35 °C Körpertemperatur spricht man von einer Hypothermie.
c) Ursache von Mateos Körperregulationsstörung ist die Unreife des Temperaturregulationszentrums.
d) Um beim Wickeln einer Hypothermie vorzubeugen, kann ein Wärmestrahler genutzt werden.

LÖSUNG 2

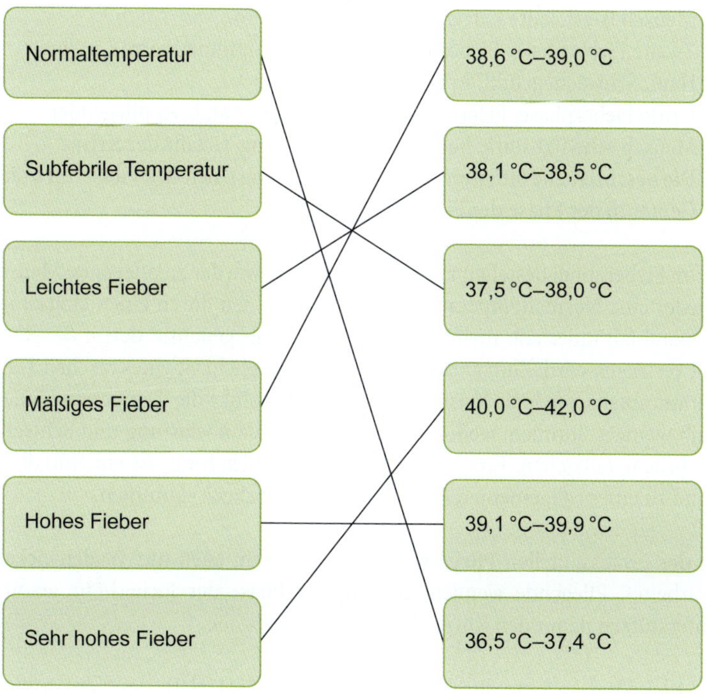

LÖSUNG 3

- Neugeborene und Säuglinge verfügen noch nicht über die Funktion des Kältezitterns. Sie verbrennen Fettdepots zur Wärmebildung. Diese werden auch braunes Fettgewebe genannt.
- Die Wärmeabgabe erfolgt zu 90 % über die Haut. Da beim Säugling der Kopf 1/4 der Körperoberfläche ausmacht, geht ein Großteil der Wärme über den Kopf verloren.

LÖSUNG 4

- Grundsätzlich darf die rektale Temperaturmessung bei Säuglingen angewendet werden, sofern diese bei der Messung beaufsichtigt sind. Es besteht jedoch bei nicht sachgerechter Anwendung die Gefahr der Verschleppung von Darmbakterien. Ebenso kann bei einer Stuhlentleerung während des Messens das Messergebnis verfälscht werden.
- Im Fall von Mateo ist ebenso zu bedenken, dass eine häufige rektale Temperaturmessung bei Früh- und Neugeborenen einen Gewöhnungseffekt zur Folge haben kann. Dieser begünstigt, dass das Kind nur nach rektaler Einführung eines Thermometers abführt. Ebenso ist auf die bei Neu- und Frühgeborenen empfindliche Darmschleimhaut zu achten. Nicht durchgeführt werden darf eine rektale Temperaturmessung bei Neugeborenen mit Analatresie.
- Eine alternative Möglichkeit der Temperaturbestimmung ist die axillare Temperaturmessung. Die hierbei erhobenen Werte liegen 0,5 °C unterhalb der rektal gemessenen Körpertemperatur.

LÖSUNG 5

- Erste Fieberphase: Fieberanstieg. Typische Symptome: zu pflegender Mensch friert, kalte Extremitäten, Muskelzittern.
- Zweite Fieberphase: Fieberhöhe. Typische Symptome: warme, gerötete Haut, Schwächegefühl, Appetitlosigkeit.
- Dritte Fieberphase: Fieberabfall. Typische Symptome: zu pflegender Mensch schwitzt stark, hohe Kreislaufbelastung, Gefahr der Krisis.
- Die beschriebene Situation weist darauf hin, dass sich der Vater von Frau Genter in der Phase der Fieberhöhe befand.

LÖSUNG 6

Beim Fieberabfall bestehen zwei Möglichkeiten, wie der zu pflegende Mensch wieder eine Normaltemperatur erreicht. Zum einen durch einen langsamen Fieberabfall innerhalb mehrerer Tage, auch Lysis genannt, der in der Regel gut vertragen wird. Zum anderen besteht die Möglichkeit eines raschen Temperaturabfalls, auch als Krisis bekannt. Hierbei sinkt die Temperatur innerhalb weniger Stunden, wodurch eine hohe Kreislaufbelastung und Schweißausbrüche entstehen. Eine Krisis (kritische Entfieberung) ist ein Notfall. Es kann zu einem allgemeinen Kreislaufversagen (Schock) kommen.

LÖSUNG 7

In der professionellen Pflege wird unter anderem auch mit Wadenwickeln gearbeitet. Pflegende wenden diese in der Phase der Fieberhöhe an und unterstützen damit den Körper bei der Wärmeabgabe.

LÖSUNG 8

Bei Kleinkindern kann durch Wadenwickel und die (relativ gesehen) größere Hautoberfläche die Temperatur zu rasch sinken. Dies kann zu einer hohen Kreislaufbelastung und zur Auskühlung führen. Daher während der Wickel Kleinkinder nicht alleine lassen und Temperatur häufiger kontrollieren.

6 HAUT- UND KÖRPERPFLEGE

LÖSUNG 1

Eine Intertrigo (auch bekannt als intertriginöses Ekzem, Wundsein) bezeichnet einen wunden Hautzustand, der insbesondere da entsteht, wo wenig Luft hingelangt und Schweiß nicht verdunsten kann. Die Folge ist eine Mazeration der Haut. In diesem feucht-warmen Klima können sich Bakterien und Pilze gut vermehren. Der daraus resultierende Wundzustand der Haut wird als Intertrigo bezeichnet.

LÖSUNG 2

c) Normale Seifen und Waschlotionen sollten nur in Maßen bzw. nur bei starken Verschmutzungen verwendet werden, da sie einen stark alkalischen pH-Wert haben, der den sauren pH-Wert der Haut zerstört. Zusätzlich führen sie zu einer starken Entfettung der Haut. Da das Waschen der Beine nach dem Ausziehen der Kompressionsstrümpfe mehr dem Wohlbefinden und der Erfrischung als der Säuberung gilt, sollte von dem gewünschten „Schaumbad“ abgesehen werden.

LÖSUNG 3

- Die Haut ist sauber und trocken.
- Der physiologische Hydro-Lipid-Film ist erhalten.
- Das Reinigungsmittel löst keine Allergien aus.
- Der zu pflegende Mensch fühlt sich frisch und wohl in seiner Haut.
- Der zu pflegende Mensch erfährt Zuwendung, Stimulation und Orientierung über die Haut.

LÖSUNG 4

Hautfalten sollten generell nicht eingecremt werden, da Salben und Cremes die Poren verstopfen. Da in Hautfalten ohnehin schon Schweiß nicht verdunsten kann und kaum Luft hineingelangt, würde durch eine zusätzliche Porenverstopfung die Hautatmung noch stärker behindert. Dies würde wiederum ein warmes, feuchtes Milieu fördern. Eine Intertrigo würde nicht gemildert, sondern zusätzlich begünstigt. Ausnahmen stellen Antimykotika nach Arztanordnung dar, jedoch keine Wundsalbe, wie von Herrn Gratz gefordert. Ein Pflaster würde zwar begünstigen, dass nicht mehr Haut auf Haut liegt, könnte jedoch keinen Schweiß aufsaugen und würde ebenfalls die Hautatmung behindern. Hier eignet sich das Einlegen von Kompressen oder Baumwollläppchen.

LÖSUNG 5 Bei Frau Bayer wird es sich um eine fiebersenkende Ganzkörperwaschung gehandelt haben, die mit einem Pfefferminzteezusatz durchgeführt wurde. Hierdurch erfährt der Körper eine kühlende Wirkung.

LÖSUNG 6

- Dreimal täglich Beobachtung der gefährdeten Hautstellen
- Zweimal täglich alle gefährdeten Hautstellen mit klarem Wasser waschen und vorsichtig abtrocknen
- Nach Möglichkeit Körperhaltung und Positionierung der Gliedmaßen danach ausrichten, dass vermehrt Luft in die Hautfalten gelangt
- Kompressen oder Baumwollläppchen in die Hautfalten einlegen, um ein Aufsaugen des Schweißes zu gewährleisten und zu verhindern, dass Haut auf Haut liegt
- Bei Bedarf Bettwäsche und Kleidung wechseln
- Wenn durch den Arzt verschrieben, dann dünn antimykotisch wirkende Salben auftragen

LÖSUNG 7 b) ... weil, je heißer das Wasser ist, umso mehr Fett aus der Haut entfernt wird.

LÖSUNG 8

- Der Kopf muss immer über Wasser gehalten werden und die Schultern des Kindes sollten auf den Unterarmen der Pflegefachperson liegen.
- Zuerst die Beine, dann das Gesäß in das Wasser gleiten lassen.
- Die Haut von Säuglingen ist sehr empfindlich und selten „schmutzig". Daher sollte auf Waschzusätze verzichtet werden.
- Das Gesicht außerhalb der Wanne waschen.
- Die Wassertemperatur beim Baden des Säuglings muss 37 Grad betragen. Vor dem Baden die Temperatur des Wassers nochmals kontrollieren.

LÖSUNG 9 Zu häufiges und langes Baden macht die Haut für mechanische Schädigung und Krankheitserreger anfälliger. Durch den stark alkalischen pH-Wert von Seifen wird der pH-Wert der Haut zerstört. Deshalb ist ein Bad pro Woche (etwa 10–15 Min.) für Neugeborene und Säuglinge ausreichend.

LÖSUNG 10

b) Bei einem „Wundsein" im Intimbereich der Säuglinge reicht es meistens aus, häufiger zu wickeln.
c) Den Säugling zeitweise ohne Windel liegen lassen.

LÖSUNG 11 Neugeborene, Säuglinge und Kinder niemals unbeaufsichtigt am Wickeltisch lassen.

LÖSUNG 12

	Richtig	Falsch
Die Nagelpflege sollte in den ersten drei Lebenswochen des Neugeborenen niemals durchgeführt werden.		✗
Nur bei äußerstem Bedarf kann in den ersten vier Lebenswochen vorsichtig die Nagelpflege durchgeführt werden.	✓	

7 ERNÄHRUNG

LÖSUNG 1

Ursache starken Übergewichts ist häufig eine Fehl- oder Überernährung in Kombination mit mangelnder Bewegung. Ebenso können eine genetische Disposition, hormonelle oder stoffwechselbedingte Ursachen vorliegen.

LÖSUNG 2

c) Energiedefinierte Kost

LÖSUNG 3

Die Energieversorgung des Körpers ist auf die Zufuhr von Nahrungsmitteln angewiesen. Diese dienen dem Organismus als **Energielieferant.** Eine vollwertige Ernährung als Grundprinzip ist daher enorm wichtig. Unter anderem sollte sie die drei energieliefernden Nahrungsbestandteile beinhalten: Fett, Eiweiß und Kohlenhydrate. **Kohlenhydrate** decken den größten täglichen Bedarf mit 55–60 % der Gesamtkalorienzahl ab. Neben einem ausreichenden Bedarf an Nährstoffen benötigt der Organismus: **Vitamine,** Mineralstoffe und Ballaststoffe. Durch komplexe metabolische Stoffwechselvorgänge können bestimmte Nahrungsmittelbestandteile umgewandelt und gespeichert werden. Andere Nahrungsmittelbestandteile, wie z. B. einige Vitamine, können nicht vom Organismus selbst produziert werden und müssen zugeführt werden. Diese werden auch als **essenzielle** Nahrungsbestandteile bezeichnet. Besteht ein Übergewicht, kann dies zu starken körperlichen Einschränkungen führen. Übergewicht begünstigt bereits im Kindesalter Störungen des Fettstoffwechsels, **Hypertonie** und einen Diabetes mellitus als Folgeerkrankung. Durch eine **Ernährungsberatung** können die individuellen Bedürfnisse sowie Risikofaktoren von zu pflegenden Menschen wie Anette Siegsdörfer beachtet und das Essverhalten an Ernährungsregeln angepasst werden. Die Entscheidung, bestehende Ernährungsgewohnheiten zu ändern, muss in erster Linie vom **zu pflegenden Menschen** selbst getroffen werden.

LÖSUNG 4

b) Mittels Perzentilenkurven kann festgestellt werden, ob der Gewichts- und Körpergrößenverlauf „im Rahmen" liegt. Dadurch wird der Entwicklungsverlauf des Kindes festgehalten.
c) Der Body-Mass-Index (BMI) betrachtet das Verhältnis von Körpergewicht und Körpergröße.
d) Zur Erfassung der Ernährungssituation muss das Ernährungsverhalten im Zusammenhang mit dem Kindesalter betrachtet werden.

LÖSUNG 5

Die Anzeichen lassen auf eine Dysphagie (Schluckstörung) schließen.

LÖSUNG 6

d) ... Logopädie.

LÖSUNG 7

Aspirationsprophylaxe

LÖSUNG 8

1. Zum Essen und Trinken Positionierung des zu pflegenden Menschen mit erhöhtem Oberkörper gewährleisten; diese Position auch nach dem Essen für 20–30 Min. beibehalten (gleichzeitig Refluxprophylaxe).
2. Anwesenheit der Pflegenden während des Essens und Trinkens, ggf. zu pflegende Menschen anleiten.
3. Geeignete Speisen und Getränke individuell für zu pflegende Menschen auswählen, z. B. trockene Speisen vermeiden und/oder flüssige Speisen und Getränke andicken.
4. Mundhygiene vor und nach dem Essen anbieten, um Mundschleimhaut zu befeuchten und Essensreste zu entfernen.

8 AUSSCHEIDUNG

LÖSUNG 1

c) ...operativ geschaffene Öffnung des Dünndarms zur Körperoberfläche.

LÖSUNG 2

	Richtig	Falsch
Das Stoma muss immer deutlich über Hautniveau (prominent) angelegt sein, damit eine optimale Stomaversorgung gewährleistet werden kann.	✓	
Die umgebende Haut sollte feucht gehalten werden, da ein trockener Hautzustand zu starkem Juckreiz unter der Basisplatte führen kann.		✗
Eine weißliche Verfärbung des Stomas weist darauf hin, dass ein Pilzbefall vorliegt.		✗
Eine rosarote Färbung des Stomas ist physiologisch und weist auf eine gute Durchblutung hin.	✓	

LÖSUNG 3

Lauwarmes Wasser; Waschlotion (unparfümiert, pH-sauer 5,5, nicht rückfettend); Bettschutz, Zellstoff; Abwurfsack; Einmalhandschuhe; unsterile Kompressen, Einmalwaschlappen, alternativ: Reinigungstücher; ggf. Wattestäbchen; Schablone zur exakten Bestimmung der Stomagröße; Stift und Schere; Stoma-Versorgungssystem; ggf. elektrischer Rasierer oder Einmalrasierer; evtl. Hilfsmittel zur Stomaversorgung; evtl. Spiegel; Händedesinfektionsmittel.

LÖSUNG 4

- Angeborene Fehlbildungen wie z. B. Darmatresie
- Analatresie und weitere angeborene Störungen
- Colitis ulcerosa oder Morbus Crohn
- Ileus
- Bei Frühgeborenen: nekrotisierende Enterokolitis

LÖSUNG 5

a) Da adhäsive Pasten Alkohol enthalten, sind diese bei Kindern und zu pflegenden Menschen, welche bereits eine geschädigte Haut aufweisen, nicht geeignet.
c) Bei zu pflegenden Menschen, die zu Allergien neigen, eignen sich adhäsive Platten. Diese verfügen über ein geringeres Allergiepotenzial.
e) Zur Hautpflege im Bereich des Stomas können fettfreie und transparente Hautschutzlotionen genutzt werden.

LÖSUNG 6

b) Sofern nicht wegen der Grunderkrankung des Säuglings eine Diät eingehalten werden muss, kann die Mutter ihr Kind wieder stillen.

LÖSUNG 7

Ein Ileostoma bezeichnet eine Stomaanlage im Dünndarm. Der Stuhl ist flüssig bis dünnbreiig, da erst im Dickdarm (Intestinum crassum) Wasser und Elektrolyte rückresorbiert werden. Hierdurch kommt es zu einer Eindickung des Darminhalts, der nach Speicherung im Mastdarm als halbfester Stuhl über den After ausgeschieden wird.

LÖSUNG 8

Das Gefühl des **Ekels** ist eine angeborene Emotion und dient dem Aufzeigen von persönlichen **Toleranzgrenzen.** Im Kontext der Profession Pflege kann sich Ekel als sehr belastend bei der Ausübung alltäglicher pflegerischer Maßnahmen auswirken. In vielen Situationen können Pflegende einerseits das natürliche Bedürfnis verspüren, ekelerregenden Anblicken, **Gerüchen** etc. auszuweichen, andererseits besteht jedoch auch im Sinne der Empathie und Patientenfürsorge der Anspruch, Ekel zu **unterdrücken.** Da es **beruflich** bedingt meist nicht möglich ist, sich abstoßenden Gegebenheiten zu entziehen, besteht ein großes Risiko, dass sich bei Pflegenden eine Frustration ausbreitet. Diese kann sich mit der Zeit in **Aggression** wandeln, die unter Umständen auf die **zu pflegenden Menschen** übertragen wird. Somit spielt die Unterdrückung von Emotionen – also auch die **Unterdrückung** von Ekel – eine wesentliche Rolle bei der Entstehung von „Gewalt in der Pflege". Eine wichtige Strategie zur **Gewaltprävention** gegenüber zu pflegenden Menschen besteht darin, dass Pflegende lernen, in beruflichen Situationen mit Ekelgefühlen umzugehen und ein **Ekelmanagement** anzuwenden. Austausch und gegenseitige Unterstützung im **Team** hat dabei einen sehr hohen Stellenwert.

9 BEWEGUNG

LÖSUNG 1

Unter einer Kontraktur (*lat.* contrahere = zusammenziehen) versteht man eine Veränderung von Strukturen, die an Gelenkfunktionen beteiligt sind. Diese Veränderung hat Funktions- und Bewegungseinschränkungen zur Folge: Das Gelenk lässt sich nicht mehr vollständig beugen, strecken, ab- oder adduzieren.

LÖSUNG 2

Mögliche Ursachen und Risikofaktoren für eine Kontraktur: Immobilität/Bettlägerigkeit, Lähmungen, psychische Erkrankungen, Schonhaltung, großflächige Narben, Gelenkdeformationen, bereits bestehende Kontrakturen, angeborene Fehlbildungen, Pflege- und Behandlungsfehler.

LÖSUNG 3

a) Maßnahmen zur Kontrakturenprophylaxe werden in mobilitätsfördernde und positionsunterstützende Interventionen unterschieden.
b) Kontrakturenprophylaxe kann in Pflegehandlungen integriert werden.
c) Maßnahmen zur Kontrakturenprophylaxe beinhalten eine Risikoerkennung, Maßnahmenplanung, Durchführung und Evaluation.

LÖSUNG 4

Die Abbildung zeigt die Entstehung eines Spitzfußes. Hierunter versteht man eine besondere Form der Kontraktur, die das obere Sprunggelenk betrifft und eine Streckstellung (Plantarflexion) des Fußes erzeugt. Das Gelenk versteift in dieser Position, und die Betroffenen sind nicht mehr in der Lage, den Fuß abzurollen. Das Gehen ist nur noch auf den Zehenspitzen möglich, was eine starke Einschränkung der Mobilität zur Folge hat. Der Spitzfuß liegt häufig bei bettlägerigen und immobilen zu pflegenden Menschen vor.

LÖSUNG 5

Die Vermutung der Schülerin ist falsch. Kontrakturen sowie deren Prophylaxe spielen auch in der Kinderkrankenpflege eine Rolle, insbesondere bei körperlicher Behinderung, bei Frühgeborenen und bewusstlosen Kindern.

LÖSUNG 6 Zur Spitzfußprophylaxe bei Herrn Werner würde sich im Bett bzw. in liegender Position eine weiche Fußstütze anbieten, z. B. eine Fuß-Aktiv-Stütze. Hierdurch wird eine Anbeugung des Fußes zum Fußrücken gewährleistet und einer pathologischen Streckstellung vorgebeugt. Es ist darauf zu achten, dass die Fußstütze weich ist und ein Kontakt zur gesamten Fußsohle besteht. Zu harte Fußstützen können einen zu starken Druck und Spannung auf die Wade aufbauen. Dies ist kontraproduktiv, und es besteht die Gefahr, dass eine Spastizität gefördert wird. Das Fußteil am Bettende ist daher als Fußstütze nicht geeignet.

Weiterhin sollte darauf geachtet werden, den Druck auf die Zehen, der durch die Bettdecke entstehen kann, zu minimieren. Hierfür besteht die Möglichkeit, Decken über das Fußteil zu legen.

Neben Positionierungen zählen aktive Bewegungsübungen zu den effektivsten Kontrakturenprophylaxen. Eine Möglichkeit wäre, Herrn Werner in liegender Position im Wechsel die Beine aufstellen zu lassen und dadurch eine Dorsalreflexion zu erzeugen (Anbeugen des Vorfußes zum Fußrücken). Befindet sich Herr Werner in einer sitzenden Position, also z. B. in seinem Sessel, so ist darauf zu achten, dass die Füße bei richtigem Bodenkontakt eine 90°-Stellung einnehmen. Sollten die Füße den Boden nicht erreichen, so kann auch hier ggf. eine Fußstütze untergelegt werden.

LÖSUNG 7

1. Bewegungsabläufe sollen für zu pflegende Menschen und Pflegende so physiologisch und kräfteschonend wie möglich gestaltet werden.
2. Dem zu pflegenden Menschen soll eine angst-, stress- und schmerzfreie Aktivierung und Bewegung ermöglicht werden.
3. Ressourcen des zu pflegenden Menschen sollen erkannt und gezielt eingesetzt werden.
4. Gesundheitsprophylaxe der Pflegenden durch die Vermeidung unphysiologischen Hebens und Tragens.
5. Ein selbstbestimmtes Leben durch bestmögliche Gesundheitsförderung.

10 KOMMUNIKATION

LÖSUNG 1

a) ...zentrale Sprachstörung nach abgeschlossener Sprachentwicklung bei intakten Sprechwerkzeugen.

LÖSUNG 2

- Der Umgang basiert immer auf gegenseitigem Respekt.
- Für alle Pflegetätigkeiten ausreichend zeitliche Ressourcen einplanen.
- Die zu pflegenden Menschen immer wieder zum Sprechen ermuntern, ohne ständiges Korrigieren.
- Den zu pflegenden Menschen Zeit lassen zum Verstehen, Worte suchen und Aussprechen.
- Nicht ins Wort fallen oder ständig Sätze ergänzen.
- Fragen nacheinander stellen, sodass die zu pflegenden Menschen sich jeweils auf eine Frage beziehen können.
- Zu pflegende Menschen in alle Entscheidungen miteinbeziehen.
- Verständnissichernde Fragen stellen, z.B. „Haben Sie mich verstanden?"
- Verstandene Äußerungen bestätigen, z.B. durch Nicken
- Für Kontinuität in der Betreuung sorgen; Sicherheit durch gleiche Arbeitsschritte vermitteln
- Einfache, aber grammatikalisch richtige Sätze verwenden

LÖSUNG 3

Wesentliche Grundlage der zwischenmenschlichen Kontaktaufnahme ist die verbale wie auch die nonverbale Kommunikation. Für die Profession Pflege hat der kommunikative Prozess einen besonderen Stellenwert. Die Besonderheit, dass Pflegende in ihrem alltäglichen Berufsleben mit Menschen in Extremsituationen wie im Fall von Herrn Iwanow konfrontiert werden können, führt nicht selten zu Spannungen, Wut und Frustration. Kommunikation, verbal wie nonverbal, bringt diverse Emotionen zum Ausdruck, sei es vonseiten der Pflege oder der zu pflegenden Menschen und Angehörigen. Die Fähigkeit, Kommunikation beurteilen zu können und Veränderungen wahrzunehmen, ist daher für Pflegende eine nicht immer einfache, jedoch sehr wichtige Kompetenz. Pflege als kommunikativer Prozess lässt sich nicht nur auf einzelne Fachgebiete beziehen, sondern ist in jedem Bereich des Berufsfelds allgegenwärtig. Kommunikative Fähigkeiten sowie ein korrekter Umgang mit pathologischen Veränderungen sind in der Gesundheits- und Krankenpflege, Altenpflege sowie in der Kinderkrankenpflege gleichermaßen enorm wichtig und Teil einer professionellen Pflege.

LÖSUNG 4

- Fachbegriff: Sprachentwicklungsverzögerung
- Ursachen:
  - Erkrankungen, z. B. Innenohrschwerhörigkeit, Gehörlosigkeit
  - Angeborene Störung im Gehirn
  - Soziokulturelle Faktoren, z. B. mangelnde sprachliche Anregung

LÖSUNG 5

a) Die Mutter sollte den Kinderarzt bei Abweichungen der physiologischen Sprachentwicklung informieren.
c) Durch das rechtzeitige Erkennen einer verzögerten sprachlichen Entwicklung können frühzeitig Maßnahmen eingeleitet werden.
e) Pflegefachpersonen sollten das altersentsprechende Sprachverhalten sowie das Hörvermögen beobachten.

LÖSUNG 6

Prüfung der otoakustischen Emissionen (OAE) – gehört zum Screening aller Neugeborenen.

LÖSUNG 7

- Blickkontakt halten und mit deutlichen Mundbewegungen sprechen – viele schwerhörige Menschen können gut von den Lippen ablesen
- Wichtige Informationen zusätzlich schriftlich geben
- Sätze klar und deutlich formulieren, nicht zu schnell sprechen und nach Möglichkeit kurze Sätze bilden
- Den Betroffenen Personen nicht das Gefühl vermitteln, dass über sie gesprochen wird oder sie etwas verpassen
- Umgebungsgeräusche vermeiden oder nach Möglichkeit ausschalten
- Zusätzlich zu Hörsystemen weitere Kommunikationsmittel bereithalten, wie z. B. Papier und Stift

11 SCHLAF

LÖSUNG 1

Der Pflegeschüler hätte sich nach der Positionierung erkundigen sollen, ob die Bewohnerin in einer für sie angenehmen Position ist. Insbesondere weil bei Frau Kaiser eine Aphasie vorliegt, sollte hierauf sowie auf die Beobachtung von Mimik und Körperhaltung besonderer Wert gelegt werden, um mögliche Schmerzen und Unannehmlichkeiten frühzeitig zu erkennen.

LÖSUNG 2

- Schlafhemmende Einflüsse bei dem Pflegeschüler: Überhitzung, Stress, Belastung, Angst, Unsicherheit
- Schlafhemmende Einflüsse bei der Bewohnerin: ungewohnte Position, Schmerzen, Bewegungseinschränkungen, nächtliches Wasserlassen, psychische Faktoren (z. B. Angst und Trauer aufgrund gesundheitlicher Lage)

LÖSUNG 3

Die 30°-Seitenlage ist die klassische Positionierung zur Dekubitusprophylaxe.

LÖSUNG 4

- Im Vordergrund jeder Positionierung steht das Wohlbefinden des zu pflegenden Menschen.
- Positionierungen und Wechselintervalle werden individuell ausgewählt und angewendet.
- Es gilt immer die physiologische Stellung der Gelenke zu berücksichtigen.
- Nicht über den Kopf des Betroffenen hinweg handeln – zu pflegende Menschen (ggf. auch Angehörige) sind immer über die Ziele angewendeter Maßnahmen zu informieren.

LÖSUNG 5

a) ... Parasympathikus, tagsüber dagegen der Sympathikus.

LÖSUNG 6

a) Durch die Bauchlagerung kann die motorische Entwicklung des Säuglings gefördert werden (z. B. die Kopfhaltung).
d) Die Bauchlagerung stellt ein hohes Risiko für das SIDS dar und soll nur während den Wachzeiten des Kindes durchgeführt werden.

LÖSUNG 7

b) Kinaesthetics Infant Handling

LÖSUNG 8 Frühgeborene können in einem „Nestchen" positioniert werden. Dabei muss auf eine bequeme Position geachtet werden sowie darauf, dass das Kind nicht auf Beatmungsschläuchen, EKG-Kabeln oder Infusionsleitungen liegt. Diese können einen Dekubitus verursachen.

Für die Bildung eines Nestchens kann auch eine Stoffwindel um den Oberkörper des Frühgeborenen gelegt werden. Nach der Positionierung des Kindes ist auf die Vitalzeichen zu achten, v. a. auf die Körpertemperatur.

LÖSUNG 9 Beim plötzlichen Kindstod (engl. Sudden Infant Death Syndrome, Abkürzung: SIDS) tritt der unerwartete Tod eines zuvor völlig gesunden Säuglings ein. Die Ursachen dafür sind unklar. Im Alter zwischen dem 2. und 4. Lebensmonat ist das Auftreten am häufigsten. Jungen sind häufiger davon betroffen als Mädchen.

LÖSUNG 10

- Das Kind sollte ab Geburt im eigenen Baby-Bett im Elternschlafzimmer schlafen. Die Atemgeräusche der Eltern wirken sich so positiv auf die Atemtätigkeit des Kindes aus.
- Jegliche Gegenstände im Bett sind zu vermeiden. Der Säugling kann in weiche Gegenstände, wie z. B. Kopfkissen oder Tierfelle, mit dem Gesicht einsinken und ersticken.
- Es sollten keine Gegenstände verwendet werden, bei denen die Gefahr besteht, dass sie vom Säugling über den Kopf gezogen werden können, z. B. Stoffwindeln und Bettdecken.
- Statt einer Bettdecke sollte ein Schlafsack verwendet werden
- Die Temperatur im Schlafraum sollte max. 18 Grad betragen.
- Eltern sollten für eine rauchfreie Umgebung sorgen.
- Die sicherste Schlafposition ist die Rückenlage.
- Vermeidung von Überwärmung. Die Haut des Säuglings sollte im Hals-Nacken-Bereich warm sein, jedoch nicht verschwitzt.

LÖSUNG 11 Gute-Nacht-Geschichten; individuelle Einschlaflieder; bestimmte Kuscheltiere; Lesen oder Musikhören; warme Getränke; duschen oder baden; Spaziergang; feste Schlafzeiten

LÖSUNG 12 Kinder, die tagsüber viel Neues erleben, verarbeiten dies im Schlaf. Dies kann dazu führen, dass sie in der Nacht häufiger wach werden. Weitere mögliche Ursachen sind eine mangelnde Schlafhygiene sowie Störfaktoren in der Umgebung (z. B. Computer, Spielekonsolen).

12 BEWUSSTSEIN, WAHRNEHMUNG UND VERHALTEN

LÖSUNG 1

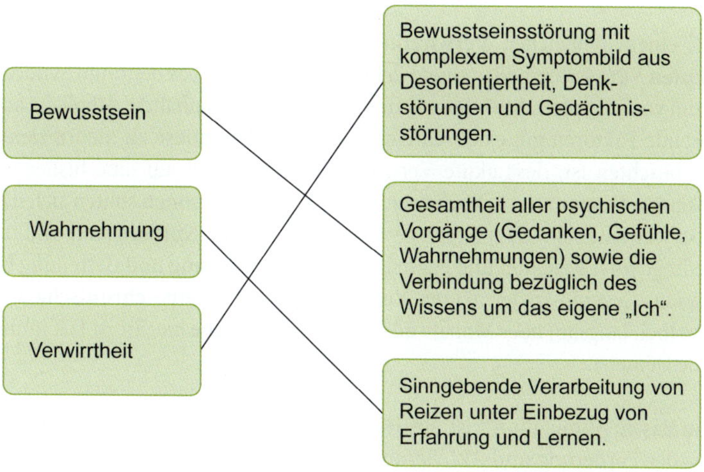

LÖSUNG 2

- Weitere Verletzungen oder Erkrankungen des Gehirns (z. B. Hirntumoren, zerebrale Durchblutungsstörungen und Blutungen des ZNS)
- Postoperative Phase
- Nach schweren Verletzungen (Blutverlust, Schmerz, Schock)
- Nach Gabe von beruhigenden Arzneimitteln

LÖSUNG 3

- Reagiert der zu pflegende Mensch auf Ansprache spontan oder muss er geweckt werden?
- Sind seine Antworten verständlich?
- Sind ihm sein Name, sein Geburtsdatum und seine Adresse bekannt?
- Kennt er den Wochentag bzw. die Tages- oder Jahreszeit?
- Weiß er, wo er sich befindet?
- Kann er die momentane Situation nachvollziehen?
- Führt er nach Aufforderung einfache Bewegungen aus?

LÖSUNG 4 b) Falsch. Bei einer quantitativen Bewusstseinsstörung sind alle Fähigkeiten des Bewusstseins gleichzeitig gestört. Wenn jeweils einzelne Fähigkeiten betroffen sind, spricht man von einer qualitativen Bewusstseinsstörung.

LÖSUNG 5 a) Das delirante Syndrom entspricht einer akuten Verwirrtheit.

LÖSUNG 6

- Medizinische Ursachen: Hormonstörungen, Dehydratation, Störung des Elektrolythaushalts, Sauerstoffmangel des Gehirns, Hypotonie, Herzinsuffizienz, Ateminsuffizienz, akute Infekte oder Stoffwechselentgleisungen
- Iatrogene Ursachen: z. B. Arzneimittelnebenwirkungen, längere Narkosen
- Vergiftungen: z. B. durch Alkohol, Arzneimittel
- Soziale Ursachen: z. B. Ortswechsel, Verlust einer Bezugsperson

In Bezug auf Herrn Möller könnten mögliche Faktoren für ein delirantes Syndrom eine lange Narkose und die bestehende Herzinsuffizienz sein. Weiterhin gilt es zu untersuchen, welche anderen medizinischen und/oder sozialen Ursachen vorliegen könnten.

LÖSUNG 7 Bei einem plötzlichen **Verwirrtheitszustand** spricht man auch von einer **akuten** Verwirrtheit oder einem deliranten Syndrom. Das delirante Syndrom kann von mehreren **Stunden** bis zu mehreren **Tagen** anhalten. Mögliche auslösende Faktoren gilt es durch eine sorgfältige **Anamnese** zu identifizieren. Zu beachten ist, dass akute Verwirrtheitszustände oft auf eine bisher unerkannte **Demenz** zurückzuführen sind. Pflegefachpersonen sollten sich darüber bewusst sein, dass akute Verwirrtheitszustände **Notfälle** sind und unbedingt einer gezielten und engmaschigen **Überwachung** und Betreuung bedürfen. Gegenüber der akuten Verwirrtheit entsteht eine **chronische** Verwirrtheit langsam über Monate oder Jahre. Die **Ursache** hierfür ist fast immer eine Demenz.

LÖSUNG 8 Die Basale Stimulation® ist ein Handlungs- und Kommunikationskonzept, das der Förderung und Aktivierung beeinträchtigter Menschen dient. Diese Beeinträchtigungen können Veränderungen der Bewegung, der Kommunikation und der Wahrnehmung beinhalten. Pflegende unterstützen hierbei die Patienten mit Angeboten zur Orientierung und Anregung, indem sie ihnen helfen, Körper und Umwelt neu zu spüren, zu verstehen und zu erfahren.

LÖSUNG 9 Frühgeborene; Personen mit Bewusstseinsveränderungen; zu pflegende Menschen mit schweren Atemwegserkrankungen; immobile zu pflegende Menschen; desorientierte oder demente zu pflegende Menschen; zu pflegende Menschen mit Lähmungen; im Sterben liegende zu pflegende Menschen.

LÖSUNG 10 c) ...das eigene Schicksal und die damit verbundene Abhängigkeit zu akzeptieren.

13 PFLEGE BEI SCHMERZEN

LÖSUNG 1

- Den zu pflegenden Menschen in der Schmerzeinschätzung anleiten und unterstützen
- Unterstützung der medikamentösen Schmerztherapie sowie eine korrekte Umsetzung der Arztanordnung
- Vermittlerrolle zwischen zu pflegendem Menschen und Arzt
- Anwendung von alternativen Formen der Schmerztherapie
- Gezielte Patientenbeobachtung und Wahrnehmung von Schmerzäußerungen

LÖSUNG 2

- **Wo** tut es weh? Kann der zu pflegende Mensch den Schmerz lokalisieren? Bestehen Schmerzen an mehreren Körperregionen? Strahlt der Schmerz aus?
- **Wie** lässt sich der Schmerz beschreiben? Kann der zu pflegende Mensch Angaben zu seinen Schmerzen machen (brennend, stechend, bohrend, krampfartig, etc.)?
- **Wie** stark ist der Schmerz (Einsatz von Schmerzskalen)?
- **Wie** fühlt sich der zu pflegende Mensch? Wie ist das Allgemeinbefinden? Wie ist die psychische Verfassung?
- **Wann** treten die Schmerzen auf? Sind die Schmerzen immer präsent? Gibt es Zeiten, an denen die Schmerzen ab-, bzw. zunehmen (z. B. nachts)? Bestehen Schmerzen im Ruhezustand oder bei Belastung?
- **Was** kann den Schmerz lindern? Welche Maßnahmen haben dem zu pflegenden Menschen Linderung verschafft?

LÖSUNG 3

- Mimik: schmerzverzerrtes Gesicht, Schmerzfalten an Stirn, Augen und Mund, zusammengekniffene Augen
- Körperhaltung: Schon- und Fehlhaltungen
- Lautäußerungen: stilles oder lautes Weinen, Stöhnen, Wimmern oder Jammern, veränderte Stimmlage
- Bewegung: Unruhe, Bettlägerigkeit
- Teilnahmslosigkeit: Rückzug und Desinteresse
- Ablehnung pflegerischer Maßnahmen: Angst vor Bewegung (z. B. Positionieren)
- Aggressives Verhalten

LÖSUNG 4

- Einsamkeit, Isolation, sozialer Rückzug, Trauer
- Verzweiflung, Hoffnungslosigkeit, Gefühl der Ohnmacht, Angst
- Körperliche Faktoren wie Schwäche, Appetitlosigkeit, Schlaflosigkeit

LÖSUNG 5

a) Analgetika

LÖSUNG 6

Das WHO-Stufenschema hat sich als klassische medikamentöse Schmerztherapie bei Tumorschmerzen etabliert. Analgetika (Schmerzmittel) werden hierbei stufenweise an das Schmerzniveau des zu pflegenden Menschen angepasst.

Stufe 3 beinhaltet die Gabe starker Opioid-Analgetika in Kombination mit Arzneimitteln der Stufe 1, also Nicht-Opioid-Analgetika als Co-Analgetika, und Begleitmedikamenten zur Vorbeugung oder Behandlung der Nebenwirkungen durch die Schmerztherapie.

LÖSUNG 7

- Atemdepression mit stark verminderter Atemfrequenz
- Bewusstseinsstörungen bis hin zum Koma, zerebrale Krämpfe
- Anfangs Pupillenverengung (Miosis), in fortgeschrittenen Stadien Pupillenerweiterung (Mydriasis)
- Zyanose durch zentrale Atemlähmung

LÖSUNG 8

- Thermotherapie: Wärme- oder Kälteanwendungen
- Massagen: z. B. atemstimulierende Einreibung (ASE), einfache Berührungen mit warmem Öl oder Lotion
- Physiotherapie, Elektrotherapie, Akupunktur
- Mobilisation, Positionierung
- Psychotherapie: z. B. Entspannungstechniken, spezielle Schmerzbewältigungsprogramme; Ablenkung; Akupunktur

LÖSUNG 9

Die somatoforme Schmerzstörung ist umgangssprachlich auch als „Seelenschmerz" bekannt. Die Betroffenen leiden meist unter starken Schmerzen, ohne dass durch diagnostische Maßnahmen eine körperliche Ursache auffindbar ist. Auslösende Faktoren sind mitunter stark belastende Lebensereignisse, insbesondere im Kindesalter. Nicht selten treten in Verbindung hiermit Angst- und depressive Störungen auf. Die Behandlung erfolgt primär über eine Psychotherapie.

14 PFLEGE IN NOTFALLSITUATIONEN

LÖSUNG 1

d) Kardiogener Schock

LÖSUNG 2

b) Falsch

LÖSUNG 3

b) 1. Erkennen des Herz-Kreislauf-Stillstands durch Prüfen von Bewusstsein und Atmung; 2. Notruf, möglichst Organisation eines automatischen Defibrillators (AED); 3. Herzdruckmassage, Atemspende; 4. Anwendung automatischer Defibrillator (AED)

LÖSUNG 4

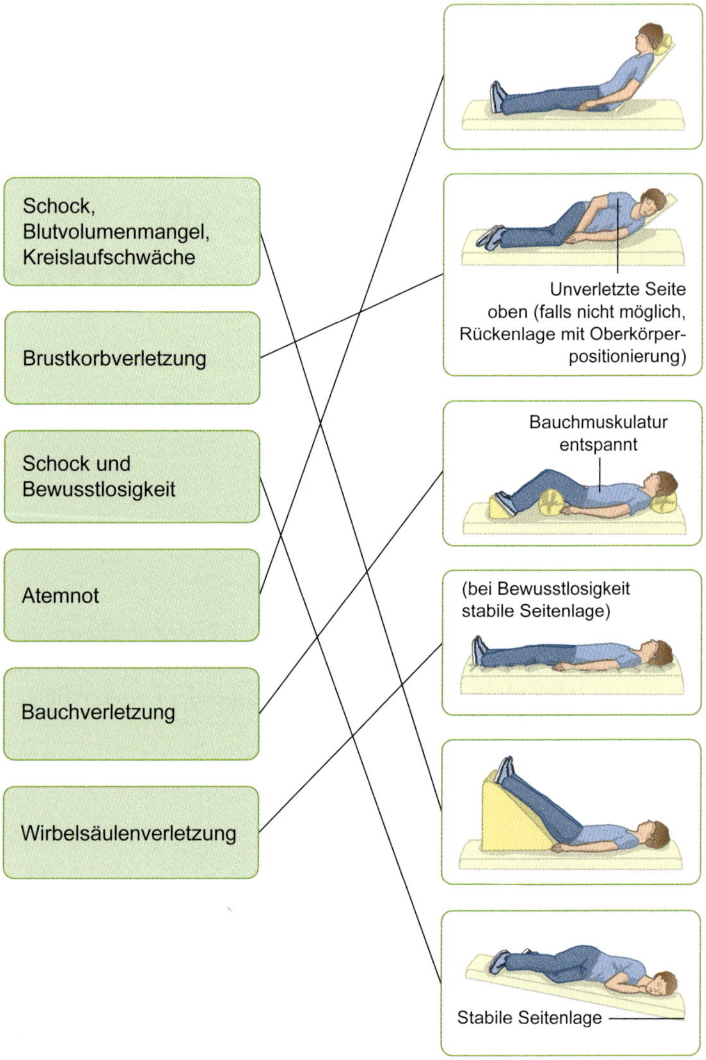

Zeichnungen: [L138]

LÖSUNG 5

- Häufigste Notfallursache: Atemstörungen (z. B. bei Fremdkörperaspiration)
- Zweithäufigste Notfallursache: Störungen des Kreislaufs (z. B. bei Volumenmangelschock)

LÖSUNG 6

c) ... erfolgt mit dem Zeige- und dem Mittelfinger; alternativ mit dem Daumen, während beide Hände den Brustkorb umfassen.

LÖSUNG 7

a) Richtig

15 ENTWICKLUNG DES MENSCHEN

LÖSUNG 1

Lennja ist aktuell drei Jahre alt. Dies entspricht nach Erikson der Phase „Autonomie versus Scham und Zweifel". Lennja versucht, gegenüber ihren Eltern selbst zu entscheiden, ob sie festhalten oder eher loslassen möchte. Die Ziele dieser Phase sind Stolz, Autonomie und ein fester Wille des Kindes. Im beschriebenen Fall möchte Lennja ihren eigenen Willen durchsetzen. Diese Phase wird auch als „Trotzalter" bezeichnet. Lennjas Verhalten entspricht also ihrer aktuellen Entwicklungsstufe.

LÖSUNG 2

b) Der Mensch und die Umwelt verändern sich und beeinflussen sich gegenseitig. Deshalb ist dieses Modell auch als interaktionistisches Entwicklungsmodell bekannt.
c) Das Modell bezieht sich auf Gesamtsysteme wie z. B. eine Familie.

LÖSUNG 3

- Körperliche Reifungsprozesse: Die körperliche Entwicklung und das Wachstum des Menschen. Diese Prozesse sind weitgehend unabhängig von der Kultur und verlaufen bei allen Menschen in etwa gleich.
- Gesellschaftliche Erwartungen: Diese sind sehr stark von der Kultur geprägt.
- Die dritte Quelle stellt die eigene aktive Entwicklungsgestaltung dar.

LÖSUNG 4

Die Sozialisation ist der Prozess, in dem der Mensch sich in eine Gesellschaft einfügt. Ein Mensch lernt, sich so zu entwickeln, dass er in einer Gesellschaft lebensfähig wird. Beeinflusst wird dieser Prozess durch bestimmte und wechselnde Faktoren. Zum Beispiel ändert sich im Leben die soziale Stellung einer Person. Ebenso ändern sich die Werte und die Normen einer Gesellschaft. Gerade in der Phase zwischen Kindheit und Erwachsenenalter findet ein häufiger Wechsel der gesellschaftlichen und kulturellen Umgebung statt.

LÖSUNG 5

Phase der Sozialisation	Erläuterung	Beispiel
Primäre Sozialisation	Findet meist in der Familie, aber auch in der Beziehung mit Gleichaltrigen statt. Ziel ist die Bildung einer persönlichen und individuellen Identität.	Erziehung im Elternhaus.
Sekundäre Sozialisation	Diese Phase dauert bis zum Ende des Erwachsenwerdens. Das Individuum wird auf die Rolle in der Gesellschaft vorbereitet. Dieser Lernprozess erfolgt auch außerhalb des Elternhauses, etwa in der Schule und im Freundeskreis, in sogenannten Peer-Groups.	Neuer Freundeskreis seit der 8. Klasse. In der Peer-Group übt der Jugendliche soziale Verhaltensweisen, testet seine Grenzen aus und erlebt den Übergang ins Erwachsenenalter in einem geschützten Rahmen.
Tertiäre Sozialisation	Anpassung, die das Individuum im Erwachsenenalter vornimmt.	Berufsleben. Diese Phase hat Max noch vor sich.

LÖSUNG 6

Einflussfaktor Rolle:	Kaya Gülkun befindet sich in einem Rollenkonflikt. Er war ein sehr selbstständiger Mann und Hauptverdiener der Familie. Durch seine Erkrankung kann er diese Rolle nicht mehr einnehmen und ist auf die Hilfe von anderen angewiesen. Dies könnte sein Selbstwertgefühl beeinträchtigen.
Einflussfaktor Geschlecht:	Herr Gülkun identifiziert sich nach außen mit seiner männlichen Geschlechterrolle und hält seine „abweichenden" Neigungen geheim. Dies kann zu psychischen Problemen führen.
Einflussfaktor Familie:	Eine wichtige Funktion der Familie ist es, ihren Mitgliedern sozialen Halt und Unterstützung zu bieten. Herr Gülkun kann auf die Hilfe seiner Familie bei der Krankheitsbewältigung zählen und verfügt damit über eine wichtige Ressource.
Einflussfaktor Armut:	Herr Gülkun kann seiner Arbeit nicht mehr nachgehen. Finanzielle Sorgen könnten seine Gesundheit beeinträchtigen.
Einflussfaktor Spiritualität und Religion:	Da Herr Gülkun aus der Türkei stammt, ist er vielleicht muslimischen Glaubens. Dies kann ihm Kraft und Sinnorientierung geben. Die Möglichkeiten, seinen Glauben etwa in Form von Gebetsritualen oder der Einhaltung von Fastenvorschriften zu praktizieren, sind in pflegerischen Einrichtungen jedoch begrenzt.
Einflussfaktor Alter:	Das Alter ist für die meisten Menschen mit zunehmender Krankheitslast und dem Verlust von Selbstständigkeit, Einkommen und sozialem Prestige verbunden. Damit muss sich auch Herr Gülkun auseinandersetzen. Möglicherweise profitiert er aber in seinem sozialen Umfeld davon, dass alten Menschen in der türkischen Kultur traditionell großer Respekt entgegengebracht wird.

16 GESUNDHEITSFÖRDERUNG UND PRÄVENTION

LÖSUNG 1

Das Helfer-Syndrom bezeichnet eine nicht bewusste Komponente der Helfermotivation, wie sie hauptsächlich in helfenden Berufen wie beispielsweise der Pflege zu finden ist. Betroffene zeigen ein aufopferndes Verhalten, das zum Burnout führen kann, da die selbst auferlegten Aufgaben angesichts der Realität der Arbeit oft zu Überforderung und Enttäuschung führen. Nach Schmidbauers Forschungen hängt diese unbewusste Komponente der Helfer-Motivation mit einer Mangelerfahrung wie der Ablehnung durch Erwachsene im Kindesalter zusammen. Das aufopfernde Verhalten ist demnach ein Versuch, den Mangel durch Verkörperung einer perfekten Helfergestalt auszugleichen.

LÖSUNG 2

Aktive Auseinandersetzung mit den eigenen Gefühlen während der Arbeit; Supervision; professionelle Teamführung; positive Teamerfahrungen; gute Ausbildung, bei der auf die Gefahren des Helfer-Syndroms und des Burnouts hingewiesen wird.

LÖSUNG 3

Für ein professionelles Arbeitsverhältnis sollten Pflegende nicht vorschnell auf das Angebot eingehen, einen Pflegebedürftigen zu **duzen.** Entgegen einer mittlerweile verbreiteten Ansprache von Pflegenden bei ihrem Vornamen sollten sich Pflegefachpersonen wie in jeder professionellen Beziehung mit ihrem **Nachnamen** ansprechen lassen. Über unangemessene **Ansprüche** sollten Pflegende nicht hinwegsehen, sondern auf freundliche, aber auch bestimmte Art verdeutlichen, dass die Beziehung zwischen Pflegefachperson und Pflegebedürftigem rein **beruflicher** Natur ist. Schwierigkeiten oder unangemessene Forderungen müssen in einem **Pflegeteam** und bei der Pflegeleitung Raum für Ansprache finden. Kollegen sollten sich offen gegenüber der Möglichkeit zeigen, bei Problemen zu pflegende Menschen an andere Teammitglieder abzugeben. Es ist wichtig, dass Pflegende **empathisch** gegenüber zu pflegenden Menschen sind; eigene Bedürfnisse dürfen dabei jedoch nicht **vernachlässigt** werden. Das betrifft auch den **Umgang** mit emotionalen Belastungen wie **Ekel** und **Scham.**

LÖSUNG 4

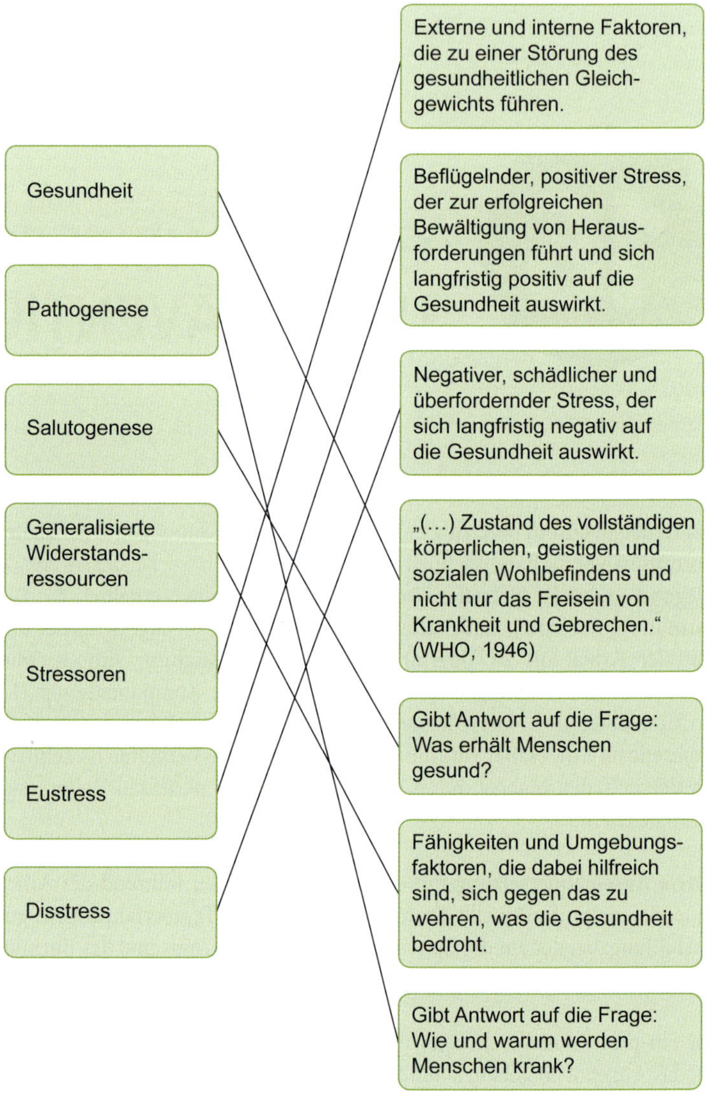

LÖSUNG 5 Auf entlastende und physiologische Bewegungsabläufe achten; Fähigkeiten und Ressourcen der zu pflegenden Menschen planvoll nutzen; Hilfsmittel gezielt und korrekt verwenden; Training in Form von Muskelkräftigung, Dehnungs- und Lockerungsübungen durchführen; Ausgleichssport betreiben; Entspannungstechniken einüben.

LÖSUNG 6 a) Ruckartige Bewegungen vergrößern die Belastung der Wirbelsäule unnötig, weshalb Pflegende schwere Lasten nicht mit plötzlichem Schwung aufheben und absetzen sollten. Stattdessen gilt es, sich in eine passende Ausgangsposition zu begeben und eine entsprechende Körperspannung aufzubauen.

LÖSUNG 7 b) Mobilisation von adipösen zu pflegenden Menschen nur bedingt durchführen.

17 REHABILITATION

LÖSUNG 1

c) Alle Maßnahmen, die akut oder chronisch kranken Menschen, Menschen mit Behinderung, zu pflegenden Menschen oder von Behinderung und Pflegebedürftigkeit bedrohten Menschen ein möglichst selbstständiges und selbstbestimmtes Leben ermöglichen

LÖSUNG 2

Ermittlung der Bedürfnisse des zu pflegenden Menschen; Evaluierung; Nutzung und Förderung von Fähigkeiten und Ressourcen; Erhalt und Wiedererlangung von Fähigkeiten; Einbeziehung von zu pflegenden Menschen, Angehörigen und weiteren Personen

LÖSUNG 3

Zentrale Kontaktperson für die zu pflegenden Menschen aufgrund der räumlichen, kommunikativen und zeitlichen Nähe; Verantwortung für Pflegeprozess, Anamnese, Zielbestimmung, Pflegeplanung, Durchführung und Evaluation; Überleitungs- und Entlassungsmanagement; Moderation bei Team- und Fallbesprechungen; Trainieren von Alltagskompetenzen zur Vermeidung von Pflegebedürftigkeit; Vertretung der Patienteninteressen

LÖSUNG 4

a) ...eine sehr wichtige Aufgabe, um unter anderem auf Entlastungsangebote der Pflegeversicherung aufmerksam zu machen und somit einem Burnout pflegender Angehöriger vorzubeugen.
c) ...wichtig, um mitunter die Motivation und aktive Teilnahme der Betroffenen zu steigern.

LÖSUNG 5

Geriatrisches Screening nach Lachs (körperliches, soziales Befinden); Barthel-Index (Alltagsaktivitäten); Depressionsskala (Emotion); Timed Up & Go Test (Mobilität); Handkraftmessung und Tinetti-Test (Sturzgefahr); Unified Parkinson's Disease Rating Scale (UPDRS)

LÖSUNG 6

Der Grundsatz „Vorrang der Rehabilitation vor anderen Sozialleistungen" beinhaltet, dass zunächst Rehabilitationsmaßnahmen durchzuführen sind, um zu verhindern, dass die Betroffenen aus Arbeit und Beruf ausgegliedert, berentet oder pflegebedürftig werden. So auch im Fall von Frau Kreisel, die darum besorgt ist, aufgrund ihrer Knieprobleme nicht mehr berufstauglich zu sein. Leistungen zur Teilhabe an ihren rehabilitativen Maßnahmen haben Vorrang, wenn hierdurch Leistungen wie Rentenzahlungen (bei Erwerbsminderung) nicht oder erst später notwendig werden (§ 9 SGB IX).

LÖSUNG 7

- Einschränkung der Beweglichkeit
- Muskelabbau
- Schmerzen

LÖSUNG 8

a) Physiotherapie (Beweglichkeits- und Muskelaufbautraining)
d) Schmerzmanagement

LÖSUNG 9

c) Entwicklungsrehabilitation

LÖSUNG 10

Frühkindliche Hirnfunktionsstörung durch eine angeborene oder früh erworbene Beeinträchtigung (z. B. durch Komplikationen bei der Geburt)

18 PFLEGE VON KINDERN

LÖSUNG 1

Aspekte der kindlichen Entwicklung	Säuglingsalter	Kleinkind-, Kindergarten- und Grundschulalter
Entwicklung der Körperorgane	• Ungefähr mit einem halben Jahr der erste Milchzahn • Gehirnvolumen verdoppelt sich im Laufe des ersten Lebensjahrs	• Mit 2,5 Jahren meist alle 20 Zähne des Milchgebisses vorhanden • Aufbau des bleibenden Gebisses mit 32 Zähnen ab dem sechsten Lebensjahr
Motorische Entwicklung	• Ungefähr mit drei Monaten kann ein Säugling Kopf und Schultern etwa 45° bis 90° von der Unterlage heben und für längere Zeit halten • Mit neun Monaten freies Sitzen, steht mit Festhalten	• Feinmotorische Fähigkeiten nehmen zu, z. B. Kind kann mit Löffel essen • Im Kleinkindalter lernt das Kind zu laufen
Geistige (kognitive) Entwicklung	• Das Kind ahmt Laute nach, es „plappert" • Nonverbale Kommunikation: Änderungen des Gesichtsausdrucks	• Kinder lernen im Spiel • Sprachentwicklung schreitet voran
Emotionale und soziale Entwicklung	• Der Säugling schaut seine Bezugspersonen an und belohnt mit einem Lächeln • Acht-Monats-Angst: Der Säugling kann unterscheiden, welche Personen ihm vertraut und welche ihm fremd sind	• Zwischen 15 Monaten und drei Jahren: Phase der Verneinung oder Ablehnung • Ende des zweiten Lebensjahrs entwickelt das Kind einen natürlichen „Egozentrismus"

LÖSUNG 2 Die EACH-Charta fordert das Einbeziehen der Eltern.

LÖSUNG 3 Die Pflegenden ermöglichen den Eltern während ihrer Anwesenheit eine Auszeit von der Pflege ihres kranken Kindes. Diese Zeit können Eltern zur Erholung oder zur Erledigung anderer Besorgungen nutzen.

LÖSUNG 4

b) Die Kinder und ihre Eltern haben das Recht, in alle medizinischen und pflegerischen Entscheidungen, die im Krankenhaus getroffen werden, mit einbezogen zu werden.
d) Die Umgebung im Krankenhaus muss nach den Bedürfnissen der Kinder eingerichtet sein. Ein Krankenhausaufenthalt soll die Entwicklung des Kindes nicht behindern. Ebenso muss entsprechend geschultes Personal vorhanden sein.

LÖSUNG 5

- Beobachtung: Neben den objektiven Daten wie z. B. Temperatur gilt es, besonders die subjektiven Informationen (z. B. die Mimik des Kindes) zu erfassen.
- Schmerzempfindung: Die Schmerzerfassung bei Kindern mit Behinderungen ist zusätzlich erschwert. Es gilt Schmerzerfassungsinstrumente für eine bessere Einschätzung zu verwenden.
- Ernährung: Ggf. Beratung und Anleitung zu spezieller Sondennahrung und Intervention bei Erbrechen.
- Bewegung: Angepasste und frühzeitige Mobilisation. Bewegungsunterstützende Maßnahmen und Prophylaxen in den Pflegealltag integrieren, z. B. das Kinaesthetics Infant Handling und Dekubitusprophylaxe.

LÖSUNG 6 Wachstumsverzögerung; Untergewicht mit reduziertem Fettgewebe; mangelhaft entwickelte Muskulatur; blasses Hautkolorit durch begleitende Eisenmangelanämie; Ödeme durch Proteinmangel

LÖSUNG 7 Eltern von kranken Kindern sind als Ratsuchende und Partner in der Pflege zu sehen. Daher ist es enorm wichtig, Vertrauen aufzubauen. Die Sorgen und Ängste der Eltern gilt es stets ernst zu nehmen und Sicherheit während eines Klinikaufenthalts des Kindes zu garantieren. Eltern sind die einzigen Sorgeberechtigten im Krankenhaus. Die vom Arzt durchzuführende Aufklärung der Sorgeberechtigten und das Einholen der Einverständniserklärung bei jeglichen diagnostischen und therapeutischen Eingriffen sind gesetzlich vorgeschrieben. Im Bürgerlichen Gesetzbuch wird dies in § 630c–e und § 1629 geregelt. Zu beachten ist auch das Recht auf körperliche Unversehrtheit, das im Grundgesetz in Artikel 2 (2) festgeschrieben ist und das die Eltern als Sorgeberechtigte für ihre Kinder einfordern können.

19 PFLEGE VON ÄLTEREN MENSCHEN

LÖSUNG 1

Die altersbedingte Makuladegeneration beschreibt eine fortschreitende Degeneration der Makula (gelber Fleck). D. h., es liegt ein Funktionsverlust und Absterben der Netzhautzellen bei der Foeva centralis („Punkt des schärfsten Sehens“) vor. Mit einem Vorkommen bei ca. 5 % aller über 60-Jährigen und 25 % aller über 75-Jährigen handelt es sich um eine häufige Erkrankung und häufigste Ursache einer Sehbehinderung im Alter.

LÖSUNG 2

Im Gegensatz zu jüngeren Menschen kann bei Älteren bereits ein Sturz aus geringer Höhe auf die Hüfte zu einer Schenkelhalsfraktur führen. Gründe hierfür liegen in der meist osteoporotischen Veränderung des Knochens. Osteoporose ist gekennzeichnet durch eine Verminderung der Knochenmasse, eine veränderte Mikroarchitektur des Knochens und ein dadurch erhöhtes Frakturrisiko. Dazu kommen diverse physiologische Alterungsprozesse, die zu einer erhöhten Sturzgefahr beitragen können. Hierzu zählen u. a. eine Verschlechterung der Sehfähigkeit, ein verzögertes Reaktionsvermögen und/oder ein vermindertes Durstempfinden, das zur Exsikkose mit Schwindel führen kann.

LÖSUNG 3

MRSA (Methicillin-resistenter Staphylococcus aureus) zählt zu den multiresistenten Erregern. Diese rufen die gleichen Infektionen hervor wie nichtresistente Erreger, sind aber wesentlich schwerer zu bekämpfen. Um eine Verbreitung zu verhindern, sind spezielle Hygienemaßnahmen erforderlich. Hierzu zählt unter anderem, den zu pflegenden Menschen zu isolieren. Das bedeutet eine Unterbringung in einem Einzelzimmer mit eigener Nasszelle. Es gilt, das Patientenzimmer möglichst selten zu betreten und die Zahl der Kontaktpersonen möglichst gering zu halten. Bei Kontakt mit dem zu pflegenden Menschen, seiner Umgebung oder evtl. kontaminierten Gegenständen besteht Schutzkittel- sowie Handschuhpflicht, in bestimmten Situationen ist auch ein Mund-Nasen-Schutz erforderlich. Eine erfolgreiche Keimvernichtung besteht, wenn drei negative Abstriche von vorher positiven Körperstellen an drei aufeinanderfolgenden Tagen vorliegen.

LÖSUNG 4 Unter geriatrietypischer Multimorbidität versteht man eine Kombination von Multimorbidität und geriatrietypischen Befunden bzw. Sachverhalten. Als multimorbid gilt ein älterer Mensch, wenn er multiple strukturelle oder funktionelle Schädigungen bei mindestens zwei behandlungsbedürftigen Erkrankungen aufweist. Mögliche Kombinationen der geriatrietypischen Multimorbidität können sich aus folgenden Merkmalkomplexen zusammensetzen: Vorhandensein von Schädigungen und Beeinträchtigungen der Aktivität im Sinne eines geriatrischen Syndroms, hohes Risiko der Einschränkung der Selbstständigkeit im Alltag bis hin zur Pflegebedürftigkeit und ein hohes Risiko von Krankheitskomplikationen (z. B. Thrombose, Infektionen, Frakturen).

LÖSUNG 5 Symptome, die im Fall von Herrn Wagner auf ein geriatrisches Syndrom schließen lassen: aktuell verstärkte Immobilität, Instabilität durch Gangstörung mit Schwindel und Sturzneigung, Inappetenz im Isolationszimmer, ggf. Beeinträchtigung durch Schmerzen aufgrund der Fraktur und Infektion, ggf. depressive Störungen durch Isolation.

LÖSUNG 6 Spezielle Bildungsmaßnahmen für ältere Menschen/Mitarbeiter; Schulungen zur Gesunderhaltung (z. B. spezielle Fitnessangebote); wohnortnahe Einkaufsmöglichkeiten; aktivierende Pflege; altersgerechte Wohnungen, Förderung von Umbaumaßnahmen

LÖSUNG 7 **Maximale Förderung der noch vorhandenen Ressourcen** – z. B. Gehtraining anstatt Mobilisation in den Rollstuhl und Hilfe/Unterstützung zum eigenständigen Essen. Hierdurch sind auch wichtige Kernelemente der Teilhabe am täglichen Leben gegeben.
Steigerung des Selbstwertgefühls – Herr Wagner scheint durch die Isolation im Krankenhaus psychisch mitgenommen zu sein und zu resignieren. Merkmale seiner Situation: starke Sehbehinderung, isoliert von Mitmenschen und Außenwelt, aktuell immobil, Mobilisation nur mit Unterstützung durch Dritte möglich. Wichtig: keine Stagnation der Situation zulassen, sondern Verbesserung der Lebensqualität unter Einbeziehung biografischer Aspekte.
Konsequente Einbeziehung der zu pflegenden Menschen in die Pflegeplanung – mögliche Zielsetzungen und Maßnahmen mit Herrn Wagner besprechen und abstimmen (Partizipation und Selbstbestimmung gewährleisten).

LÖSUNG 8 Mögliche positive Aspekte: Zufriedenheit; Zeit für Freizeitaktivitäten; Zeit für soziales Engagement; Internetaffinität; Entpflichtung aus dem Arbeitsleben und damit Möglichkeiten, das Leben neu zu gestalten – sogenannte Produktivität im Alter

20 PALLIATIVE CARE UND PFLEGE IN DER LETZTEN LEBENSPHASE

LÖSUNG 1

c) Bei der Rasselatmung handelt es sich um ein exspiratorisches Geräusch, das nicht selten bei Sterbenden in den letzten Tagen bis Stunden vor Eintreten des Todes beobachtet werden kann. Ausgelöst wird dieses Todesrasseln durch ein Erlöschen des Husten- und Schluckreflexes. Speichel und Bronchialsekret sammeln sich an und erzeugen durch die Schwingung beim Ausatmen das typische Rasselgeräusch. Der Zustand stellt für die Betroffenen keine Atemeinschränkung dar. Mögliche Therapieversuche haben eine Reduktion oder Umverteilung des Bronchialsekrets zum Ziel und dienen nicht selten dazu, die schwer aushaltbare Situation für Zugehörige zu erleichtern. Zu möglichen Maßnahmen gehören u. a. eine leichte Umlagerung sowie die Gabe von Anticholinergika.

LÖSUNG 2

1. Totenflecken (Livores): rötlich-bläuliche, fleckige Verfärbung der Haut, die nach einiger Zeit an der gesamten Liegefläche des Leichnams zu sehen ist; ausgelöst durch die Schwerkraft, die das Blut in die am tiefsten gelegenen Hautgefäße (Hypostase) absinken lässt
2. Totenstarre (Rigor mortis): Kontraktur der Muskulatur, die sich nach Stunden bis Tagen wieder auflöst
3. Leichenfäulnis: spezielle Geruchsentwicklung durch den langsam einsetzenden Fäulnis- und Auflösungsprozess des Leichnams
4. Mit dem Leben nicht vereinbare Verletzungen

LÖSUNG 3

Atemstillstand; Herz-Kreislauf-Stillstand; kalter Körper; schlaffer Körper; weite und lichtstarre Pupillen

LÖSUNG 4

SAPV: Spezialisierte ambulante Palliativversorgung

LÖSUNG 5

Am Lebensende leiden viele Menschen durch diverse Erkrankungen an den damit verbundenen Symptomen, die oft mit großen Einschränkungen in der Lebensqualität verbunden sind. Zentrale Aufgabe eines interdisziplinären Teams ist das Lindern solcher Symptome. Diese umfassende Linderung von Symptomen nennt man Symptomkontrolle.

LÖSUNG 6

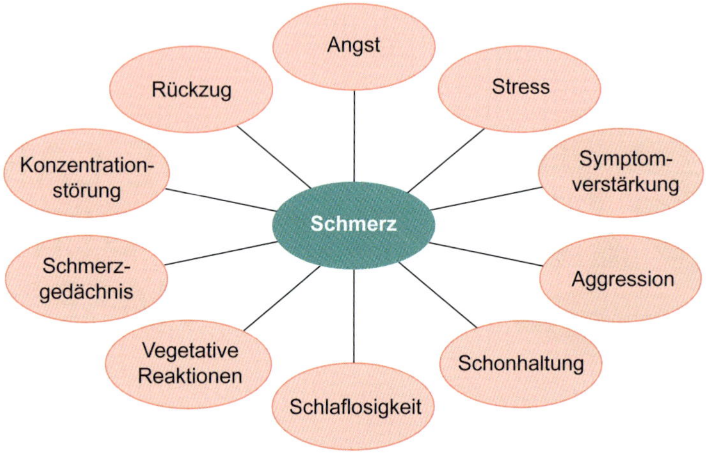

LÖSUNG 7

Besonderheiten in der Betreuung von Kindern mit lebenslimitierenden Erkrankungen:

- Die generelle Einbettung eines Kindes in eine feste Familienstruktur bedingt nicht nur die Begleitung des sterbenden Kindes, sondern auch die der Eltern und Geschwister.
- Die kindliche Sicht auf den Tod variiert je nach Alter und persönlicher Reife.
- Die betroffenen Kinder erleben starke Verluste im sozialen Umfeld, da eine „normale" Kindheit durch Krankheit oder Behinderung und damit verbundene Therapien oft nicht gegeben ist.
- Kinder spüren die hohe Belastung ihrer Eltern. Viele Kinder reden daher nicht über ihre Ängste und Sorgen, um die Eltern nicht noch trauriger zu machen. Gesprächsangebote haben deshalb einen sehr hohen Stellenwert.
- Die Familien der betroffenen Kinder dürfen in ihrer Hilflosigkeit nicht alleine gelassen werden.
- Geschwisterkinder sind in solchen Zeiten einer enormen Belastung ausgesetzt. Zum einen sind sie belastet durch die Trauer bezüglich des nahenden Verlustes, zum anderen dadurch, dass der Fokus der Aufmerksamkeit auf dem erkrankten Kind liegt und die Geschwister ihre eigenen Bedürfnisse nicht selten stark zurückstecken müssen. Oft entsteht hierdurch der stille Wunsch, dass die Situation ein Ende nehmen soll, was wiederum mit starken Schuldgefühlen verbunden sein kann.

21 PFLEGE BEI HERZERKRANKUNGEN

LÖSUNG 1

Schneller Herzschlag; beschleunigte Atmung; Gedeihstörung; Belastungsunverträglichkeit (Säugling schwitzt bei niedriger Belastung, z. B. beim Trinken)

LÖSUNG 2

a) Die Ursache einer Synkope ist eine vorübergehende, nicht ausreichende Durchblutung des Gehirns. Diese Minderdurchblutung kann unterschiedliche Gründe haben.

d) Erstmaßnahmen bei einer Synkope sind: Den zu pflegenden Menschen sofort hinlegen und die Beine hochlagern; zu pflegenden Menschen nicht alleine lassen, nach Hilfe rufen und den Arzt benachrichtigen; Vitalzeichenkontrolle; zu pflegenden Menschen auf Folgen des Sturzes untersuchen und Risikofaktoren ermitteln (z. B. bei zu pflegenden Menschen mit Diabetes mellitus eine Blutzuckerkontrolle durchführen).

LÖSUNG 3

Bei einem Ventrikelseptumdefekt befindet sich ein Loch im Kammerseptum. Dabei fließt das Blut von der linken Herzkammer in die rechte Kammer. Hieraus folgen eine Druck- und Volumenbelastung des Lungenkreislaufs sowie eine Rechtsherzhypertrophie.

LÖSUNG 4

Viele Eltern neigen aus Angst zu einer Überbehütung ihres kranken Kindes. Ein Kind oder Jugendlicher mit einer Herzerkrankung sollte jedoch so weit wie möglich an vielen Aktivitäten mit Gleichaltrigen teilhaben dürfen. Damit soll vermieden werden, dass die Betroffenen in die Außenseiterrolle gedrängt wird. Eltern und Kinder können eine entsprechende Beratung in Anspruch nehmen.

LÖSUNG 5

c) ...keine eigenständige Krankheit, sondern die Folge verschiedener Herz-Kreislauf-Erkrankungen.

LÖSUNG 6

- Symptome bei Linksherzinsuffizienz: Belastungs-, Ruhedyspnoe; Orthopnoe; Rasselgeräusche über der Lunge; Husten; Lungenödem; Zyanose; Einsatz der Atemhilfsmuskulatur
- Symptome bei Rechtsherzinsuffizienz: gestaute, erweiterte Halsvenen; Ödeme (Bauch, Unterschenkel, Füße); Gewichtszunahme; Leber- und Milzvergrößerung; Aszites

LÖSUNG 7

Die Abkürzung EKG steht für Elektrokardiogramm. Mit Hilfe eines Kardiogramms können elektrische Erregungsvorgänge des Herzens registriert und aufgezeichnet werden.

LÖSUNG 8

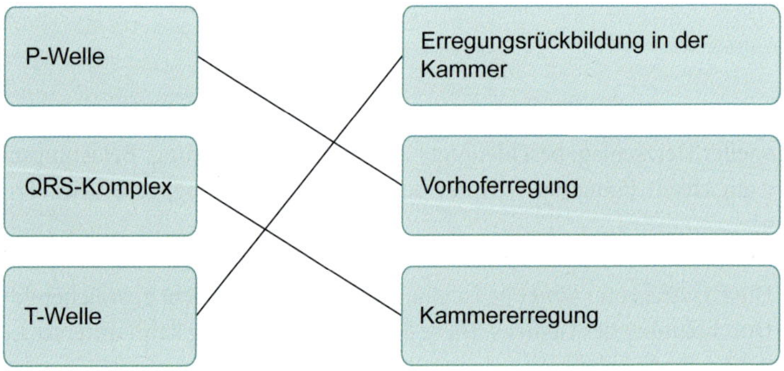

22 PFLEGE BEI KREISLAUF- UND GEFÄSSERKRANKUNGEN

LÖSUNG 1

Die Virchow-Trias umfasst folgende Risikofaktoren, welche die Entstehung eines Thrombus und somit einer Thrombose begünstigen:

1. Die Veränderung, d. h. insbesondere eine Verlangsamung der Blutströmung, welche z. B. durch Immobilität oder eine hochgradige Herzinsuffizienz hervorgerufen werden kann
2. Gefäßwandschädigung, z. B. durch Entzündungsprozesse oder nach Operationen
3. Veränderte Blutzusammensetzung mit erhöhter Gerinnungsneigung, so z. B. in der Schwangerschaft, durch die Einnahme oraler Antikonzeptiva (empfängnisverhütende Mittel) oder bei Tumoren

LÖSUNG 2

b) Medizinische Thromboseprophylaxestrümpfe

LÖSUNG 3

c) Heparin, das zu den parenteralen Antikoagulanzien zählt

LÖSUNG 4

Bei Frau Schmitz besteht der Verdacht einer tiefen Venenthrombose.

LÖSUNG 5

Die Lungenembolie ist meistens die Folge einer (ggf. unentdeckten) tiefen Bein- oder Beckenvenenthrombose. Hierbei bildet sich ein Thrombus, also ein Blutgerinnsel, das sich löst. Der Thrombus gelangt durch das venöse Gefäßsystem über die untere Hohlvene und das rechte Herz bis zu den Lungengefäßen und verursacht hier eine Verlegung der Lungenstrombahn. Dies führt zu einer akuten Widerstandserhöhung im Lungenkreislauf. Folge kann ein Pumpversagen (Dekompensation) der rechten Herzkammer sein (akutes Cor pulmonale).

LÖSUNG 6 Die Aufgabe Medizinischer Kompressionsstrümpfe ist es, von außen Druck auf das Bein auszuüben, um den venösen Rückfluss zu steigern. Dieser Druck nimmt von distal nach proximal ab und wird durch längs- und querelastische Fasern erzeugt. Verordnet werden die Kompressionsstrümpfe insbesondere bei venösen Erkrankungen und Lymphödemen. Im Gegensatz zu den Medizinischen Thromboseprophylaxestrümpfen (MTS) entfalten Kompressionsstrümpfe ihre Wirkung erst, wenn der Träger sich bewegt und die Muskel-Venen-Pumpe aktiviert wird. Zur Nachtruhe gilt es, die Kompressionsstrümpfe auszuziehen.

MTS üben ebenfalls Druck auf die Beine aus, und auch sie verstärken den Effekt der Muskel-Venen-Pumpe. Jedoch handelt es sich bei MTS um Bett- oder Liegestrümpfe. Sie werden bei immobilen oder vorübergehend bewegungseingeschränkten zu pflegenden Menschen (z. B. postoperativ) zur Thromboseprophylaxe verwendet. MTS sollten auch während der Nacht anbehalten werden. Für die Verwendung bei mobilen zu pflegenden Menschen besitzen die MTS gegenüber den Kompressionsstrümpfen einen zu geringen Druck.

LÖSUNG 7 Bei Frau Specht liegt ausgehend von den Symptomen das Krankheitsbild **pAVK** nahe, was ausgeschrieben **periphere arterielle Verschlusskrankheit** bedeutet. Eine der häufigsten Ursachen ist die Arteriosklerose. Es liegt eine chronische Verengung oder ein Verschluss einer Extremitätenarterie vor, wobei in über 90 % aller Fälle die **unteren** Extremitäten betroffen sind. Meist können die Betroffenen nur eine begrenzte Strecke gehen, bevor es aufgrund der hochgradigen Beinarterienstenosen zu einer **Minderdurchblutung** der Gefäße und zu Ischämieschmerzen kommt. Durch die Minderdurchblutung fühlen sich die Extremitäten meist **kühl** an, und es kommt zu Gefühlsstörungen. Vorsicht! Bei Arterienerkrankungen darf ein betroffenes Bein auf keinen Fall hochgelagert werden, da eine Hochlagerung die **Durchblutung** noch zusätzlich verschlechtert.

LÖSUNG 8 Bei der peripheren arteriellen Verschlusskrankheit (pAVK) besteht eine pflegerische Maßnahme, vor allem bei Ruheschmerzen, darin, eine Wechselpositionierung vorzunehmen. Dabei werden die Beine im Wechsel 10–15 Minuten flach im Bett ausgestreckt und dann für kurze Zeit auf einem etwas niedrigeren Hocker tief positioniert. Es ist darauf zu achten, dass die Füße hierbei warm eingepackt werden, da sie aufgrund der Durchblutungsstörung schnell auskühlen. Dieser Vorgang wird ggf. mehrmals wiederholt.

23 PFLEGE BEI LUNGENERKRANKUNGEN

LÖSUNG 1

- Engl. chronic obstructive pulmonary diseases
- Dt. chronisch-obstruktive Lungenerkrankung

LÖSUNG 2

b) $paO_2 < 70$ mmHg bei $paCO_2 > 45$ mmHg

LÖSUNG 3

Atemübungen/Atemtraining; Techniken zum Ausatmen gegen Widerstand (dosierte Lippenbremse, Gähn- und Schnüffelatmung); atemerleichternde Positionen (Dehnpositionierung, Kutschersitz); Sekretmanagement (z. B. Vibrationsbehandlung, ausreichende Flüssigkeitszufuhr); Anleitung des zu pflegenden Menschen zur richtigen Arzneimittelanwendung (z. B. Umgang mit Dosieraerosolen); Inhalation und Luftbefeuchtung

LÖSUNG 4

Atmung, Husten und Sputum insbesondere im Hinblick darauf, ob Sekret abgehustet werden kann; Körpertemperatur als Infektzeichen; Hautfarbe, Puls, RR und Ödeme sowie Bewusstseinslage (Unruhe bei O_2-Mangel, Somnolenz bei Hyperkapnie oder drohender CO_2-Narkose bei O_2-Gabe)

LÖSUNG 5

Keine eigenmächtige Erhöhung der O_2-Gabe, nur nach Arztanordnung. Insbesondere bei zu pflegenden Menschen mit COPD besteht bei zu hoher Sauerstoffgabe die Gefahr der CO_2-Narkose (Kohlendioxidnarkose). Da ihr Körper an den ständig erhöhten CO_2-Gehalt im Blut „gewöhnt" ist, ist der Sauerstoffmangel im Blut der einzige Atemantrieb. Wird dieser durch die Sauerstofftherapie behoben, entfällt der letzte Atemanreiz. Die Atemfrequenz sinkt bis hin zu einem möglichen Atemstillstand. Ein extremer CO_2-Anstieg und eine Kohlendioxidnarkose können die Folge sein.

LÖSUNG 6

Maßnahmen zur Sekretverflüssigung, -lösung oder Sekretentleerung bei zu pflegenden Menschen, die festsitzendes Sekret nicht oder nur unzureichend abhusten können. Möglichkeiten in der ambulanten Krankenpflege: ausreichende Flüssigkeitsversorgung, Luftbefeuchtung und Inhalation, Bewegung und Positionsänderung, Einreibung, Vibrationsbehandlung, Atem- und Hustentechniken, Atemtraining, medikamentöse Therapie, Absaugen von Atemwegssekret mit Absauggeräten (meist mit Elektropumpen) für die häusliche Pflege.

LÖSUNG 7 d) Ein Bronchodilatator sorgt in erster Linie dafür, dass die Bronchialmuskulatur erschlafft und die Atemwege erweitert werden.

LÖSUNG 8 Asthma bronchiale

LÖSUNG 9 Atemfrequenz/Min. im Wachzustand: 13–20

LÖSUNG 10 Dyspnoe-Zeichen bei Säuglingen sind meist diskret und nicht mit denen Erwachsener zu vergleichen. Einzig sichtbare Zeichen einer Atemnot können hier sein: Stöhnen bei der Atmung (Stridor), Bewegung der Nasenflügel mit der Ein- und Ausatmung („Nasenflügeln"), Einziehungen am unteren Thoraxrand, an den Schlüsselbeingruben oder zwischen den Rippen.

LÖSUNG 11 Verabreichung der Bedarfsmedikation; ruhiger, einfühlsamer Umgang zur Angstminderung; zu pflegende Menschen nicht alleine lassen; bis zum Eintreffen des Arztes Vorbereitung von Materialien für die zu erwartenden Anordnungen: Arzneimittel (β2-Sympathomimetika, Glukokortikoide), Materialien für venösen Zugang, Blutentnahmeröhrchen, alles für Sauerstoffgabe, zum Absaugen und evtl. zur Intubation

LÖSUNG 12 Ein psychisches Ungleichgewicht und unbearbeitete Konflikte können sich negativ auf die Erkrankung auswirken. Bei Kindern und Jugendlichen können sich Überbehütung und starke Reglementierung belastend auswirken. Hier kann das Erlernen von Entspannungstechniken eine Hilfe sein.

24 PFLEGE BEI ERKRANKUNGEN DES MAGEN-DARM-TRAKTS

LÖSUNG 1

Appendizitis	Entzündung des Wurmfortsatzes; umgangssprachlich fälschlicherweise auch als Blinddarmentzündung bekannt
Cholezystitis	Entzündung der Gallenblase
Divertikulitis	Entzündung von umschriebenen Wandbezirken angeborener oder erworbener sackartiger Schleimhautausstülpungen in Ösophagus, Magen (selten), Dünndarm (selten) oder Dickdarm
Pankreatitis	Bauchspeicheldrüsenentzündung
Ileus	Unterbrechung der Dünn- oder Dickdarmpassage durch ein mechanisches Hindernis oder eine Darmlähmung
Mesenterialarterieninfarkt	Akute arterielle Durchblutungsstörung des Darms infolge eines embolischen oder thrombotischen Verschlusses

LÖSUNG 2

- Nausea (griech. – lat.): Übelkeit
- Emesis (griech.): Erbrechen

LÖSUNG 3

Das akute Abdomen (akuter Bauch) bezeichnet einen Symptomkomplex, der akute, starke Bauchschmerzen, Abwehrspannungen des Abdomens sowie Kreislaufbeeinträchtigungen beinhaltet. Das akute Abdomen erfordert eine direkte Therapie und Diagnostik.

LÖSUNG 4

b) Die Andrologie ist ein Spezialgebiet der Inneren Medizin und umfasst ausschließlich Erkrankungen des Magens. Insbesondere das Magenkarzinom steht hierbei im Fokus von Präventions- und Therapiemaßnahmen.

LÖSUNG 5

Metamizol

LÖSUNG 6

- Der mechanische Ileus entsteht durch ein mechanisches Hindernis, das dafür sorgt, dass eine Verengung des Darmlumens von innen oder durch Kompression von außen entsteht. So kann z. B. ein Tumor, insbesondere ein Kolonkarzinom, für einen Ileus verantwortlich sein. Die Gewichtung der Ursachen ist dabei altersabhängig.
- Der paralytische Ileus entsteht durch eine Darmlähmung, die den Weitertransport von Darminhalt verhindert. Mögliche Auslöser für eine Darmlähmung sind u. a. Entzündungen (z. B. Appendizitis, Pankreatitis oder Peritonitis), Zustand nach Bauchoperationen oder -verletzungen sowie Medikamentennebenwirkungen (z. B. Morphin).

LÖSUNG 7

Vitalzeichen; Allgemeinzustand; OP-Wunde, Verbände; Sonden, Drainagen; Ausscheidungen; Stoma, Stomaumgebung

LÖSUNG 8

Der Mekoniumileus zählt neben den Darmatresien zu den Hauptursachen eines **mechanischen** Ileus bei Neugeborenen, ausgelöst durch ein zu zähes **Mekonium,** also einen zu zähen ersten Stuhlgang. Bei älteren Säuglingen und Kleinkindern kann es aufgrund einer Invagination zu einem **Rückstau** von **Darminhalt** und zu einer Schädigung der **Darmwand** kommen. Eine Invagination liegt dann vor, wenn sich ein **Darmabschnitt** teleskopartig in einen anderen stülpt. Weitere Ursachen eines mechanischen **Ileus,** wie Morbus Crohn, Colitis ulcerosa und Darmpolypen, sind vorwiegend bei **älteren** Kindern und **Erwachsenen** von Bedeutung.

25 PFLEGE BEI ERKRANKUNGEN VON LEBER, GALLENWEGEN, PANKREAS UND MILZ

LÖSUNG 1

Der Fachbegriff für eine Gelbfärbung von Haut und Schleimhäuten lautet Ikterus (Gelbsucht).

Am Auge ist diese Gelbfärbung zuerst zu erkennen, da sie hier vor dem weißen Hintergrund der Sklera (Lederhaut) besonders gut sichtbar ist. Der Fachbegriff hierfür lautet Sklerenikterus.

LÖSUNG 2

c) Die Gelbfärbung von Haut und Schleimhäuten entsteht durch einen Anstieg des Bilirubins im Blut und einen folgenden Übertritt des Gallenfarbstoffs in die Gewebe. Mit dem bloßen Auge sichtbar wird dieser Gewebeübertritt ab einem Gesamtbilirubin von etwa 2 mg/dl.

LÖSUNG 3

Eine Leberzirrhose ist auch unter dem Begriff „Schrumpfleber“ bekannt. Ausschlaggebend für diesen Namen ist die chronisch-progrediente und irreversible Zerstörung des Lebergewebes. Es kommt zu einer knotig-narbigen Umwandlung des Gewebes, das verhärtet und schrumpft.

LÖSUNG 4

Aufgrund der diagnostizierten Leberzirrhose und des ansonsten kachektischen Zustands des zu pflegenden Menschen liegt der Verdacht nahe, dass es sich bei dem vergrößerten Bauchumfang um eine Ansammlung von Flüssigkeit in der Bauchhöhle handelt. Der Fachbegriff hierfür lautet Aszites und steht für eines der typischen Symptome bei Leberzirrhose. Durch einen ausgeprägten Aszites kann es zu einem Zwerchfellhochstand und Dyspnoe kommen.

LÖSUNG 5

Unter einem C_2-Abusus versteht man eine Alkoholkrankheit oder auch Alkoholabhängigkeit. C_2 steht hierbei für die vereinfachte chemische Summenformel von Ethanol (C_2H_5OH), wobei Ethanol synonym für Alkohol steht. Der Begriff Abusus (lat.: abusus) bezeichnet den Missbrauch.

LÖSUNG 6

	Richtig	Falsch
Typische Symptome bei Leberzirrhose sind unter anderem Aszites, Pfortaderhochdruck, Ösophagusvarizen und eine reduzierte Bauch- und Schambehaarung.	✓	
Ein Pfortaderhochdruck (portale Hypertension) liegt dann vor, wenn Blut nicht mehr ungehindert durch die Leber strömen kann. Es kommt zu Umgehungskreisläufen, da sich das Blut Wege sucht, um aus dem Pfortadereinzugsgebiet in die Hohlvene zu gelangen. Mögliche Folgen können Ösophagus- und Fundusvarizen sein.	✓	
Der Pfortaderhochdruck begünstigt eine Aszitesentwicklung.	✓	
Ein portosystemischer Shunt bezeichnet eine Kurzschlussverbindung zwischen portalem und kavalem Gefäßsystem zur Druckentlastung bei Pfortaderhochdruck. Indikationen für diese Operation bestehen erst nach einer Varizenblutung.		✗

LÖSUNG 7

Fehlbildungen der Gallenwege und angeborene Stoffwechselerkrankungen (z. B. Mukoviszidose, Morbus Wilson); Autoimmunerkrankungen; Gallenwegserkrankungen; kardiovaskuläre Erkrankungen (z. B. Stauung der Leber durch eine chronische Rechtsherzinsuffizienz); Medikamente oder Vergiftungen

LÖSUNG 8

a) Das Reye-Syndrom wird durch eine grundlegende genetische Disposition in Kombination mit der Gabe von Azetylsalizylsäure während einer Virusinfektion ausgelöst.

LÖSUNG 9

Bei der Mukoviszidose liegt ein Gendefekt des Chromosoms vor. Durch diese **autosomal-rezessiv** vererbten Defekte besteht ein **Chloridkanaldefekt** in allen **exokrinen** Drüsen des Körpers. Dadurch kommt es zu einer abnormen Bildung von zähen Sekreten. Dies hat zur Folge, dass die Drüsenausführungsgänge **verstopfen.** Eines der häufigsten und ersten Anzeichen einer Mukoviszidose ist der **Mekoniumileus.** Durch das zähe Mekonium wird die Darmlichtung verlegt und verengt, was schon kurz nach der Geburt zu einem Ileus führt. Ein weiteres frühes Anzeichen stellen immer wiederkehrende **Atemwegsinfektionen** dar. Das zähe Bronchialsekret erschwert hierbei die physiologische Reinigung der Atemwege, wodurch ein besonders guter Nährboden für Bakterien entsteht. Die Erholung von den häufig auftretenden Atemwegserkrankungen dauert länger als bei gesunden Kindern. Die charakteristische Farbe des zähen Bronchialsekrets ist **gelb-grünlich.** Bei fast 90 % der betroffenen Kinder entsteht eine Beteiligung des Pankreas. Durch die **exokrine Pankreasinsuffizienz** können die Fettbestandteile nicht resorbiert werden. Es kommt zu einer Ausscheidung über den Stuhl – den sogenannten **Fettstühlen.** Die Diagnostik kann durch einen **Schweißtest** erfolgen. Dabei wird der Chloridgehalt des Schweißes gemessen. Seit 2016 besteht die Möglichkeit, das Blut im Rahmen des **Neugeborenenscreenings** auf Mukoviszidose zu testen. Eine frühestmögliche und adäquate Behandlung durch Fachärzte oder CF-Zentren kann für eine positive Prognose entscheidend sein.

LÖSUNG 10

Grundlegend ist eine konsequente Atem- und Inhalationstherapie. Die Inhalation wird mit hypertoner NaCl-Lösung (3 %), Sympathomimetika sowie Antibiotika durchgeführt (jeweils 15 Minuten und nacheinander inhalieren). Dies kann viele Stunden am Tag in Anspruch nehmen. Um das Abhusten zu verbessern, wird vor der antibiotischen Inhalation eine autogene Drainage durchgeführt. Dies kann mittels spezieller Atemtechnik oder eines PEP-Geräts sowie weiterer sekretlösender Interventionen erfolgen. Bei Säuglingen und Kleinkindern, die diese Atemtechnik noch nicht beherrschen, kann alternativ eine Vibrationsmassage durchgeführt werden. Abhängig von der aktuellen Befindlichkeit und den Symptomen können den zu pflegenden Menschen atemfördernde Positionen und Lagerungsdrainagen angeboten werden. Je nach Symptomen und Vitalzeichen kann eine Sauerstofftherapie notwendig sein. Die zu pflegenden Menschen müssen in die Prinzipien der häuslichen und persönlichen Hygiene eingewiesen werden, um weitere Infektion zu vermeiden. Es sollte eine hochkalorische und fettreiche Ernährung angeboten werden (z. B. hochkalorische Trinknahrung sowie Vitamin- und Elektrolytpräparate). Bei Anzeichen eines Diabetes mellitus müssen ggf. entsprechende Maßnahmen eingeleitet werden.

26 PFLEGE BEI ENDOKRINOLOGISCHEN, STOFFWECHSEL- UND ERNÄHRUNGSBEDINGTEN ERKRANKUNGEN

LÖSUNG 1

Durch eine gestörte Insulinsekretion und/oder gestörte Insulinwirkung kommt es zu einer chronischen Blutzuckerspiegelerhöhung. Intrazellulär ist jedoch eine niedrige Blutzuckerverfügbarkeit vorhanden. Grundlegend muss eine erbliche Veranlagung vorhanden sein. Darauf setzen sich exogene Faktoren, vermutlich am ehesten Virusinfekte wie z. B. Enterovireninfektion. Dies setzt eine pathologische Immunreaktion im Körper in Gang. Dadurch werden die B-Zellen im Pankreas zerstört und führen so zum absoluten Insulinmangel. Wenn nur noch 10–20 % der B-Zellen funktionieren und 80–90 % zerstört sind, kann die Erkrankung manifest werden. Diabetes mellitus entsteht somit durch eine autoimmun bedingte B-Zellenzerstörung mit einem absoluten Insulinmangel als Folge.

LÖSUNG 2

	Richtig	Falsch
Nachts zwischen zwei und drei Uhr besteht eine hohe Gefahr einer Hypoglykämie.	✓	
Anzeichen einer Hypoglykämie sind Fieber, Gliederschmerzen und Bewusstlosigkeit.		✗
Anzeichen einer Hypoglykämie können z. B. Schwitzen, Unruhe, Heißhungerattacken bis hin zu Bewusstseinsveränderungen sein. Die Symptome können bei jedem zu pflegenden Menschen unterschiedlich ausfallen. Deshalb sollten zu pflegenden Menschen, Angehörige und Betreuer (z. B. Erzieherinnen und Erzieher, Lehrerinnen und Lehrer) in einer Hypoglykämiewahrnehmung geschult werden.	✓	
Von einer Hyperglykämie spricht man ab einem Blutzuckerwert unter 50 mg/dl.		✗
Eine Hypoglykämie entwickelt sich über Wochen.		✗
Ursache einer Hypoglykämie können Alkoholgenuss, ungewohnt schwere körperliche Anstrengung oder eine Überdosierung von Arzneimitteln sein.	✓	

LÖSUNG 3 Generell kann zwischen kurz wirksamen Insulinen und Verzögerungsinsulinen unterschieden werden. Actrapid® ist ein **Normalinsulin.**

Normalinsulin zählt zu den **kurz wirksamen Insulinen.** Der blutsenkende Effekt eines Normalinsulins setzt nach ca. 15–30 Minuten ein und erreicht den Wirkungshöhepunkt nach ca. zwei Stunden. Nach ca. sechs Stunden ist die Wirkung beendet.

Bei **kurz wirksamen Insulin-Analoga,** wie z. B. Novorapid®, tritt die Wirkung nach bereits 10–15 Minuten ein. Die maximale Wirkung tritt nach ca. einer Stunde ein. Nach ca. 2–3 Stunden ist keine Wirkung mehr vorhanden. Setzt man **ultrakurz wirksame Insulin-Analoga** ein, erhält man noch schneller einen Wirkungseffekt. Sie können z. B. zwei Minuten vor und 20 Minuten nach der Mahlzeit subkutan injiziert werden.

Bei **Verzögerungsinsulinen** setzt die Wirkung verzögert ein. Durch physikochemische Veränderungen bzw. Eigenschaften oder durch die Verbindung mit Verzögerungssubstanzen tritt der Wirkungseffekt verzögert auf. So wird ein „Depot" angelegt, weshalb sie früher Depotinsuline genannt wurden.

Mittellang wirksame Insuline wie z. B. Insuman® Basal erreichen die Maximalwirkung erst nach 4–8 Stunden, beginnen erst nach ca. einer Stunde mit der Blutzuckersenkung und haben eine Wirkungszeit von ca. 12–18 Stunden. Daher eignen sich diese zur Abdeckung des basalen Insulinbedarfs.

Lang wirksame Insuline, wie z. B. Lantus® oder Levemir®, sind auch als Langzeitinsuline bekannt. Diese wirken über einen ganzen Tag, also 24 Stunden, und werden vor allem zur Deckung des Basalbedarfs in Kombination mit einer oralen basal unterstützenden Therapie eingesetzt. Ca. drei Stunden nach der subkutanen Injektion setzt die blutzuckersenkende Wirkung ein.

Mischinsuline, wie z. B. Actraphane®, bestehen aus einem kurz wirksamen und einem Verzögerungsinsulin. Die Mischverhältnisse können dabei unterschiedlich sein, um das gewünschte Wirkungsprofil zu erlangen.

LÖSUNG 4 Ständiges Mitführen von Traubenzucker: mindestens zwei BE (Broteinheiten) bzw. 2–3 KE (Kohlenhydrateinheiten), z. B. vier Plättchen Traubenzucker mit jeweils 23 Gramm. Je nach Schulung in der Hypoglykämiewahrnehmung kann dies auch individualisiert werden.

LÖSUNG 5 **Insulininjektion mit Pen:**

Verzögerungsinsuline müssen vor dem Aufziehen durch 20-maliges Schwenken vermischt werden. Wichtig hierbei ist es, den Pen weder zu schütteln noch zu rollen.

Danach die Schutzkappe des Pens entfernen, die Einmalkanüle öffnen und aufschrauben. Zur Funktionskontrolle Überprüfung des Insulinvorrats und Entlüftung der Einmalkanüle, indem 1–2 Einheiten zuvor „in die Luft" abgegeben werden. Als nächstes die verordnete Insulindosis am Dosierrad einstellen – kurz vor der Applikation nochmals auf Richtigkeit überprüfen. Übernimmt die Pflegefachperson die Injektion, muss die Haut nach hygienischen Richtlinien desinfiziert werden. Injiziert der Patient sich das Insulin selbst und führt dieser eine gute Körperhygiene durch, kann auf die Hautdesinfektion verzichtet werden.

Vor der Injektion darauf achten, dass das Hautdesinfektionsmittel vollständig getrocknet ist. Gegebenenfalls eine Hautfalte bilden. Kanüle je nach körperlicher Konstitution des Patienten im 90°- oder 45°-Winkel einstechen. Injektionsknopf am Pen fest bzw. ganz herunterdrücken und am Dosierfenster überprüfen, ob alle Einheiten verabreicht wurden. Ist dies der Fall, erscheint am Dosierfenster die Ziffer „0“. Nach der Injektion verbleibt die Kanüle noch mindestens 10 Sekunden in der Hautfalte, damit sich das Insulin verteilen kann. Danach die Kanüle herausziehen und die Hautfalte loslassen. Ggf. einen Tupfer auf die Injektionsstelle drücken, nicht reiben. Kanüle sicher in der dafür vorgesehenen Entsorgungsbox abwerfen.

b) Kurz wirksames Insulin möglichst in den Bauch injizieren. Dort wird das Insulin schneller resorbiert als in den Oberschenkel gespritztes Insulin, denn das Unterhautfettgewebe am Bauch ist besser durchblutet. **LÖSUNG 6**

LÖSUNG 7

Leitsymptome eines ketoazidotischen Komas: Appetitlosigkeit, Polyurie, Polydipsie, Anzeichen einer Dehydratation, Tachykardie und Hypertonie bis hin zu einer Schocksymptomatik, Oligo- oder Anurie bis hin zu einem akuten Nierenversagen, Störungen oder Einschränkungen des Bewusstseins, verminderte Reflextätigkeiten, hypotone Muskulatur. Ebenso leiden die betroffenen Menschen unter Erbrechen, an einer Azidose mit Übelkeit, Symptomen einer Peritonitis wie z. B. abdominelle Schmerzen und Abwehrspannung. Typisch in diesem Zustand sind außerdem ein Azetongeruch in der Atemluft und die Kußmaul-Atmung (abnorm vertiefte, aber regelmäßige Atmung).

LÖSUNG 8

Diabetes mellitus Typ 2 zeichnet sich aus durch eine Insulinresistenz, d. h. eine reduzierte Insulinempfindlichkeit von Muskel-, Leber- und Fettzellen, sowie durch eine Insulinsekretionsstörung. Die körpereigene Insulinproduktion ist zunächst noch intakt und zu Beginn sogar erhöht. Im Krankheitsverlauf wird das Insulin jedoch verzögert ausgeschüttet und wirkt vermindert, was auf Dauer zu einer Erschöpfung der insulinproduzierenden Betazellen führt und somit zu einem Absinken des Insulinspiegels. Hauptfaktoren der Krankheitsentstehung sind Überernährung, Übergewicht und Bewegungsmangel. Auch eine genetische Veranlagung kann mit ausschlaggebend sein. Über 90 % aller Diabetiker in Deutschland leiden an Diabetes mellitus Typ 2.

LÖSUNG 9

- **Diabetische Makro- und Mikroangiopathie:** Erkrankung der großen und kleinen Blutgefäße. Die Makroangiopathie kann unter anderem zu einem Schlaganfall, KHK und pAVK führen. Die Mikroangiopathie ist diabetesspezifisch und wirkt sich insbesondere auf Nieren, Augen, periphere Nerven und kleine Äste der Herzkranzarterien aus.
- **Diabetische Nephropathie:** Abnahme der Nierenfunktion bis hin zur Dialysepflicht. Sie wird ausgelöst durch eine Verdickung der Kapillarwände, Bindegewebsvermehrung und Sklerosierung im Glomerulus.
- **Diabetische Augenkomplikationen:** Ausgelöst durch die Mikroangiopathie kommt es zur diabetischen Retinopathie, die sich durch Blutungen, Gefäßwucherungen und Netzhautablösung auszeichnet.

- **Diabetische Neuropathie:** Die sensomotorische Neuropathie zeigt sich durch Sensibilitätsstörungen, Schmerzen und Lähmungen sowie in typischer Form durch schmerzhafte Missempfindungen von Unterschenkeln und Füßen. Die autonome diabetische Neuropathie (ADN) bezieht sich auf das vegetative Nervensystem und äußert sich durch Symptome wie u. a. eine verminderte Anpassungsfähigkeit der Herzfrequenz, Blutdruckregulationsstörungen, Schwindel und Übelkeit.
- **Diabetisches Fußsyndrom (DFS):** Alle pathologischen Veränderungen an den Füßen, welche durch den Diabetes hervorgerufen werden. Meist ist hierbei eine diabetische Neuropathie und/oder Angiopathie ausschlaggebend.

LÖSUNG 10

a) 168 Kilojoule/Kilogramm Körpergewicht bzw. 40 Kalorien/Kilogramm Körpergewicht

27 PFLEGE BEI HÄMATOLOGISCHEN UND ONKOLOGISCHEN ERKRANKUNGEN

LÖSUNG 1

Die Leukämie ist eine bösartige Erkrankung der Leukozyten, also der weißen Blutkörperchen, mit unkontrollierter Ausbreitung einer oder mehrerer Vorläuferzellen. Betroffen dabei sind die lymphatischen Vorläuferzellen bzw. das lymphatische System. Von der akuten lymphatischen Leukämie (Kurzform: ALL) sind am häufigsten Kinder betroffen. Etwa 600 Kinder und Jugendliche bis zum vollendeten 13. Lebensjahr erkranken in Deutschland jährlich an Leukämie.

LÖSUNG 2

- Symptome bei Leon: gehäufte Infektionen mit Fieber, Hämatome am Ober- und Unterschenkel
- Weitere Symptome bei einer akuten Leukämie: Anämie mit den Symptomen Müdigkeit, blasses Hautkolorit und Schwäche; erhöhte Blutungsneigung sowie Hauteinblutungen; Lymphknotenschwellungen und eine Vergrößerung der Milz; im fortgeschrittenen Stadium der ALL sind Infiltrate im Gehirn und in der Haut möglich

LÖSUNG 3

- Durchführen oder Anleiten einer gründlichen und vorsichtigen Mund- und Zahnpflege, eventuell Doxepin zur Mundspüllösung hinzufügen (neben desinfizierenden Mundspüllösungen sind auch Dexpanthenol-Lösung sowie Salbeitee geeignet); Zahnpflege mit weicher Bürste; je nach Alter und Kooperation des Kindes aufgrund der Verletzungsgefahr Zahnseide sehr vorsichtig oder gar nicht verwenden
- Lokale Schmerzbehandlung, z. B. mit anästhesierenden Lutschtabletten oder eine systemische Schmerztherapie anhand des WHO-Stufenschemas
- Vergewisserung bezüglich einer adäquaten Ernährungssituation; ggf. Nahrung parenteral oder über eine PEG zuführen
- Bei der Ernährung auf weiche, wenig gewürzte, säurearme Speisen achten, heißen Lebensmittel vermeiden

LÖSUNG 4

b) Symptome von Purpura Schönlein-Henoch sind meistens eine allergisch bedingte Vaskulitis mit Bauch- und Gelenkbeschwerden sowie Fieber.

c) In ca. 50 % der Fälle von an Purpura Schönlein-Henoch erkrankten zu pflegenden Menschen sind die Ursachen und Auslöser unklar.

LÖSUNG 5 Krebsassoziierte Fatigue (Tumorerschöpfung, engl. Cancer-related Fatigue, CRF)

LÖSUNG 6 a) ...maligne Tumoren, bei denen eine irreversible Umwandlung von normalen in bösartige Zellen vorliegt.

LÖSUNG 7

- **Pflegeproblem 1:** Durch die exulzerierende Wunde besteht eine starke Geruchsbelästigung.
- **Pflegeproblem 2:** Es besteht die Gefahr der sozialen Isolation, da Frau Sendl sich für ihr Aussehen und die Geruchsbelästigung, die von der exulzerierenden Wunde ausgeht, gegenüber anderen Menschen schämt.
- **Pflegeproblem 3:** Frau Sendl äußert starke Schmerzen beim täglichen Verbandswechsel.

LÖSUNG 8

- **Pflegeziel 1:** Es liegt eine Geruchsreduktion der exulzerierenden Wunde vor.
- **Pflegeziel 2:** Frau Sendl ist beim Verbandswechsel schmerzfrei oder hat Schmerzen, die auf der numerischen Ratingskala zwischen 1 und 2 eingeschätzt werden.
- **Pflegeziel 3:** Der Verband wird so angelegt, dass er für Frau Sendl kosmetisch akzeptabel ist.

LÖSUNG 9 Bei exulzerierenden Tumoren besteht oft eine hohe Blutungsgefahr. Sollte es hierzu kommen, liegen meist in Hospizen oder auf Palliativstationen schwarze Handtücher bereit, da diese beim Aufnehmen des Blutes für die Betroffenen und ggf. Angehörigen einen weniger unangenehmen Anblick bieten als blutverschmierte weiße Handtücher.

28 PFLEGE BEI RHEUMATISCHEN ERKRANKUNGEN

LÖSUNG 1

- Degenerative Erkrankungen: Arthrose
- Chronische Schmerzsyndrome des Bewegungsapparats: anhaltende Schmerzen an Weichteilgeweben, Muskeln, Sehnen, -ansätzen, -scheiden sowie Schleimbeuteln (z. B. der Tennisellenbogen)
- Stoffwechselerkrankungen mit rheumatischen Beschwerden: z. B. Gicht und Osteoporose

LÖSUNG 2

Die Übernahme diverser Tätigkeiten bei Frau Ziebold ist, so wie es der Fall beschreibt, nachvollziehbar. Die Schülerin leistet Hilfestellungen bei Tätigkeiten, welche die Bewohnerin nicht eigenständig durchführen kann (wie das Halten des Handspielgels oder das Schminken der Lippen). Dennoch ist darauf zu achten, dass zu pflegende Menschen mit rheumatischen Erkrankungen trotz ihrer Probleme nicht auf Bewegung verzichten. Es besteht sonst die Gefahr, dass die Gelenke zunehmend einsteifen und die Kontrakturbildung gefördert wird. Für Pflegende gilt auch hier, die Beweglichkeit und Eigenständigkeit der zu pflegenden Menschen zu fördern und Ressourcen zu nutzen.

LÖSUNG 3

Maßnahmen zeitlich so planen, dass eine größtmögliche Bewegungsfähigkeit gegeben ist, z. B. Körperpflege und Physiotherapie aufgrund der Morgensteife nicht zu früh am Morgen durchführen; rechtzeitige Medikamentengabe, z. B. nichtsteroidale Antirheumatika; Wärmen oder Kühlen der Gelenke vor geplanten Belastungen (hierbei Kontraindikationen beachten); auf eine aktivierende Pflege achten; geeignete Hilfsmittel anbieten und verwenden (z. B. Schreibhilfe, Besteckhalter oder Spezialbesteck); darauf achten, dass Hilfsmittel in Reichweite des zu pflegenden Menschen aufbewahrt werden; ggf. An- und Zugehörige des zu pflegenden Menschen über den Erhalt der Beweglichkeit und damit verbundene Maßnahmen pflegerisch beraten

LÖSUNG 4

c) Die Diagnose einer entzündlich-rheumatischen Erkrankung wird durch eine Endoskopie gestellt.

LÖSUNG 5 Eine Arthralgie bezeichnet den Gelenkschmerz und ist das Leitsymptom der meisten rheumatischen Erkrankungen.

LÖSUNG 6 Aktivierte Arthrose: Arthrose mit begleitender Gelenkhautentzündung (Synovitis), welche oft durch eine Überbelastung ausgelöst wird.

LÖSUNG 7 b) ... NSAR (nichtsteroidale Antirheumatika).
d) ... NSAID (nichtsteroidale Antiphlogistika).

LÖSUNG 8 Bei Menschen mit Arthrose ist es von sehr hoher Bedeutung, die Bewegung zu fördern. Dabei ist die Aussage korrekt, dass eine Überbelastung vermieden werden muss. Sportarten, welche die Gelenke stark beanspruchen (z. B. durch Springen), sollten vermieden werden. Sportarten, bei denen die Regeln zum Gelenkschutz beachtet werden, können jedoch ausgeübt werden. Hierbei geeignet sind solche mit gleichmäßigen und rhythmischen Bewegungen (z. B. Schwimmen, Radfahren, Walking). Eine Beratung bezüglich solcher Optionen ist für rheumakranke Menschen sehr wichtig, um nicht, wie die Schülerin Ina Weber es benannte, „aus dem Leben gerissen zu werden".

LÖSUNG 9 a) Nach Schätzungen der Gesellschaft für Kinder- und Jugendrheumatologie erkranken in Deutschland jährlich ca. 1.500 Kinder und Jugendliche an Gelenkentzündungen, wovon sich 10–20 % zu einer chronisch-entzündlichen, rheumatischen Gelenkerkrankung entwickeln. Bevölkerungsbezogene Studien ergeben insgesamt etwa 15.000 Betroffene unter 16 Jahren.

LÖSUNG 10 Gerade im Kindesalter spielen Bewegung, „Austoben" und das Austesten neuer körperlicher Fähigkeiten eine wichtige Rolle. Rheumakranken Kindern ist es daher nur schwer erklärbar, dass sie bestimmte Bewegungen nicht machen dürfen (z. B. Hüpfen, Springen, Vierfüßer-, Knie- oder Fersenstand). Daher ist es sehr wichtig, physiotherapeutische Übungen so spielerisch wie möglich zu gestalten und die zu pflegenden Kinder und Jugendlichen sowie ihre Eltern über mögliche Sportarten und Freizeitmöglichkeiten zu beraten.

29 PFLEGE BEI ORTHOPÄDISCHEN UND TRAUMATOLOGISCHEN ERKRANKUNGEN

LÖSUNG 1

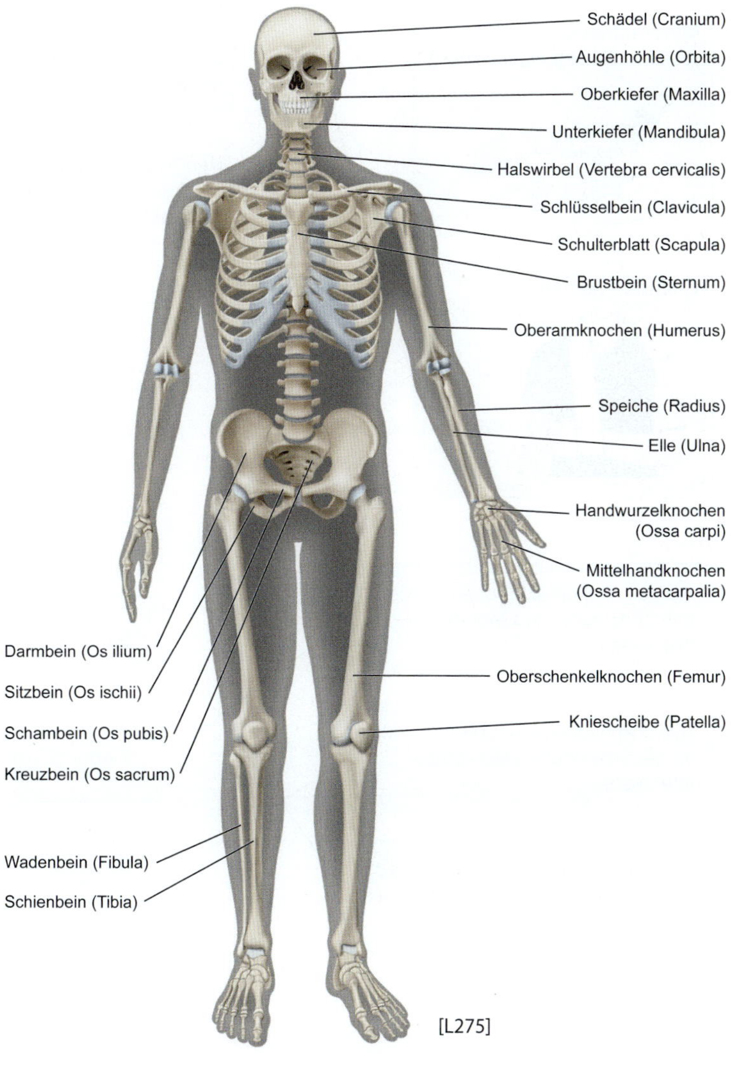

[L275]

LÖSUNG 2

Beinhochlagerungsschiene nach Braun
(aus Schaumstoff)

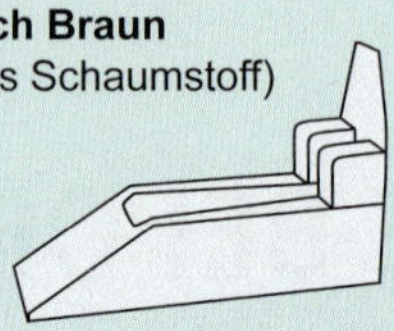

Beinflachlagerungsschiene
(*U-Schiene*; aus Schaumstoff)

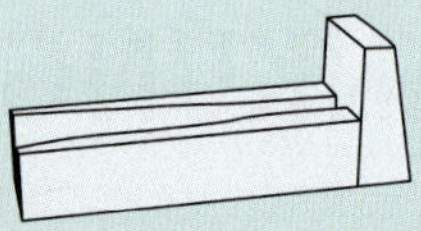

Motorschiene
(passive Bewegungsschiene)

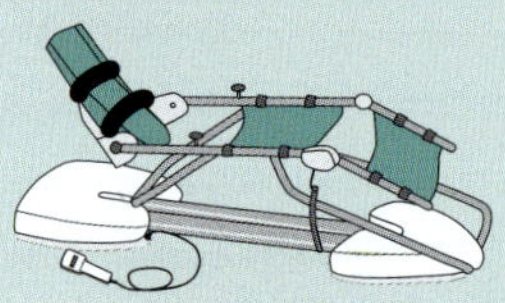

Gilchrist-Verband

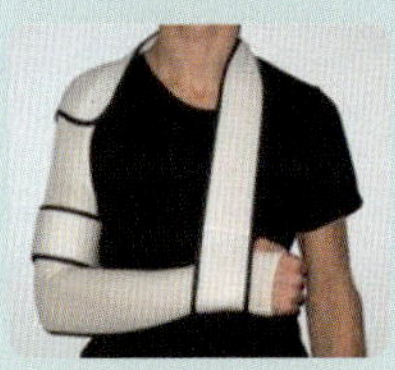

[V815]

Herr Martin Kessler, Humeruskopffraktur rechts

Herr Werner Bär, Kniegelenkprothesen beidseitig

Frau Karina Walther, Osteosynthese bei distaler Femurfraktur rechts

Herr Franz Maurer, mediale Schenkelhalsfraktur links

LÖSUNG 3

Außenknöchelfraktur oberhalb der immer mitverletzten Membrana interossea

Außenknöchelfraktur unterhalb der immer unverletzten Membrana interossea

Außenknöchelfraktur auf Höhe der teils mitverletzten Membrana interossea

Weber B

Weber C

Weber A

30 PFLEGE BEI INFEKTIONSKRANKHEITEN

LÖSUNG 1

Unter einer Infektion versteht man die Übertragung, das Haftenbleiben, das Eindringen und die Vermehrung von Mikroorganismen oder Parasiten im menschlichen Körper.

LÖSUNG 2

Bakterien; Viren; Pilze; Protozoen; mehrzellige Parasiten

LÖSUNG 3

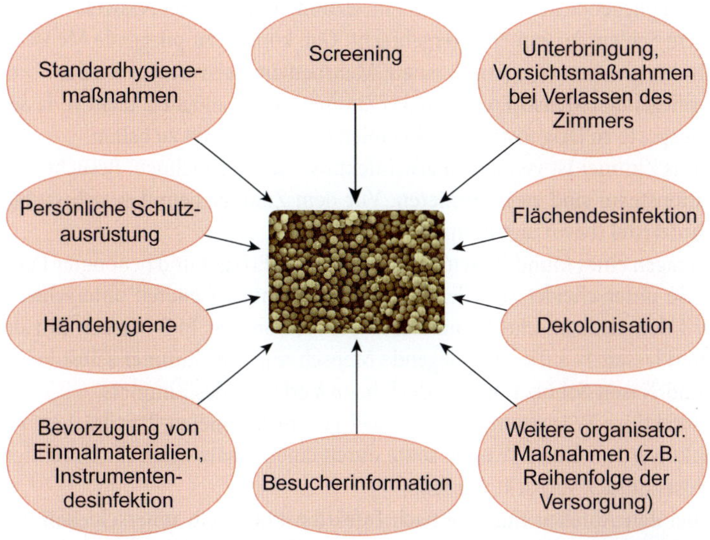

Foto: [X221]

LÖSUNG 4

Menschen mit einem Krankenhausaufenthalt länger als drei Tage in den letzten 12 Monaten; Menschen nach Aufenthalt auf einer Intensivstation; Menschen mit chronischen Wunden und Hautläsionen; Personen, welche Kontakt zu einem Menschen mit einer MRSA-Infektion hatten; Menschen mit chronischer Pflegebedürftigkeit und Antibiotikatherapie in den letzten sechs Monaten oder Sonden, Kathetern, PEG und Tracheostoma

LÖSUNG 5 Nosokomiale Infektion

LÖSUNG 6 Frau Rott irrt sich. Laut Infektionsschutzgesetz (IfSG) wird eine nosokomiale Infektion definiert als „*…eine Infektion mit lokalen oder systemischen Infektionszeichen als Reaktion auf das Vorhandensein von Erregern oder ihrer Toxine, die im zeitlichen Zusammenhang mit einer stationären oder einer ambulanten medizinischen Maßnahme steht, soweit die Infektion nicht bereits vorher bestand.*“ Das Infektionsschutzgesetz weist somit deutlich darauf hin, dass zu den nosokomialen Infektionen auch solche zählen, die im Rahmen ambulanter Maßnahmen erworben wurden.

LÖSUNG 7 a) Bakterielle Infektionen

LÖSUNG 8 Das typische Masernexanthem beginnt meist hinter den Ohren und breitet sich dann am ganzen Körper aus. Zuerst sind kleine, rote Papeln erkennbar, die dann zu flächigen Rötungen oder unregelmäßigen größeren Flecken zusammenfließen. Ebenso sind weiße, kalkspritzerartige Flecken auf der den Backenzähnen gegenüberliegenden Wangenschleimhaut erkennbar, sogenannte Koplik-Flecken.

LÖSUNG 9 Masernenzephalitis

LÖSUNG 10 Der zu pflegende Mensch wird im Einzelzimmer mit eigener Nasszelle und mit einem Schleusenzimmer untergebracht. Ggf. können zu pflegende Menschen mit den gleichen Erregern in einem Mehrbettzimmer versorgt werden. Diese zu pflegenden Menschen dürfen das Zimmer, soweit möglich, nicht verlassen. Transporte zu Diagnostik und Therapien sind beschränkt zu halten.

Das Zimmer ist von außen als „infektiös“ zu kennzeichnen. Besucher und Stationsteam sind zu informieren. Vor dem Zimmer befinden sich saubere Schutzkittel (bevorzugt Einmalartikel).

Tragen eines Mund-Nasen-Schutzes: Je nach Erreger und benötigter Filterklasse unterscheidet sich der Mund-Nasen-Schutz. Generell unterschieden wird der medizinische Mund-Nasen-Schutz von den FFP-Masken mit den Filterklassen 1–3. Der zu pflegende Mensch muss im Zimmer selbst keinen Mund-Nasen-Schutz tragen, jedoch beim Verlassen des Zimmers.

Infektiöse Wäsche muss in speziell gekennzeichneten Textilsäcken verpackt werden. Nasse Wäsche sollte durch einen zusätzlichen durchsichtigen Kunststoffsack verpackt werden.

Bei den Abfällen muss, je nach Infektionskrankheit, unterschieden werden. So brauchen Abfälle, die z. B. von zu pflegenden Menschen mit meldepflichtigen Erkrankungen nach § 17 IfSG stammen oder mit Blut, Sekret und Ausscheidungen kontaminiert sind, besondere Entsorgungsmaßnahmen.

LÖSUNG 11 Durch eine Impfung, die zwischen dem 11. und dem 14. Lebensmonat möglich ist, kann das Kleinkind vor einer Maserninfektion geschützt werden. Die ständige Impfkommission am Robert Koch-Institut gibt einmal im Jahr eine aktuelle Impfempfehlung heraus.

LÖSUNG 12

b) Aerogene Infektion

LÖSUNG 13

Es handelt sich um eine COVID-19-Pandemie. Von einer Pandemie ist die Rede, wenn sich eine Epidemie (eine zeitlich und örtlich begrenzte Erkrankungswelle) über einen Kontinent oder die ganze Welt ausbreitet. Bei einer Endemie („Dauerverseuchung") ist der Erreger in einer bestimmten Region ständig vorhanden.

31 PFLEGE BEI ERKRANKUNGEN DES IMMUNSYSTEMS

LÖSUNG 1

Menschen mit der Diagnose HIV-positiv müssen sich mit der Tatsache auseinandersetzten, an einer unheilbaren Infektion erkrankt zu sein. Zusätzlich handelt es sich dabei um eine Erkrankung, die mit der Angst vor Ansteckung sowie mit der Assoziation des ungeschützten Geschlechtsverkehrs (Hauptübertragungsweg) oder des Drogenkonsums (kontaminierte Spritzen) verbunden ist. Für die Betroffenen besteht daher noch immer die Gefahr der gesellschaftlichen Isolation. Pflegefachpersonen sollten sich im Umgang mit Menschen mit einer HIV-Infektion und deren Situation dementsprechend vorurteilsfrei und empathisch zeigen. Sie können Betroffene in ihrer Situation unterstützen, indem sie auf mögliche Beratungsstellen, Selbsthilfegruppen, Ärzte und Psychologen aufmerksam machen. In Bezug auf die lebenslang notwendige Medikamenteneinnahme müssen Pflegefachpersonen mitunter viel Motivationsarbeit leisten.

LÖSUNG 2

a) Richtig

LÖSUNG 3

Die Abkürzung AIDS steht für **Acquired Immune Deficiency Syndrome,** deutsch: **erworbenes Immundefektsyndrom.** Die Abkürzung HIV steht für **Humanes Immundefizienz-Virus.**

LÖSUNG 4

b) ...sekundärer Immundefekt.

LÖSUNG 5

1. Tragen von Schutzhandschuhen aus synthetischem Latex bei jedem Kontakt mit Körperflüssigkeiten (Einmalhandschuhe aus einem anderen Material bieten nicht ausreichend Schutz)
2. Sorgfältige und konsequente Händedesinfektion und Hautpflege
3. Selbstschutz vor Verletzungen (z. B. Nadelstichverletzungen) durch gebrauchte Instrumente (insbesondere Kanülen), hierzu Sicherheitsinstrumente verwenden und Entsorgung korrekt ausführen
4. Bei Durchfällen Tragen von wasserundurchlässigen Schutzkitteln sowie von Mund-Nasen-Schutz und Schutzbrille bei Aerosolbildung.

LÖSUNG 6 HIV-infizierte Mütter sollten auf das Stillen ihres Kindes verzichten, um das Infektionsrisiko zu senken.

LÖSUNG 7

- Beobachtung der Haut und Schleimhäute zur Früherkennung von Verletzungen und Infektionen
- Beobachtung auf neu aufgetretene Aids-assoziierte Krankheitssymptome
- Beobachtung auf Anzeichen einer lokalen und/oder systemischen Infektion
- Beobachtung auf eine konsequente und korrekte Einnahme der Medikamente
- Beobachtung auf Nebenwirkungen und allergische Reaktionen durch Medikamente
- Beobachtung der Nahrungsaufnahme und des Gewichtsverlaufs
- Ggf. Beobachtung von Stuhl- und Urinausscheidung
- Schmerzbeobachtung
- Beobachtung der psychischen Situation und des individuellen Umgangs mit der Infektion

LÖSUNG 8 Die Pflegefachfrau wird betroffene Frau darauf aufmerksam gemacht haben, dass HIV-infizierte Kinder problemlos mit Altersgenossen aufwachsen und spielen können. Es besteht hierbei kein erhöhtes Risiko, solange Hygienerichtlinien und Vorsichtsmaßnahmen eingehalten werden (beispielsweise bei der Wundversorgung). Einer unnötigen Angst von Eltern involvierter gesunder Kinder kann am besten mit einer sachlichen Aufklärung und Beratung begegnet werden.

LÖSUNG 9 Unter einer Allergie versteht man eine erworbene, spezifische Überempfindlichkeit gegenüber bestimmten körperfremden, an sich ungefährlichen Antigenen.

LÖSUNG 10

a) Wird bei einer Milchweißallergie konsequent auf die Gabe von Milch verzichtet, so verliert sich die Allergie oft in 2–3 Jahren von selbst.

32 PFLEGE BEI HAUT- UND GESCHLECHTSKRANKHEITEN

LÖSUNG 1

Neurodermitis wird auch als atopische Dermatitis oder atopisches Ekzem bezeichnet. Die Neurodermitis ist eine chronisch-rezidivierende und entzündliche Hauterkrankung. Grundlage dafür ist eine genetische Prädisposition des Erkrankten. Leitsymptom ist eine trockene, schuppende Haut mit Krustenbildung der jeweiligen Stellen. Ebenso weist der betroffene Mensch Juckreiz und eine deutliche Rötung der Haut auf. Die Erstmanifestation findet bei ca. 50 % in den ersten sechs Lebensmonaten statt. Oftmals tritt eine deutliche Besserung mit zunehmendem Lebensalter ein. So zeigen nur noch ca. 40 % der im Säuglingsalter betroffenen Menschen im frühen Erwachsenenalter Symptome. 60 % sind beschwerdefrei.

LÖSUNG 2

Die Leitsymptome, welche die typische Trias der Neurodermitis darstellen, sind: wiederkehrende und symmetrische Ekzeme, trockene Hautstellen und starker Juckreiz.

LÖSUNG 3

a) **Neurodermitis in der Kindheit:** Die Hautveränderungen treten im Kindesalter, v. a. an den großen Gelenken wie z. B. Handgelenke, Kniekehlen und Ellenbeugen auf, außerdem an Nacken, Lidern, Fußrücken und Händen. Im Gegensatz zu den Säuglingen sind bei älteren Kindern meist nur die seitlichen Anteile des Gesichts betroffen.
b) **Neurodermitis im Jugend- und Erwachsenenalter:** Im Jugend- und Erwachsenenalter treten die Hautveränderungen symmetrisch auf. Bevorzugte Lokalisation sind dabei Gesicht, Hals, Thoraxbereich, Schultergürtel, Handrücken und alle Gelenkbeugen, wie z. B. Ellenbeuge. In schweren Fällen ist ebenso die Kopfhaut betroffen, die starke Rötungen und Juckreiz aufweist. Durch die verminderte Talgproduktion der Haut sind die Haare trocken und glanzlos. Häufig haben die Erkrankten dünn bewachsene Augenbrauen, eine doppelte Falte der Unterlider und eine Fältelung der Haut im Augenbereich. Im Gesicht zeigen sich trockene Lippen und Rhagaden an Lippe und Ohrläppchen-Ansatz.

LÖSUNG 4

- Hautbelastung, wie z. B. durch Waschmittel oder Kleidermaterialien (u. a. Polyester)
- Infektionen
- Psychische Belastungen, wie z. B. Wechsel des Arbeitsplatzes, veränderte Familiensituation

LÖSUNG 5

	Richtig	Falsch
Die Behandlung einer Neurodermitis erfolgt nicht nur im akuten Schub. Auch außerhalb des Schubs muss mehrfach am Tag eine ausreichende Hautpflege mit Basistherapeutika stattfinden. So werden bei sehr trockener Haut fetthaltige Präparate empfohlen.	✓	
Rückfettende Ölbäder oder Bäder mit Zusätzen wie Salz vom Toten Meer sollten generell vermieden werden, da sie die Haut zusätzlich austrocknen.		✗
Im akuten Schub können bei mäßig schweren Ekzemen lokal stärker wirksame Glukokortikoide verwendet werden.	✓	
Um den Juckreiz von Ben zu lindern, kann vor dem Schlafen eine Gabe von Antirheumatika erfolgen.		✗
Bei Kindern kann als zusätzliche Möglichkeit die Lichttherapie angewendet werden.		✗
Täglich die Körpertemperatur überprüfen. Erhöhte Temperaturen weisen auf eine schwere bakterielle Superinfektion hin. Dies stellt eine Notwendigkeit einer systemischen Antibiotikatherapie dar.	✓	

LÖSUNG 6

b) ...ein spezieller Overall, welcher Kindern und Säuglingen zum Schlafen angezogen wird, um nächtlichem Wundkratzen vorzubeugen. Durch die Bettwärme kann ein Juckreiz ausgelöst oder verstärkt werden.

LÖSUNG 7

Der Inhalt jedes Bläschens ist erregerhaltig und somit hoch ansteckend. Entsprechend muss die Schülerin hygienische Prinzipien beachten und hygienische Maßnahmen durchführen.

Herpes-simplex-Infektionen können zu gefürchteten und lebensbedrohlichen Komplikationen führen, wie z. B. der Herpes-Enzephalitis oder einer schweren Herpes-Sepsis bei Neugeborenen. Die Schülerin muss auf Anzeichen dieser Komplikationen achten und gegebenenfalls entsprechend handeln. Ebenfalls ergibt sich möglicherweise bei schweren Verläufen eine Veränderung der Therapie des Patienten. Dabei wird von einer rein lokalen Therapie auf eine systemische intravenöse Aciclovir-Therapie umgestellt.

LÖSUNG 8

Herpes genitalis

LÖSUNG 9

a) Sexuell übertragbare Krankheiten werden überwiegend oder fast immer durch sexuelle Kontakte übermittelt.

LÖSUNG 10

Syphilis durch den Erreger Treponema pallidum. Erste Symptome sind meist Papeln und dann schmerzlose Geschwüre an den Eintrittspforten, z. B. im Genital- oder Mundbereich. Danach folgt ein Anschwellen der regionären Lymphknoten. Nach einigen Wochen, im Sekundärstadium, reagiert der Körper z. B. mit allgemeinen Krankheitssymptomen sowie generalisierter Lymphknotenschwellung. Es besteht die Möglichkeit, dass nach Jahren ein Befall der inneren Organe und des Nervensystems stattfindet.

Gonorrhö durch Gonokokken. Männer zeigen dabei vermehrte Beschwerden. Bei den Frauen verläuft die Erkrankung symptomarm. Beim Mann zeigen sich ein glasiger bis eitriger Ausfluss aus der Harnröhre sowie ein Brennen und ziehender Schmerz beim Wasserlassen. Bei den Frauen zeigen lediglich 50 % Symptome aufgrund einer Gonorrhö. Bleibt diese Erkrankung unerkannt und unbehandelt, kann es zu einer Sterilität kommen.

Trichomonadeninfektion durch den Erreger Trichomonas vaginalis. Dabei können sich die Symptome bei Mann und Frau unterscheiden. Männer leiden unter einer evtl. unbemerkten Infektion der Harnröhre und Juckreiz, Frauen unter Fluor vaginalis und Juckreiz.

Sexuell übertragbare Krankheiten können bei der Geburt durch den Kontakt im Geburtskanal an das Kind übertragen werden.

LÖSUNG 11

Um eine Verbreitung von Erkrankungen und die sogenannten Ping-Pong-Infektionen zu vermeiden, ist eine Partneruntersuchung zwingend notwendig. Wichtig ist, dass bis zur Ausheilung der Erkrankung auf ungeschützten Geschlechtsverkehr verzichtet wird.

33 PFLEGE BEI NEPHROLOGISCHEN UND UROLOGISCHEN ERKRANKUNGEN

LÖSUNG 1

Eine **akute Zystitis** ist eine akute Entzündung der Harnblase. Ursache dabei ist meist ein Aufsteigen von Bakterien durch die Harnröhre. Meist geht dies mit einer akuten Harnröhrenentzündung (akute Urethritis) einher.

Die **akute Pyelonephritis** ist eine meist bakteriell bedingte Nierenbeckenentzündung. Liegen keinerlei prädisponierende Faktoren vor, besteht eine gute Prognose. Jedoch besteht ein hohes Risiko für die Komplikation einer Urosepsis. Bei vorliegenden Präpositionen besteht das Risiko einer chronischen Pyelonephritis. Die Urosepsis ist eine Sepsis, die von den Nieren oder den ableitenden Harnwegen ausgeht.

LÖSUNG 2

Symptome bei Säuglingen: Hohes und unklares, scheinbar „grundloses" Fieber, oft mit Erbrechen und aufgeblähtem Abdomen. Bei Fieber im Kleinkind- und Säuglingsalter muss immer an eine Infektion der Harnwege gedacht werden.

LÖSUNG 3

b) Ggf. bei unzureichender Trinkmenge Flüssigkeitszufuhr über Infusionen erforderlich
c) Bilanzierung von Ein- und Ausfuhr, um ein drohendes akutes Nierenversagen zu erkennen

LÖSUNG 4

Eine weitere Komplikation ist die eitrige Einschmelzung von Nierengewebe, also die Abszessbildung. Abszesse können innerhalb der Niere liegen (sog. Nierenabszesse). Liegt ein Kapseldurchbruch vor, bildet sich ein paranephritischer, also neben den Nieren liegender Abszess. Als dritte Möglichkeit kann sich bei Harnstau eine Pyonephrose mit eitergefülltem Nierenbecken entwickeln.

LÖSUNG 5 Bei Kleinkindern und Säuglingen gibt es unter anderem zwei Möglichkeiten, Urin zu gewinnen.

1. Beutelurin: Aufkleben eines speziellen Urinbeutels. Dazu dem Säugling zuvor Trinken anbieten. Dann das Kind auf den Rücken und mit gespreizten Beinen hinlegen, sodass die Genitalregion gut zugänglich ist. Den äußeren Anogenitalbereich mit Wasser reinigen und abtrocken. Dazu unsterile Handschuhe anziehen. Urinbeutel aufkleben. Bei Mädchen am stegähnlichen Dammbereich beginnen, bei Jungen den Penis im Beutel platzieren. Darauf achten, dass der Beutel gut hält. Ggf. krankenhausinterne Standards beachten. Danach dem Säugling die Windel anlegen und anziehen, sowie Flüssigkeit anbieten (soweit keine Kontraindikationen vorliegen). Alle 30 Minuten evaluieren, ob Urin im Beutel ist. Sobald Urin im Beutel vorhanden ist, Beutel entfernen. Meist reichen wenige Milliliter für die Untersuchung. An der Beutelspitze der von der Klebefläche entfernten Seite den Urin entnehmen. Entweder mit steriler Schere den Beutel aufschneiden oder bei geringen Mengen mit Kanüle und Spritze den Urin entnehmen. Anschließend den Urin in den vorgesehenen Probebehälter füllen.
2. Clean-Catch-Urin: Abwarten der Spontanmiktion und Auffangen des Urins. Zuvor muss der Genitalbereich gereinigt werden.

LÖSUNG 6 a) Bei der Miktionszystourethrografie wird die Blase, z. B. durch eine Katheterisierung der Harnröhre, mit Kontrastmittel gefüllt. Während der zu pflegende Mensch daraufhin „Wasser lässt", werden Röntgenaufnahmen gemacht. Dabei ist es möglich, wie in Levis Fall, einen vesikoureteralen Reflux oder eine Harnröhrenverengung zu diagnostizieren.

LÖSUNG 7 b) ...ein extrakorporales Verfahren zum Ersatz der Ausscheidungsfunktionen der Niere. Die Behandlungen dauern in der Regel 4–5 Stunden und müssen meist dreimal wöchentlich durchgeführt werden.

d) ...die gebräuchlichste Nierenersatztherapie. Dabei wird das Blut des zu pflegenden Menschen in das Dialysegerät geleitet, dort „entgiftet" und dem zu pflegenden Menschen wieder zugeleitet.

LÖSUNG 8 Der Pflegefachmann wird den Blutdruck am rechten Arm des zu pflegenden Menschen messen, da es sich bei seinem linken um den Shuntarm handelt. Da die Funktionsfähigkeit des Shunts für Dialysepatienten lebenswichtig ist, gilt es, ein besonderes Augenmerk auf die Schonung und Beobachtung des Shuntarms zu legen. Somit dürfen auf keinen Fall Punktionen, Injektionen und Blutdruckmessungen am Shuntarm vorgenommen werden. Ebenso sollte von einschnürender Kleidung und komprimierenden Verbänden (Ausnahme bei Shuntblutungen sowie kurz nach der Dialyse) abgesehen werden.

LÖSUNG 9

Bevor der Pflegefachmann Nico Schmitz die dialysepflichtigen **zu pflegenden Menschen** an das **Dialysegerät** anschließt, kontrolliert er **Shunt** und Shuntarm auf Rötung, **Schwellung** und **Hämatome.** Durch **Palpation** kann er spürbare Pulswellen ertasten und mithilfe eines **Stethoskops** ein Rauschen über dem Shunt vernehmen. Hierdurch ist es ihm möglich, den Shunt auf Durchgängigkeit zu überprüfen.

Die zu pflegenden Menschen klärt Nico Schmitz darüber auf, dass zur Schonung des Shunts von schwerem Heben, anstrengenden sportlichen Belastungen und längerer **Sonnenbestrahlung** sowie **einschnürender** Kleidung am Arm abgesehen werden soll. Ebenso verweist Herr Schmitz darauf, täglich ein **Shunt-Training** durchzuführen, um die Durchblutung zu verbessern. Dies kann z. B. durch das Kneten eines Schaumstoffballs geschehen. Mit Blick auf die Einnahme **gerinnungshemmender** Medikamente unter Dialyse beobachtet der Pflegefachmann die zu pflegenden Menschen auf Blutungszeichen und leitet sie dazu an, mögliche Blutungshinweise eigenständig zu kontrollieren (z. B. **Blut** in Urin oder Stuhl, Hämatome).

Eine besondere Herausforderung erlebt der Pflegefachmann in der **psychischen** Begleitung der Dialysepatienten. Für die Betroffenen ist die **Abhängigkeit** von einer Maschine oft sehr belastend, insbesondere die damit einhergehenden Einschränkungen bezüglich Berufsmöglichkeiten, **Freizeit** und körperlicher Belastbarkeit. Der Pflegefachmann ist sich dieser speziellen Lebensform bewusst und zeigt sich **empathisch** und offen gegenüber Ängsten, Unsicherheiten und **Stimmungsschwankungen** der zu pflegenden Menschen. Dies bezieht sich auch auf die Ernährungsberatung, die für dialysepflichtige Menschen von sehr hoher Bedeutung ist. Gerade das **Durstgefühl** aufgrund einer eingeschränkten Trinkmenge stellt eine der größten Herausforderungen dar.

34 PFLEGE BEI GYNÄKOLOGISCHEN ERKRANKUNGEN, SCHWANGERSCHAFT, GEBURT UND WOCHENBETT

LÖSUNG 1

- **Unsichere frühe Schwangerschaftszeichen:** Ausbleiben der Menstruation, HCG-Nachweis
- **Sichere Schwangerschaftszeichen:** sonografischer Nachweis des Embryos (möglich ab der 5. Schwangerschaftswoche [SSW]), Nachweis der Herzfunktion sonografisch ab 7. SSW; Ertasten des Kindes ca. ab der 18. SSW, Spüren der Kindsbewegungen ab der 20. SSW, Hören von den fetalen Herztönen

LÖSUNG 2

Das Ersttrimesterscreening kann in der 12.–14. Schwangerschaftswoche auf Wunsch der Schwangeren durchgeführt werden und umfasst die folgenden drei Untersuchungen:

- Messung der Dicke der Nackenfalte mittels Sonografie. Eine physiologische „Nackenfalte" wird als Nackenfaltentransparenz oder Nackentransparenz (NT) bezeichnet. Eine pathologisch verdickte Nackenfalte wird auch Nackenfaltenödem oder pathologische Nackentransparenz genannt. Diese kann innerhalb der Frühschwangerschaft zunächst zunehmen, dann wieder abnehmen. Am ausgeprägtesten ist sie in der 11.–13-Schwangerschaftswoche. Eine pathologisch verdickte Nackentransparenz kann auf ein erhöhtes Risiko für eine Chromosomenstörung hindeuten, zum Beispiel auf eine Trisomie 21.
- Bestimmung des HCG (humanes Choriongonadotropin). Wird zur Aufrechterhaltung der Schwangerschaft gebildet. Zeigt im mütterlichen Blut den Konzentrationsverlauf während der Schwangerschaft. Eine erhöhte Konzentration des β-HCG kann auf eine Chromosomenstörung hinweisen.
- Bestimmung des schwangerschaftsassoziierten Plasmaproteins A (PAPP-A). Werte unterhalb des Normbereichs sind Hinweise auf einen Chromosomendefekt des Feten.

Anhand dieser Werte kann ein statistisches Risiko einer Chromosomenstörung des Ungeborenen errechnet werden. Allerdings kann dabei lediglich eine Wahrscheinlichkeit geäußert und keine sichere Diagnose gestellt werden. Je nach Berechnung und Ergebnis wird der Schwangeren zu weiteren invasiven Verfahren geraten, wie z. B. der Amniozentese.

LÖSUNG 3

	Richtig	Falsch
Das Arbeitsunfähigkeitsgesetz, schränkt die Berufsfähigkeit der Schwangeren dort ein, wo möglicherweise eine Gefährdung von Mutter oder Kind entstehen könnte.		✗
Schwangere dürfen nicht im Schichtdienst arbeiten.		✗
In den ersten acht Wochen nach der Entbindung und in den letzten sechs Wochen vor der Entbindung ist die Frau von der Berufsausübung befreit. In besonderen Fällen wie z. B. bei Früh- und Mehrlingsgeburten umfasst die Befreiung zwölf Wochen nach Entbindung.	✓	
Die Arbeit mit gesundheitsgefährdenden Stoffen wie z. B. Zytostatika oder die Betreuung von zu pflegenden Menschen nach Strahlentherapie wird durch das Mutterschutzgesetz verboten.	✓	
Das Mutterschutzgesetz beinhaltet einen Kündigungsschutz bis zum zehnten Monat nach der Geburt.		✗

LÖSUNG 4 Bis zum Ende der Schwangerschaft (38.–40. SSW) ist eine Gewichtszunahme von 1,5 kg pro Woche oder Gesamtzunahme von ca. 11 kg normal. Im Durchschnitt verteilt sich diese Gewichtszunahme wie folgt: Neugeborenes 3,5 kg; Fruchtwasser 800 g; Plazenta 500 g; Uterus 1,2 kg; Wasser 2,5 kg und Fettgewebe 2,5 kg.

LÖSUNG 5 Eine physiologische Geburt wird als eine spontane Entbindung innerhalb der 38–40. Schwangerschaftswoche von einem reifen, normalgewichtigen Neugeborenen definiert. Die spontane Entbindung findet aus vorderer Hinterhauptslage statt. Ca. 80 % aller Geburten verlaufen komplikationslos als physiologische Geburt.

LÖSUNG 6 Kennzeichen der Eröffnungsperiode: Einsetzen regelmäßiger Wehen vom Blasensprung bis zur vollständigen Eröffnung des Muttermunds. Bei Marlene Albrecht haben die regelmäßigen Wehen bereits eingesetzt. Der Blasensprung hat stattgefunden, und der Muttermund ist erst 2 cm geöffnet.

LÖSUNG 7 Gerade die Eröffnungsperiode empfinden die Gebärenden als qualvoll und lang andauernd. Viele Frauen haben dabei Ängste „zu versagen“ oder „es nicht zu schaffen“. Möglichkeiten der Schmerzlinderung sollten frühzeitig mit der Hebamme oder dem Arzt/der Ärztin geklärt werden.

Mögliche Medikamente sind Spasmolytika, Opioid-Analgetika oder eine Periduralanästhesie. Ebenso können Akupunktur und entspannungsfördernde Atemtechniken zur Schmerzlinderung angewendet werden. Die Geburt wird im Idealfall durch eine vertraute Person, meist den Partner, begleitet. Zu den Aufgaben der Hebamme gehört auch die psychische Betreuung und Motivierung.

LÖSUNG 8

Als „Bonding" wird der erste Kontakt zwischen der Mutter und dem Neugeborenen bezeichnet. Es findet bereits während der Schwangerschaft statt und vertieft sich nach der Geburt durch die körperliche Nähe und Wärme sowie den Augenkontakt. Direkt nach der Geburt wird das Neugeborene abgetrocknet und auf den Bauch der Mutter gelegt. Dabei ist wichtig, dass die Haut des Neugeborenen direkt auf der Haut der Mutter liegt und das Neugeborene warm zugedeckt wird. Die vertrauten Herztöne der Mutter wirken sich beruhigend auf das Neugeborene aus. Gerade diese erste intensive und gemeinsame Zeit hat einen entscheidenden Einfluss auf die Entwicklung und Stabilisierung der Beziehung zwischen Mutter und Kind. Dieses erste Zusammensein sollte nur aus dringlichen Gründen unterbrochen werden.

LÖSUNG 9

Der APGAR dient zur Beurteilung des Zustands eines Neugeborenen direkt nach der Geburt. Er wird in der 1., 5. und 10. Minute nach der Geburt bestimmt. Entwickelt wurde dieses Punkte-Schema von der Anästhesistin Virginia Apgar. Jeder Anfangsbuchstabe steht für ein Beurteilungskriterium: A = Atembewegungen, P = Puls, G = Grundtonus (Muskeltonus), A = Aussehen (Hautkolorit), R = Reflexerregbarkeit (Reaktion auf Reize).

LÖSUNG 10

a) Im Rahmen der Erstversorgung erhält das Neugeborene eine Vitamin-K-Gabe. Dies dient zur Prophylaxe einer Vitamin-K-Mangelblutung.
b) Bei der Erstuntersuchung werden das Körpergewicht, die Körperlänge sowie der Kopfumfang gemessen. Ebenso findet eine körperliche Untersuchung durch den Arzt statt.

LÖSUNG 11

Vitalzeichen wie Temperatur, Puls und Blutdruck (Infektionsgefahr und Volumenverlust); Fundusstand; Lochien; Brust und Laktation; Miktion (spätestens 6 Stunden nach der Entbindung erster Spontanurin); Defäkation (spätestens 48 Stunden nach der Entbindung); psychischer Zustand (postpartale Psychose)

LÖSUNG 12

Auf sorgfältige Händehygiene nach jedem Toilettengang, vor jedem Stillen und jedem Kontakt zum Neugeborenen achten

Zum Umgang mit Lochien anleiten: Ausschließlich Vorlagen ohne Plastikbestandteile verwenden, keine Tampons; Kontakt des Neugeborenen mit Lochien verhindern; Vorlagen häufig wechseln; nach dem Vorlagenwechsel gründlich die Hände desinfizieren und waschen; Anleitung zur Beurteilung der Lochien auf Menge, Farbe, Geruch und Beimengungen

35 PFLEGE BEI AUGENERKRANKUNGEN

LÖSUNG 1

b) Grüner Star

LÖSUNG 2

Das primäre Offenwinkelglaukom (Weitwinkelglaukom, Glaucoma simplex) ist eine eigenständige Erkrankung, bei welcher der Kammerwasserabfluss durch altersbedingte, mikroskopische Ablagerungen im Maschenwerk des Kammerwinkels erschwert wird. Durch einen erhöhten Augeninnendruck kommt es zu einer Druckschädigung und Versorgungsstörung der zuleitenden Gefäße des Sehnervkopfes, was eine Atrophie des Sehnervs zur Folge hat. Ein Drittel aller Fälle des primären Offenwinkelglaukoms tritt trotz normaler Augeninnendruckwerte auf (Normaldruckglaukom). Dies lässt sich nach heutigen Erkenntnissen auf Durchblutungsstörungen des Auges zurückführen.

LÖSUNG 3

d) Leitsymptome des Entropiums sind Austrocknen und Reizung der Binde- und Hornhaut sowie Tränenträufeln.

LÖSUNG 4

- Makuladegeneration
- Glaukom (Grüner Star)
- Retinopathie bei Diabetes mellitus

LÖSUNG 5

Händedesinfektionsmittel; sterile Tupfer; gebrauchsfertiges Augenmedikament (Augentropfen und Augensalbe); Abwurfschale; ggf. Handschuhe zum Eigenschutz (v. a. bei infektiösen Augenerkrankungen)

LÖSUNG 6

b) Augentropfen

LÖSUNG 7

1. Hygienische Händedesinfektion durchführen
2. Zu pflegenden Menschen hinsetzen oder -legen, Kopf rückwärts anlehnen und leicht nach hinten neigen lassen
3. Die Pflegefachperson stellt sich auf die Seite des zu behandelnden Auges
4. Zu pflegenden Menschen nach oben blicken lassen, damit die Augentropfen nicht direkt auf die empfindliche Hornhaut fallen
5. Unterlid nahe dem Wimpernrand mit einer Kompresse leicht nach unten ziehen
6. Applizierende Hand ggf. an der Stirn des zu pflegenden Menschen abstützen
7. Einen Tropfen in die Mitte des Bindehautsacks geben – niemals direkt auf die empfindliche Hornhaut tropfen; zu pflegenden Menschen langsam Augen schließen lassen, ohne zu kneifen (Verteilung des Arzneimittels).
8. Überflüssige Lösung abtupfen
9. Kann der zu pflegende Mensch das Auge zum Verabreichen nicht öffnen, Augentropfen beim liegenden zu pflegenden Menschen in den Augenwinkel des geschlossenen Auges tropfen und zu pflegenden Menschen anschließend bitten, das Auge zu öffnen
10. Flasche nach Gebrauch sofort wieder verschließen, um Verunreinigungen und Infektionen vorzubeugen
11. Hygienische Händedesinfektion durchführen

LÖSUNG 8

Erinnerungspflege und Biografiearbeit

LÖSUNG 9

- Gesprächsorientierte Erinnerungsarbeit: Einzel- und Gruppengespräche zu vorgegebenen Themen, wie z. B. Schulzeit, Familienleben, Feste, etc.
- Milieugestaltung: z. B. durch Platz für eigene Gegenstände im Zimmer, welche einen Bezug zur eigenen Identität schaffen
- Handwerkliche Aktivitäten, denen in der Vergangenheit gerne nachgegangen wurde und die ggf. durch Hilfestellung auch mit einer Sehbehinderung möglich sind, ohne die Person zu überfordern

LÖSUNG 10

c) Das Kleinkind oder den Säugling liegend positionieren, in den Augenwinkel des geschlossenen Auges das Augenmedikament eintropfen und anschließend das Kind dazu bringen, das Auge zu öffnen

LÖSUNG 11

- Kein bewusstes Anlächeln der Bezugspersonen bei einem Säugling über zwei Monaten
- Keine Reaktion auf geräuschloses Spielzeug
- Schielen oder veränderte Pupillen (z. B. graue oder vergrößerte Pupillen)
- Ausgeprägte Schiefhaltung des Kopfes

LÖSUNG 12

- Ursachen des Begleitschielens korrigieren (z. B. Weitsichtigkeit)
- Ggf. Durchführung gezielter Übungen („Sehschule")
- Das geschwächte Auge zum Fixieren „zwingen" durch eine intermittierende Okklusion des sehfähigen Auges (z. B. das Abdecken des sehtüchtigen Auges mittels eines speziellen Pflasters)
- Bei schwerwiegenden Fällen Schieloperation (operative Verlagerung oder Kürzung der Augenmuskeln)

36 PFLEGE BEI HALS-NASEN-OHREN-ERKRANKUNGEN

LÖSUNG 1

Das Larynxkarzinom bezeichnet einen bösartigen Tumor des Kehlkopfs. Es ist der zweithäufigste maligne, also bösartige, Tumor im Kopf-Hals-Bereich. Männer sind ca. fünfmal häufiger betroffen als Frauen. Typisch ist das mittlere Erkrankungsalter mit ungefähr 65 Jahren. Der häufige Konsum von Zigaretten und Alkohol stellt dabei den Hauptrisikofaktor dar. Die Beschwerden eines Larynxkarzinoms hängen stark von der Lokalisation des Tumors ab. Die Therapie eines Larynxkarzinoms ist grundsätzlich eine operative Entfernung des Tumors.

LÖSUNG 2

b) ...die komplette operative Entfernung des Kehlkopfes vom Grund der Zunge bis hin zur Trachea. Mögliche Indikationen sind maligne Larynxtumoren. Nach der Laryngektomie ist die Anlage eines Tracheostomas erforderlich. Der zu pflegende Mensch verliert seine normale Stimme, und die Nasenatmung ist nicht mehr möglich. Die Laryngektomie ist somit eine sehr einschneidende und lebenslange Veränderung für den Betroffenen.

LÖSUNG 3

Der Cuff ist eine Manschette, die in der Regel mit Luft geblockt wird, um die Trachea abzudichten und somit eine Aspiration zu vermeiden. An einer Trachealkanüle mit Cuff befindet sich ein kleiner Kontrollballon. Über diesen kann der Füllungszustand des Cuffs kontrolliert werden. Ist der Kehlkopf mit Stimmbändern noch vorhanden, so ist Voraussetzung für das Sprechen über die Trachealkanüle, dass kein Cuff vorhanden oder der Cuff entblockt ist. Zum Sprechen muss die Ausatemluft über Trachea und Kehlkopf in den Mund-Rachen-Raum gelangen. Dies kann durch die Verwendung einer Kanüle ohne Cuff oder mit einen entblocktem Cuff ermöglicht werden. Zusätzlich muss in der Außenkanüle und ggf. in der Innenkanüle, um eine ausreichende Ausatmung zu ermöglichen, ein Sieb oder eine Fensteröffnung vorhanden sein. Wichtig dabei ist, dass während des Sprechens die Ausatemluft nicht über die Trachealkanüle ausgeatmet werden darf. Dazu kann die Kanüle mit dem Finger verschlossen werden. Besser ist jedoch der der Einsatz eines Sprechventils.

LÖSUNG 4 Bei einer Laryngektomie werden Kehlkopf und Stimmbänder entfernt. Somit können die Betroffenen nur durch das Stoma am Hals atmen, und die Ausatemluft gelangt nicht mehr durch den Mund. Es ist keine Stimmbildung möglich. Möglichkeiten zur Stimmrehabilitation:

- Die erste Möglichkeit ist, die **Ösophagus-Ersatzsprache** zu erlernen. Dabei lernt der Betroffene, Luft in die Speiseröhre zu schlucken und dann in den Rachen zu pressen. Durch die Schwingungen der Schleimhautfalten wird ein Ton erzeugt. Diese Technik erfordert sehr viel Geduld und Disziplin beim Erlernen, jedoch ist der Patient von technischen Hilfsmitteln unabhängig.
- Die zweite Möglichkeit besteht im Einsatz technischer Hilfsmittel. **Elektronische Sprechhilfen** erzeugen Schwingungen und werden beim Ansetzen des Geräts an den Mundboden übertragen. Der Betroffene führt die üblichen Sprachbewegungen aus. Diese Bewegungen lassen sich zu einer gut verständlichen Sprache formen.
- Das Sprechen über ein **Shunt-Ventil** stellt die dritte Möglichkeit dar. Operativ wird eine Fistel zwischen der Luft-und Speiseröhre angelegt. In diese Fistel wird das Shunt-Ventil aus Silikon eingelegt. Durch das Verschließen des Tracheostomas oder mittels eines speziellen Ventils gelangt die Ausatemluft über die angelegte Fistel mit dem Shunt-Ventil in den Ösophagus und wird dann wie bei der Ösophagus-Ersatzsprache genutzt. Jedoch ist es für den Patienten mittels Shunt-Ventil leichter, die Ösophagus-Ersatzsprache zu erlernen. Das Wechseln des Shunt-Ventils erfolgt durch den Arzt. Die Reinigung kann durch den Patienten selbst durchgeführt werden.

LÖSUNG 5 Die wichtigsten Langzeitkomplikationen und Langzeitfolgen des Tracheostomas:

- Pathologische Veränderungen der Haut im Bereich des Stomas und der Stomaumgebung, z. B. Rötung oder Schwellung
- Fehlende oder begrenzte Möglichkeit des Sprachvermögens
- Fehlende oder begrenzte Möglichkeit wichtiger Funktionen wie Husten, Riechen, Schmecken
- Eine vermehrte Sekretbildung
- Ein erhöhtes Risiko von Atemwegsinfektionen
- Schäden an der Trachea, z. B. Stenosen oder Verletzungen durch die Kanüle

LÖSUNG 6 Die Besonderheit bei der Körperpflege besteht darin, dass kein Wasser in die Kanüle oder das Stoma gelangen darf. Bei der Haarwäsche kann der Patient einen speziellen Schutz tragen, der das Eindringen von Wasser in das Tracheostoma verhindert. Bei der Bartpflege wird die Nassrasur empfohlen, beginnend an Hals und Kinn. Bei der Trockenrasur besteht die Gefahr, dass rasierte Haarstoppeln als Fremdkörper in die Kanüle und das Stoma eindringen. Ebenso sollte eine regelmäßige Nasenpflege stattfinden, da laryngektomierte zu pflegende Menschen nicht mehr die Nase schnäuzen können.

LÖSUNG 7

Die Durchführung der Tracheostomapflege erfolgt mindestens einmal täglich und bei Bedarf auch häufiger (z. B. bei Veränderungen der Stomaumgebung). Entsprechend der Wundversorgung werden die Materialien hergerichtet wie z. B.: Händedesinfektionsmittel, Abwurfschale, Schutzhandschuhe, Stomareinigungstücher, sterile oder sterilisierte Kompressen zur Reinigung, Tracheakompressen etc. Dann wird der zu pflegende Mensch mit dem Oberkörper hoch positioniert und der Kopf leicht überstreckt. Ggf. endotracheal oder neben der Trachealkanüle absaugen. Danach wird das Kanülenhalteband gelöst und die Trachealkompresse entfernt.

Die Umgebung und den Halsbereich um das Stoma reinigen. Den direkten Bereich um das Tracheostoma nach dem aseptischen Prinzip von innen nach außen reinigen. Wie auch bei der Körperpflege darauf achten, dass keine Flüssigkeit in das Stoma gelangt. Gegebenenfalls desinfizieren. Bei Auffälligkeiten der Haut Pflege durch Hautschutz- oder Hautpflegeprodukte durchführen. Neue Trachealkompresse anlegen. Anschließend Kanüle wieder mit Halteband fixieren. Darauf achten, dass dieses nicht zu locker und nicht zu fest sitzt. Es sollten unterhalb des Haltebändchens noch zwei Finger Platz finden. Bei Bedarf kann dieses noch zusätzlich unterpolstert werden. Zum Schluss den Patienten wieder angenehm positionieren und Materialien entsprechend entsorgen. Maßnahmen und Besonderheiten dokumentieren.

LÖSUNG 8

a) Bei zu pflegenden Menschen mit einem Tracheostoma ist die Funktion der Nase weitgehend ausgeschaltet. Der Selbstreinigungsmechanismus muss so durch technische Hilfsmittel übernommen werden.
d) HME ist eine künstliche angefeuchtete Nase, die auf die Trachealkanüle aufgesetzt werden kann. Dabei wird die eingeatmete Luft angewärmt und angefeuchtet.

LÖSUNG 9

Eine mögliche Erkrankung ist **Epiglottitis.** Die akute Entzündung des Kehlkopfs ist lebensbedrohlich. Innerhalb kurzer Zeit entsteht eine Schwellung der Epiglottis, und das Kind zeigt eine „karchelnde" Atmung, möglicherweise mit Stridor und kloßiger Stimme bis hin zu einer Atemnot. Die verlegten Atemwege stellen eine mögliche Indikation für eine Tracheotomie dar.

Eine weitere Indikation ist die mechanische **Verlegung der Atemwege,** z. B. durch Fremdkörper oder eine allergische Reaktion auf Insektenstiche.

Bei Frühgeborenen stellen die Unreife und eine **Hirnschädigung,** z. B. Hirnblutung, eine Indikation dar.

LÖSUNG 10

Die Angehörigen bzw. Eltern sollen so beraten und angeleitet werden, dass sie möglichst unabhängig werden. Eine kontinuierliche und frühzeitige Anleitung und Beratung sind essenziell. Wichtig ist auch, dass die Eltern erkennen, dass das Leben trotz Tracheostoma sinnvoll und lebenswert ist. Pflegende können den Eltern raten, Kontakt mit weiteren betroffenen Familien oder Selbsthilfegruppen aufzunehmen. Ebenso können Kontakte zu Sozialdiensten, Logopäden, Sanitätshäusern und weiteren relevanten Stellen vermittelt werden.

37 PFLEGE BEI NEUROLOGISCHEN UND NEUROCHIRURGISCHEN ERKRANKUNGEN

LÖSUNG 1

a) ...eine der häufigsten Erkrankungen des Zentralnervensystems. Es handelt sich um einen autoimmun bedingten Entzündungsprozess, der bei familiärer Häufung auf eine erbliche Veranlagung hinweist.

LÖSUNG 2

Neuronen sind Nervenzellen, die der Informationsübertragung und -verarbeitung dienen. Sie besitzen die Fähigkeit, Informationen in Form von elektrischen Signalen aufzunehmen, zu verarbeiten und weiterzuleiten. Ein „typisches" Neuron besteht aus einem Zellkörper und Zellfortsätzen (Dendriten und Axone). Die Axone, die am Axonhügel entspringen, leiten mit einer Geschwindigkeit von bis zu 80 m/s elektrische Impulse zu anderen Neuronen oder Muskelzellen weiter und sind somit wegführende (efferente) Fortsätze.

Bei einer markhaltigen Nervenfaser ist das Axon von einer dicken Myelinschicht (Markscheide, Myelinscheide) umgeben. Diese entsteht dadurch, dass sich Schwann-Zellen mehrfach um das Axon wickeln und somit eine dicke Hülle aus einem Fett-Eiweiß-Gemisch bilden – dem sogenannten Myelin. Die Markscheide schützt das Axon und sorgt durch die elektrische Isolierung für eine erhöhte Übertragungsgeschwindigkeit der ausgehenden Nervensignale. Jeweils zwischen zwei Myelinscheiden hat die markhaltige Nervenfaser für einen sehr kurzen Abschnitt ihren normalen Durchmesser. Diese Abschnitte werden als Ranvier-Schnürringe bezeichnet und sind für die Erregungsweiterleitung und deren Geschwindigkeit von sehr hoher Bedeutung. Die elektrischen Signale springen von Schnürring zu Schnürring und werden somit schneller weitergeleitet, als es bei marklosen Nervenfasern der Fall ist.

Bei dem Krankheitsbild Multiple Sklerose kommt es zunächst zu einer herdförmigen Zerstörung dieser Markscheiden (Entmarkung) und auch schon bald zu einer Schädigung des Axons. Durch die Zerstörung der Markscheiden ist die Erregungsweiterleitung in den betroffenen Bereichen verlangsamt oder sogar komplett unterbrochen. Man spricht bei den betroffenen Bezirken von Entmarkungsherden. Sie können in allen Bereichen von Gehirn und Rückenmark auftreten und dementsprechend zu unterschiedlichen Symptomen führen.

LÖSUNG 3 Ein MS-Schub bezeichnet das Auftreten von subjektiven oder objektiven neurologischen Symptomen. Diese Symptome halten mindestens 24 Stunden an und es bestehen mindestens 30 Tage Abstand zum vorausgegangenen Schub.

LÖSUNG 4 **Schubförmiger Verlauf:** Symptome treten in Schüben auf. Es besteht eine deutliche, insbesondere anfangs oft vollständige Rückbildung der Symptome zwischen den Schüben.

Primär progredienter Verlauf: Symptome treten nicht in Schüben auf. Es besteht von Beginn an eine fortschreitende Verschlechterung.

Sekundär progredienter Verlauf: Kontinuierliche Verschlechterung über mindestens sechs Monate. Eventuell kommt es zu einer Überlagerung mit Schüben.

LÖSUNG 5 Gedächtnisstörungen; Denkstörungen; Werkzeugstörungen; Orientierungsstörungen; affektive Störungen; Antriebsstörungen

LÖSUNG 6 Die **Alzheimer-Demenz** (Demenz vom Alzheimer-Typ, DAT) ist die häufigste primär degenerative Demenz mit ungeklärter Ursache. Im Gehirn kommt es zu intrazellulären Ablagerungen von krankhaften Tau-Proteinen, extrazellulär lagert sich unlösliches Beta-Amyloid-Eiweiß ab. Nervenzellen sterben ab, und es kommt zu einer Hirnatrophie (Schrumpfen des Gehirns). Typisch sind ein schleichender Beginn sowie ein langsames, jedoch stetiges Fortschreiten der Erkrankung.

Die **vaskuläre Demenz** ist eine Sammelbezeichnung für alle Demenzen, die auf Gefäßerkrankungen zurückzuführen sind. Dazu zählt z. B. die Multiinfarkt-Demenz, die durch viele kleine Schlaganfälle ausgelöst wird. Kennzeichnend für die vaskuläre Demenz ist ein wechselhafter Verlauf, oft mit Schüben, die auf eine erneute Mangeldurchblutung zurückzuführen sind.

LÖSUNG 7 Dementia Care Mapping (DCM) nach Tom Kitwood; Psychobiografisches Pflegemodell nach Erwin Böhm; Erinnerungspflege und Biografiearbeit; Realitätsorientierungstraining (ROT); Reminiszenz-Therapie (REM) nach Robert N. Butler; Validation nach Naomi Feil; Integrative Validation (IVA) nach Nicole Richards; Milieugestaltung und -therapie; Zehn-Minuten-Aktivierung; Kreativität und Kommunikation bei Menschen mit Demenz nach John Killick und Claire Craig; MAKS®; Therapeutischer Tischbesuch (TTB) nach Bernd Kiefer und Bettina Rudert; Erlebnisorientierte Pflege – mäeutischer Ansatz; Tagesstrukturierung.

LÖSUNG 8 Respektvoller Umgang; ruhig und geduldig im Umgang bleiben, insbesondere auch bei Gefühlsausbrüchen der Erkrankten; „unangebrachtes" Verhalten nicht kritisieren oder tadeln – es gilt stets zu berücksichtigen, dass die Betroffenen in ihrer eigenen Welt leben und sich nicht „zusammenreißen" können. Daher sinnlose Diskussionen und unnötiges Streiten vermeiden; verbliebene Fähigkeiten und Ressourcen fördern, ohne die Betroffenen zu überfordern (Überforderung löst oft Angst und Aggression aus); Orientierungsmöglichkeiten bieten, z. B. durch Biografiearbeit (Familienfotos aufstellen, Lieblingsmusik anbieten, etc.). Hierfür bietet sich auch die Interaktion mit Zugehörigen an.

38 PFLEGE BEI PSYCHISCHEN ERKRANKUNGEN

LÖSUNG 1

Alkoholkrank ist, wer länger als ein Jahr größere Mengen an Alkohol konsumiert, die Kontrolle über den Alkoholkonsum verloren hat und dadurch körperlich, psychisch und in seiner sozialen Stellung geschädigt ist.

LÖSUNG 2

	Richtig	Falsch
Pflegende unterstützen alkoholkranke zu pflegende Menschen u. a. bei der Kontaktaufnahme zu Selbsthilfegruppen und Suchtberatungsstellen.	✓	
Die Arbeit von Pflegefachpersonen mit abhängigen zu pflegenden Menschen beinhaltet, als wichtige Maßnahme, eine motivierende Gesprächsführung.	✓	
Ärzte und Pflegende werden von Alkoholkranken oft als Gegner betrachtet, was einen Beziehungsaufbau erschwert.	✓	

LÖSUNG 3

- Den zu pflegenden Menschen wird durch wertschätzenden Umgang nähergebracht, Möglichkeiten einer psychiatrischen Behandlung zu nutzen.
- Die zu pflegenden Menschen fühlen sich sicher und angenommen.
- Die zu pflegenden Menschen haben wenig oder bestenfalls keine Angst vor der Behandlung.
- Die zu pflegenden Menschen arbeiten aktiv mit.

LÖSUNG 4

Gesprächsbereitschaft; Körperhaltung; Mimik, Gestik, Sprache; auffälliges Verhalten (z. B. das Hören von Stimmen); Stimmungsschwankungen, Aggressionen; suizidale Gedanken und Handlungen; Denk- und Konzentrationsstörungen; Körperpflege; Krankheitseinsicht; soziale Fähigkeiten (z. B. Pünktlichkeit); Bewältigung der Alltagsaufgaben (z. B. Tisch decken); Integrationsbereitschaft; Verhalten bei Besuch; Freizeitverhalten; Wirkung und Nebenwirkung von Arzneimitteln

LÖSUNG 5

Unterschiedlich ausgeprägte Entzugserscheinungen, evtl. Entzugsdelir.
Mäßig abhängige Betroffene durchleben ein Prädelir: Übelkeit, Durchfall, Tachykardie, Fieber, Schweißausbrüche, Tremor der Hände, Gleichgewichtsstö-

rungen, Reizbarkeit, Schreckhaftigkeit, Unruhe, Schlafstörung, unter Umständen epileptische Anfälle.
Beim Entzugsdelir: zusätzlich wechselnde Bewusstseinsstörungen, örtliche und zeitliche Desorientiertheit, Halluzinationen, extreme Angst oder Euphorie.

LÖSUNG 6 c) Die Gestaltung der Umgebung und Betreuung, wie z. B. Räumlichkeiten, Stationsregeln, Tagesstrukturen

LÖSUNG 7

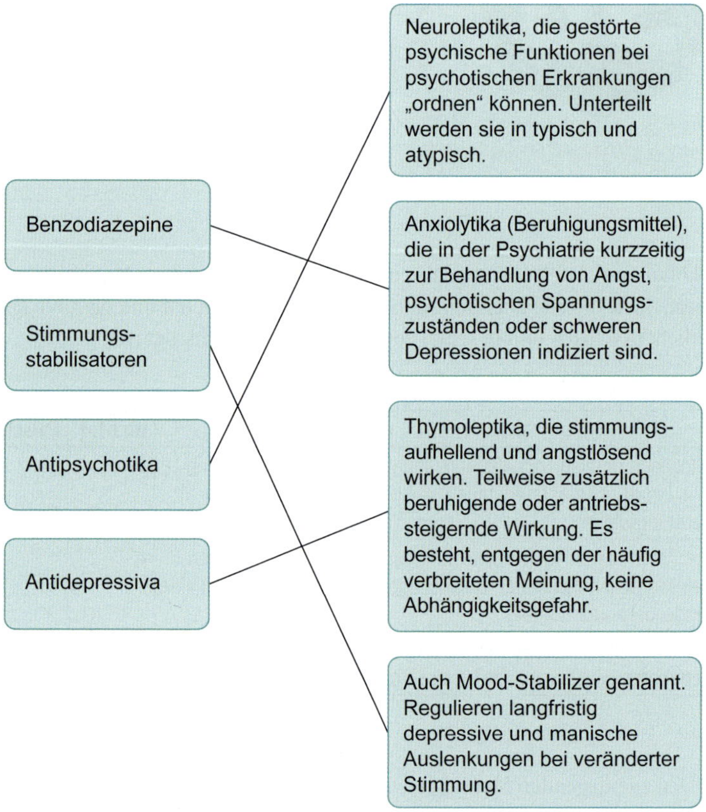

LÖSUNG 8 a) Psychische Erkrankung mit Verlust von Einheit und Ordnung der Wahrnehmung, des Denkens, der Affekte und der Identität
d) Psychische Erkrankung, welche viele Erscheinungsformen aufweist, u. a. Störungen des Ich-Erlebens und Wahnvorstellungen

LÖSUNG 9 Alkoholbedingte Leberschäden bis zur Leberzirrhose; Entzugsdelir mit epileptischen Anfällen und psychotischen Symptomen; Korsakow-Syndrom (mit Desorientiertheit und massiven Störungen des Kurzzeitgedächtnisses); Wernicke-Enzephalopathie (mit Gangunsicherheit, Augenmuskellähmungen, Reflex- und Bewusstseinsstörungen); Polyneuropathien; makrozytäre Anämie; Herzinsuffizienz; akute und chronische Pankreatitiden; Hypoglykämie; Abwehrschwäche mit starkem Risiko für Tuberkulose, Pneumonie und Meningitis

39 KOMMUNIKATION UND KONFLIKTMANAGEMENT

LÖSUNG 1

	Aufnahmegespräch	Informationsgespräch	Krisengespräch	Entlastungsgespräch
Anlass	Aufnahme im Krankenhaus, auf Station, in der häuslichen Betreuung	Informationsdefizite, Wunsch nach Aufklärung, anstehende Untersuchungen	Gespräch bei existenzbedrohenden Diagnosen, z. B. Krebserkrankungen	Zu pflegender Mensch will sich von Problemen entlasten, sucht Nähe und Hilfe
Ziele	Informationen gewinnen über Pflegebedürftigkeit, Gewohnheiten und Wünsche des zu pflegenden Menschen, benötigte Hilfsmittel; Informationen geben über Stationsablauf, Räumlichkeiten, Ansprechpartner	Informationsdefizite abbauen, Sicherheitsgefühl des zu pflegenden Menschen steigern, informierte Entscheidungen ermöglichen	Begleitung und Information, Aussprache über Probleme, Umgang mit der Erkrankung, Unterstützung, Krisenintervention	Entlastung, Problemlösung, konkrete Hilfestellung
Wo?	Ruhiger Raum zur Wahrung der Intimsphäre	Im Patientenzimmer, Schutz der Intimsphäre	Ruhiger Raum, um gute Gesprächsatmosphäre zu ermöglichen	Ruhiger Raum

	Aufnahmegespräch	Informationsgespräch	Krisengespräch	Entlastungsgespräch
Wie?	Vorstellen, Wünsche hören, informieren, fragen und zuhören	Sachlich und fachlich korrekt informieren, auf Ängste des zu pflegenden Menschen eingehen, verständlich informieren (keine unbekannten Fachwörter/Fachausdrücke verwenden bzw. diese ggf. erklären)	Zuhören, Gefühle des zu pflegenden Menschen zulassen und annehmen (Zeit und Raum geben)	Zuhören, durch kurze Zusammenfassungen des Gesagten zum Sprechen ermutigen, Gefühle ansprechen und akzeptieren, Echtheit, Empathie, Ich-Botschaften senden

LÖSUNG 2

a) Die nonverbale Kommunikation ist eine nichtsprachliche Kommunikation.

c) Ausschlaggebende Elemente bei der nonverbalen Kommunikation sind Mimik, Blickkontakt, Gestik und Körperhaltung.

LÖSUNG 3

Der Kommunikationswissenschaftler, Psychotherapeut, Psychoanalytiker, Soziologe, Philosoph und Autor Paul Watzlawick konzipierte ein Kommunikationsmodell, welches auf fünf Axiomen (Grundsätzen) beruht. Einer dieser Grundsätze besagt, dass es nicht möglich ist, nicht zu kommunizieren. Hiermit soll zum Ausdruck gebracht werden, dass Kommunikation nicht nur aus Worten und Sprachverhalten besteht, sondern jedes menschliche Verhalten einen Mitteilungscharakter besitzt.

Die Pflegefachfrau Christina Meyer äußert nur wenige Worte gegenüber Frau Kerber. Dennoch befindet sie sich in einem sehr wichtigen Kommunikationsprozess mit ihr. Dieser besteht aufseiten der Pflegefachfrau primär auf der Ebene der nonverbalen sowie auch der leiblichen Kommunikation. Nonverbal signalisiert sie Frau Kerber durch Mimik und Blickkontakt, dass diese ihre volle Aufmerksamkeit hat. Dies unterstreicht sie durch ihre zugewandte Körperhaltung. Die leibliche Kommunikation ist über verschiedene Kanäle möglich. Bei Frau Meyer äußert sie sich über einen wohlwollenden Blick, eine beruhigende Stimme, ein beruhigendes Handauflegen.

Insbesondere die leibliche Kommunikation spielt in der pflegerischen Betreuung eine wesentliche Rolle. Es ist jedoch darauf zu achten, dass, je nach kulturellem Hintergrund, nicht jede Form der Kommunikation die gleiche Bedeutung hat. So kann z. B. in manchen Kulturkreisen ein durchgehender Blickkontakt ein Zeichen für Aggression anstatt für Aufmerksamkeit sein.

LÖSUNG 4

Schritte der Konfliktlösung	Beispiel
1. Konflikt realisieren: Eingeständnis, dass Konflikt vorliegt. Nur dann erfolgreich, wenn beide Seiten dies akzeptieren und bereit sind Konflikt zu lösen.	**Pflegefachfrauen:** Haben berufliche Verpflichtung/Verantwortung nach Absprache, Frau Kerber ambulant zu versorgen. **Herr Kerber:** Will zuhause seine Ruhe. Sieht keinen Sinn in der ambulanten Versorgung. Wird wütend und zeigt deutlich ablehnendes Verhalten.
2. Konflikt beschreiben: Die Beteiligten beschreiben ihre Positionen. Hierbei kann ein neutraler Diskussionsleiter von Vorteil sein, der die oft emotionsgeladenen Situationen sachlich betrachtet.	**Pflegefachfrauen:** Ggf. verletzt, wütend über unfaire Behandlung – machen nur ihre Arbeit. Sehen nicht ein, sich anschreien zu lassen. Möchten mit Respekt behandelt werden. **Herr Kerber:** Ggf. Trauer, Wut und Gefühl der Hilflosigkeit und des Ausgeliefertseins in Bezug auf die Erkrankung seiner Frau. Möglicherweise durch Erscheinen der Pflegenden zuhause „Eindringen" der Krankenhaussituationen in die heimische Atmosphäre; Ablehnung gegenüber der Situation – schließlich ist es auch sein Zuhause.
3. Konflikt versachlichen: Sachliche Beschreibung der konfliktauslösenden Aussagen und Behauptungen aus Schritt 2. Oft wird hierdurch schon auf mögliche Lösungen hingewiesen.	**Pflegefachfrauen:** Sehen großes Potenzial darin, die ambulante Pflege im Sinne von Frau Kerber fortzuführen. **Herr Kerber:** Fühlt sich oft übergangen als naher Angehöriger. Hat große Zukunftsängste. Weiß nicht, wie er ohne seine Frau leben soll. Sieht oft keinen Sinn in diversen therapeutischen Maßnahmen, da seine Frau nicht geheilt werden konnte. Möchte nach all der Zeit im Krankenhaus wenigsten zuhause sein „altes Leben" mit seiner Frau genießen.
4. Lösung aushandeln: Sammeln von allen möglichen Lösungen und Bewertung dieser durch alle Beteiligten. Ziel ist die Entscheidung für eine Lösung, welcher alle Beteiligten zustimmen.	**Pflegefachfrauen:** Empathie nicht nur gegenüber Frau Kerber, sondern auch gegenüber dem Ehemann. Einbezug durch Angehörigenberatung – Ernstnehmen von Vorstellungen, Wünschen, Gefühlen des Ehemanns. Einweisung in pflegerische Tätigkeiten – hierdurch Gefühl der Hilflosigkeit vorbeugen. Respektvolles Verhalten gegenüber der Privatsphäre des Ehepaares zuhause (z. B. nicht ungefragt Räume betreten). **Herr Kerber:** Zeigt Akzeptanz gegenüber den ambulanten pflegerischen Maßnahmen. Sieht im Fokus eine Maßnahme, welche seine Frau zwar nicht heilen kann, aber ihre Lebensqualität verbessern soll. Sollte ihn erneut etwas stören oder verärgern, so kommuniziert er dies sofort mit dem Pflegepersonal, ohne dass sich Wut und Aggressionen über einen längeren Zeitraum ansammeln können.

Schritte der Konfliktlösung	Beispiel
5. Lösung umsetzen und beibehalten: Darauf achten, dass die Umsetzung zur Konfliktlösung von allen Beteiligten eingehalten wird.	Ggf. feste Gesprächstermine planen, zu denen alle Beteiligten zusammenkommen und die umgesetzten Lösungen evaluieren (z. B.: Wie verläuft die ambulante Versorgung? Was läuft gut? Was könnte verbessert werden?).

40 INFORMATION, SCHULUNG, BERATUNG UND ANLEITUNG

LÖSUNG 1

Mögliche Belastungen:

- Überforderung durch die Rollen der vierfachen Mutter, Ehefrau, Angestellten und Tochter. Gefühl, die Menschen, welche am meisten geliebt werden, zu vernachlässigen bzw. im Stich zu lassen
- Verlust der Mutter und schwere Erkrankung des Vaters innerhalb kurzer Zeit
- Emotionale Belastung durch veränderten Zustand des Vaters
- Gefühl von Mitleid und Schmerz gegenüber dem Partnerverlust ihres Vaters und dem daraus resultierenden sozialen Rückzug; ggf. hier Bedürfnis einer „Wiedergutmachung" gegenüber dem Vater
- Keine Möglichkeit der Unterstützung und Arbeitsteilung durch Geschwister
- Soziale Belastung durch Aufopferung und Vernachlässigung der eigenen Bedürfnisse (keine Zeit für Freizeitausgleich oder Hobbys)
- Gefühl von Unverständnis aufgrund des familiär-kulturellen Hintergrundes (In der sizilianischen Familie Campone wurden Eltern und Großeltern schon immer von Angehörigen zuhause gepflegt. Die Unterbringung in Pflegeheimen scheint hier eher die Ausnahme und nicht wünschenswert zu sein.)
- Angst vor möglichen Konfrontationen mit Pflegepersonal
- Negative Auswirkung auf die Beziehung zu ihrem Ehemann

Mögliche Bedürfnisse:

- Involvierung in die Pflege des Vaters
- Zeit finden für ihre Familie (den Rollen Mutter und Ehefrau gerecht werden)
- Zeit für sich selbst – Ausgleich schaffen
- Entlastung und Erholung
- Möglichkeiten der Aussprache
- Wertschätzung und Respekt als pflegende Angehörige
- Training pflegerischer Fähigkeiten
- Information und Beratung

LÖSUNG 2 Unter Patientenedukation versteht man psychologische und pädagogische Maßnahmen zur Verbesserung des Gesundheitszustands, die sich auch an Bezugspersonen und Familie des zu pflegenden Menschen richten. Primär sollen hierdurch zu pflegende Menschen und Angehörige zur Selbstpflege befähigt werden. Die Autonomie und Selbstkontrolle soll im Alltag ermöglicht und erhalten bleiben. Die Patientenedukation lässt sich in Informieren, Schulen und Beraten unterscheiden.

LÖSUNG 3 a) Schulung
Es handelt sich um eine Schulung, da, im Gegensatz zur Information und Beratung, eine Unterweisung anhand eines geplanten Prozesses durchgeführt wird, an dessen Ende ein definiertes Ziel (ggf. mit Überprüfung) steht.

LÖSUNG 4 c) ...der Grad, in dem das Verhalten eines zu pflegenden Menschen mit den Empfehlungen übereinstimmt, welche zuvor gemeinsam mit dem Therapeuten vereinbart wurden.

LÖSUNG 5 Kultursensible Beratung spielt in der Pflege eine wichtige Rolle, da Pflegende es mit Menschen aller Altersgruppen und verschiedener Herkunft zu tun haben. Die Interaktion mit verschiedenen Individuen beinhaltet auch Konfrontationen mit unterschiedlichen Kulturen. Bei Beratungsgesprächen und weiteren Interaktionen ist kulturelle Sensibilität sehr wichtig und fördert einen respektvollen Umgang miteinander. So ist z. B. Lorella Wasner-Campone Verständnis entgegenzubringen, wenn diese aufgrund ihrer Erziehung und Identität von einer Heimunterbringung von Familienangehörigen absieht. Vielmehr gilt es von Seiten der Pflege, gemeinsam mit den Betroffenen Lösungen zu finden, die zufriedenstellend für alle Beteiligten sind – unter anderem durch eine individuell angepasste, die kulturelle Prägung respektierende Beratung.

LÖSUNG 6 Beratung ist notwendig, um:

- die Lebensqualität sowie die Gesundheit pflegender Angehöriger zu erhalten,
- die wichtige Pflegebereitschaft zu erhalten und zu fördern,
- die Selbstbestimmung der Familien sowie die Autonomie zu stärken,
- die Verantwortungsübernahme der Familie zum Thema Krankheit und Pflegebedürftigkeit zu fördern,
- die Versorgung des Betroffenen bedarfs- und bedürfnisgerecht zu sichern,
- die Erhaltung der Lebensqualität des Pflegebedürftigen sicherzustellen.

LÖSUNG 7 Zuwendung und Interesse für den zu pflegenden Menschen; Konzentration auf den zu pflegenden Menschen („aktives“ und aufmerksames Zuhören); Wechsel der Perspektive (in die Lage des Gegenübers hineinversetzen); Empathie (in den Anderen hineinfühlen); Zeit zur Einschätzung (keine voreiligen „Diagnosen“); nach zielführenden Ressourcen bei zu pflegenden Menschen und Angehörigen suchen

LÖSUNG 8 b) Die Beratung von pflegenden Angehörigen in Pflegeeinrichtungen ist nur dann zulässig, wenn die zeitlichen Ressourcen gegeben sind.

41 HYGIENE

LÖSUNG 1

Die Krankenhaushygiene sieht spezielle Maßnahmen vor bezüglich der persönlichen Hygiene aller Personen, die an der Therapie oder Pflege eines zu pflegenden Menschen beteiligt sind. Dabei wird darauf verwiesen, dass in sämtlichen Bereichen, in denen eine Händedesinfektion durchgeführt wird, keine Form von Schmuck getragen werden darf (z. B. Ringe, Armbänder oder Armbanduhren). Daher liegt die Vermutung nahe, dass die Pflegefachfrau ihre Schülerin darauf aufmerksam macht, ihren Ehering abzunehmen.

LÖSUNG 2

1. Vor Kontakt mit dem zu pflegenden Menschen
2. Vor einer aseptischen Tätigkeit
3. Nach Kontakt mit potenziell infektiösen Materialien
4. Nach Kontakt mit dem zu pflegenden Menschen
5. Nach Kontakt mit Oberflächen in unmittelbarer Umgebung des zu pflegenden Menschen

LÖSUNG 3

c) Je nach Herstellerangaben in der Regel 30 Sekunden Einwirkzeit. Es ist darauf zu achten, dass das Händedesinfektionsmittel komplett in die Hände eingerieben wird. Bei bestimmten Erregern kann eine verlängerte oder zweifache Händedesinfektion erforderlich sein.

LÖSUNG 4

Bei den medizinischen Einmalhandschuhen, welche die Schülerin zum Entleeren des Katheterbeutels verwendet, handelt es sich um Schutzhandschuhe. Diese sind bei vorhersehbaren Verunreinigungen mit Körperausscheidungen, Sekreten und Exkrementen anzulegen. Da die medizinischen Einmalhandschuhe in diesem Fall vorrangig dem Schutz vor Verunreinigungen dienen und nicht zur Durchführung aseptischer Tätigkeiten (z. B. Katheterisierung), handelt es sich bei den von der Schülerin verwendeten um nicht sterile Einmalhandschuhe.

Wichtig hierbei ist die Tatsache, dass Handschuhe nicht eine Keimübertragung (Transmission) auf den Patienten verhindern können. Die Pflegeschülerin muss daher vor der Entnahme von Handschuhen aus dem Spender eine hygienische Händedesinfektion durchführen, ebenso wie nach dem Ablegen.

LÖSUNG 5 Das Vorhaben des Pflegeschülers ist nicht zulässig, da aufgrund einer Kontamination das Mitführen von Handschuhen in Kitteltaschen nicht gestattet ist. Medizinische Einmalhandschuhe sind stets unmittelbar vor dem Anziehen aus dem vorgesehenen Spender zu entnehmen. Ein Spender muss, wie auch Händedesinfektionsmittel, bei der häuslichen Pflege vor Ort sein.

LÖSUNG 6 d) Scharfe und spitze Gegenstände wie Injektionsnadeln müssen bei der häuslichen Pflege in speziellen stichfesten und bruchsicheren Behältnissen gesammelt werden. Ist die Befüllungsgrenze erreicht, werden sie verschlossen und entsorgt.

LÖSUNG 7 Auch in einem Hospiz gelten Hygienevorschriften, die durch Pflegende sowie weitere Berufsgruppen einzuhalten sind. Als Besonderheit ist hierbei jedoch zu berücksichtigen, dass im Mittelpunkt jeder pflegerischen Maßnahme in der Palliativsituation der Mensch und das höchste Maß an Lebensqualität in dieser letzten Phase des Lebens stehen. So kommt es in der palliativen Pflege oft zu Abweichungen von Standards. Eine hohe Versorgungsqualität setzt hierbei die Wünsche und Erwartungen des Pflegebedürftigen an oberste Stelle. Somit lassen sich in diversen Situationen besagte Abweichungen vom Standard plausibel begründen. Hat der zu pflegende Mensch am Ende seines Lebens den Wunsch, noch einmal den Kater zu sehen, so sollte diesem Wunsch nachgegeben werden.

42 DIAGNOSTIK

LÖSUNG 1

Herr Theisen hat eine Arthroskopie erhalten.

Weitere Besonderheiten in der Pflege: Nach dieser Untersuchung sollte das Bein, je nach Arztanordnung, nicht nur hochgelagert, sondern auch gekühlt werden. Des Weiteren sollten regelmäßige DMS-Kontrollen an dem operierten Bein durchgeführt werden. Auch auf Komplikationen wie Nachblutungen und Infektionszeichen ist zu achten. Die Mobilisation der Extremität wird entsprechend der Arztanordnung durchgeführt.

LÖSUNG 2

Nach der Punktion der Vene die Punktionsstelle für mehrere Minuten komprimieren. Wurde in der Ellenbeuge punktiert, sollte der Arm gestreckt bleiben und möglichst hochgelagert werden. Dies vermindert die Bildung eines Hämatoms. Punktionsstelle mit einem entsprechenden Verband, z. B. Pflaster, versorgen. Den Patienten dazu anleiten, sich bei Veränderungen an der Punktionsstelle, z. B. vermehrten Schmerzen, an das Personal zu wenden. Benutzte Materialien entsorgen und Spritzentablett desinfizieren. Um eine Verwechslung zu vermeiden, sofort nach der Blutentnahme Angaben auf dem Laborformular mit jenen auf den Blutproben sowie dem Namen des zu pflegenden Menschen vergleichen. Transport der Probe ins Labor sofort organisieren.

LÖSUNG 3

Magnetresonanztomografie (kurz: MRT): computergestütztes bildgebendes Verfahren. Im Gegensatz zur Computertomografie ist es ein Verfahren **ohne ionisierende Strahlung.** Es ermöglicht eine schichtweise Darstellung von Körperstrukturen in wählbaren Schnittebenen.

LÖSUNG 4

a) Jodhaltiges Kontrastmittel kann eine Schilddrüsenüberfunktion auslösen.
c) Das MRT arbeitet mit Magnetfeldern. Es eignet sich besonders gut zur Darstellung von Weichteilen und Gelenken.
e) Magnetische Gegenstände, wie z. B. Schlüssel oder Haarspangen, dürfen nicht in die Nähe des MRTs gelangen, da diese durch die Magnetfelder angezogen werden können. Aufgrund der Anziehungskraft wirken diese Gegenstände dann wie Geschosse. Es kann zu Verletzungen des zu untersuchenden Menschen und Beschädigungen am Gerät selbst kommen.

LÖSUNG 5

- Venösen Zugangs legen bzw. legen lassen
- Ggf., wenn angeordnet, Prämedikation verabreichen
- Weitere Vorbereitungen durchführen (z. B. bei Koloskopie Abführmaßnahmen)
- Bekleidung nach hausinternem Standard (z. B. OP-Hemd anziehen lassen und Schmuck entfernen)

LÖSUNG 6

Mögliche Komplikationen bei einer Endoskopie können Blutungen, Perforationen oder Infektionen sein.

LÖSUNG 7

Bei der Abholung des zu pflegenden Menschen nach der Endoskopie sollte bei dem verantwortlichen Personal nach dem Verlauf der Untersuchung, nach durchgeführten Interventionen oder Komplikationen sowie nach dem aktuellen Befinden des zu pflegenden Menschen gefragt werden.

Zurück auf Station, müssen die Vitalzeichen und der Allgemeinzustand des zu pflegenden Menschen überwacht und dokumentiert werden. Gerade nach Endoskopien im Magen-Darm-Bereich sollte auch auf Veränderungen des Abdomens geachtet werden. Ebenso ist auf mögliche Anzeichen für Komplikationen, z. B. zunehmend gespannte Bauchdecke oder anale Blutungen, zu achten.

Je nach Arztanordnung, zumindest bis die Sedierung abgeklungen ist, sollte Nahrungskarenz und Bettruhe eingehalten werden. Entsprechende Maßnahmen sind einzuleiten, wie z. B. für Herrn Theissen eine Urinflasche bereitstellen und die Rufanlage in Reichweite bringen. Das erste Aufstehen nach der Untersuchung sollte nur in Begleitung von pflegerischem Personal erfolgen. Hierüber den zu pflegenden Menschen informieren. Vor der ersten Mobilisation nochmals Vitalzeichen kontrollieren und sich nach dem Befinden des zu pflegenden Menschen erkundigen. Auf Nachblutungen oder Infektionszeichen achten.

LÖSUNG 8

Wegen des erheblichen Geräuschpegels erhalten die zu untersuchenden Menschen einen Gehörschutz. Bei Kindern besteht die Möglichkeit, mitgebrachte Lieblingshörbücher abzuspielen.

Ein Elternteil kann während der Untersuchung im Raum des MRTs anwesend sein. Evtl. können sich die Eltern bei kleinen Kindern mit in die Röhre legen. Dies vermittelt dem Kind Sicherheit, und eine Kurznarkose kann vermieden werden.

43 HEILMETHODEN UND THERAPIE

LÖSUNG 1

Richtiger Patient
Richtiges Arzneimittel
Richtige Dosierung/Konzentration
Richtige Applikationsform
Richtiger Zeitpunkt
Richtige Dokumentation, z. B. Abweichungen von der Verordnung

LÖSUNG 2

bukkal (in die Wangentasche des Mundhöhlenvorhofs); **intraarteriell** (i. a., Injektion in eine Arterie); **intraartikulär** (i. art., Injektion in ein Gelenk); **intrakardial** (Injektion in das Herz); **intrakutan** (i. c., Injektion in die Haut); **intramuskulär** (i. m., Injektion in den Muskel); **intraossär** (i. o., mittels Spezialkanüle in den Knochen); **intrathekal** (i. th., Injektion in den Liquorraum); **intravenös** (i. v., Injektion in eine Vene); **konjunktival** (auf die Augenbindehaut); **kutan** (epi-, per-, trans-, transdermal); **nasal** (in die Nase); **oral** (peroral, durch den Mund); **peridural** (epidural, Injektion in den Epiduralraum); **pulmonal** (z. B. Inhalate in die tieferen Atemwege); **rektal** (in den Mastdarm); **sublingual** (unter die Zunge); **vaginal** (in die Scheide)

LÖSUNG 3

Bei der entnommenen Ampulle handelt es sich um MSI, also einem Morphinpräparat, das zu den Betäubungsmitteln zählt und somit den strengen Vorschriften des Betäubungsmittelgesetzes (BtMG) unterliegt. Unter anderem ist hier gesetzlich vorgeschrieben, dass alle Arzneimittel, die unter das Betäubungsmittelgesetz fallen, getrennt von den übrigen Arzneimitteln unter ständigem Verschluss in einem separaten, abschließbaren Fach des Arzneimittelschranks aufbewahrt werden müssen. Den Schlüssel hierzu trägt die Schichtleitung bei sich und ist für die Aufbewahrung verantwortlich. Ebenfalls in diesem Fach müssen ein Betäubungsmittelbuch bzw. Betäubungsmittelkarten vorliegen, worin jede Aufnahme und jeder Abgang von Betäubungsmitteln dokumentiert wird.

LÖSUNG 4

5.	Aufziehkanüle abziehen und sofort in Spritzenabwurf entsorgen
7.	Injektionskanüle aufsetzen, Kanülenschutz nicht abziehen
8.	Spritze und leere Ampulle auf das mit dem Namen des zu pflegenden Menschen versehene Spritzentablett legen. Spritzentablett mit sterilisierten Tupfer, Haut- und Händedesinfektionsmittel, Kanülenabwurf und ggf. unsterilen Einmalhandschuhen ausstatten
4.	Injektionslösung mit Spritze und Aufziehkanüle restlos aufziehen, dabei Ampulle schräg halten und Aufziehkanüle mit dem Schliff so drehen, dass der Inhalt komplett aufgezogen werden kann
1.	Ggf. Injektionslösung aus Ampullenkopf in Ampulle zurückbefördern (z. B. durch Beklopfen)
3.	Ampullenkopf mit einer ruckartigen Bewegung abbrechen, ggf. Ring an Sollbruchstelle des Ampullenhalses beachten
6.	Luft aus Spritze entfernen, hierzu Konus nach oben halten und Spritzenzylinder leicht beklopfen
2.	Ampulle in die Hand nehmen und, zur Vermeidung von Schnittverletzungen, Zellstofftupfer mit dem Zeigefinger hinter den Ampullenhals klemmen

LÖSUNG 5 Unter parenteraler Ernährung versteht man die künstliche Ernährung unter Umgehung des Magen-Darm-Trakts. Die Nahrung beinhaltet Flüssigkeit, Kohlenhydrate, Amino- und Fettsäuren, Vitamine sowie Mengen- und Spurenelemente. Die Zufuhr erfolgt in der Regel intravenös.

LÖSUNG 6

$$\frac{\text{Infusionsmenge in ml} \times 20\ \text{Tropfen/ml}}{\text{Infusionsdauer in Std.} \times 60\ \text{Min./Std.}} = \frac{\text{Gesamttropfenzahl}}{\text{Infusionsdauer in Min.}} = \frac{\text{Tropfen}}{\text{Min.}}$$

$$\frac{2000 \times 20\ \text{Tropfen/ml}}{14 \times 60\ \text{Min./Std}} = \frac{40.000\ \text{Tropfen}}{840\ \text{Min.}} = \frac{47{,}62\ \text{Tropfen}}{\text{Min.}}$$

Die Tropfgeschwindigkeit liegt bei 47,62 Tropfen pro Minute.

LÖSUNG 7 47,62 Tropfen/Min. × 60 Min. = 2.857,2 Tropfen/Std.
1 ml = 20 Tropfen

$$\frac{2857{,}2\ \text{Tropfen/Std}}{20\ \text{Tropfen}} = 142{,}86\ \text{ml/Std.}$$

LÖSUNG 8 c) ...kutan.

44 PERIOPERATIVE PFLEGE

LÖSUNG 1

b) Endoskopische Operation

LÖSUNG 2

Angst davor, nicht mehr aus der Narkose aufzuwachen; postoperativ starke Schmerzen zu haben, nicht wie geplant operiert werden zu können; Panik, dass durch die Operation eine inoperable Erkrankung diagnostiziert wird; Angst vor bleibenden körperlichen Veränderungen nach der Operation.

LÖSUNG 3

Präoperative Ängste können durch eine psychische Begleitung gemildert werden. Für die Pflegenden bedeutet das:

- Herrn Bauers Ängste ernst nehmen, ihm mit Verständnis und Gesprächsbereitschaft begegnen und seine Fragen ehrlich beantworten
- Herrn Bauer das Gefühl geben, sich bezüglich seiner Ängste nicht schämen zu müssen

Weitere Möglichkeiten der psychischen Begleitung:

- Umfassende Aufklärung bezüglich Operation und Anästhesie
- Auf Wunsch des Patienten Einbeziehung von Angehörigen
- Ggf. Einbeziehen von Seelsorger, Sozialdienst, Selbsthilfegruppe, Psychologen
- Je nach Alter des zu pflegenden Menschen eine altersgerechte Information und das Mitbestimmungsrecht beachten (z. B. bei größeren Kindern und Jugendlichen)

LÖSUNG 4

Überprüfen, ob der Patient aufgeklärt wurde und die Einverständniserklärung unterschrieben vorliegt; überprüfen, ob die Unterlagen für den Operateur und Anästhesisten vollständig sind; Körperreinigung; Haare im Operationsfeld kürzen, bzw. entfernen; überprüfen, ob notwendige Abführmaßnahmen erfolgt sind; Überprüfung der Nahrungs- und Flüssigkeitskarenz; überprüfen, ob mit Thromboembolieprophylaxen begonnen wurde; Patienten frisches Klinikhemd reichen, bzw. beim Anziehen unterstützen; medizinische Thromboseprophylaxestrümpfe anziehen; überprüfen, ob Schmuck, Hörgerät und Prothese abgelegt wurden, ggf. behilflich sein; darauf hinweisen, alle Wertsachen sicher zu verschließen, dabei ggf. behilflich sein; überprüfen, ob Prämedikation und ggf.

auch Dauermedikation nach Anordnung des Anästhesisten verabreicht wurden; überprüfen, ob postoperativ notwendige Utensilien vorbereitet wurden.

LÖSUNG 5 b) Der Patient ist prämediziert.

LÖSUNG 6 Nach einer zweijährigen berufsbegleitenden Weiterbildung können sich Pflegefachpersonen zur Fachpflegeperson für den Operationsdienst qualifizieren. Die Tätigkeit als operationstechnischer Assistent (OTA) setzt eine dreijährige Ausbildung voraus und qualifiziert für die unmittelbare Arbeit im Operationssaal.

LÖSUNG 7

	Richtig	Falsch
Die instrumentierende Pflegefachperson richtet die für die Operation benötigten Instrumente und Geräte her und reicht sie während der Operation dem Operateur.	✓	
Da die steril eingekleidete instrumentierende Pflegefachperson nicht alle Aufgaben erfüllen kann, gibt es einen Springer, der ihr assistiert. Die Aufgaben des Assistenten beziehen sich z. B. auf die Bedienung von medizinisch-technischen Geräten und die kontinuierliche Dokumentation aller Pflegemaßnahmen.	✓	
Die operationstechnischen Assistenten sind für die korrekte Lagerung der Patienten verantwortlich.		✗
Nach der Anästhesieausleitung wird der Patient von einer Pflegefachperson zur Schleuse gefahren, umgelagert und auf Normalstation zurücktransportiert.		✗

LÖSUNG 8 Weil insbesondere nach operativen Eingriffen die Gefahr besteht, dass sich der Zustand des Patienten während des Transports akut verschlechtert.

LÖSUNG 9 a) Identität, Art und Verlauf der Operation, Komplikationen, Transfusionen, Infusionen, Drainage und Katheter, Verlauf der Aufwachphase, durchgeführte Therapie und Pflegemaßnahmen, verordnete Nachbehandlungen und Kontrollen, Ansprechbarkeit und Reaktionsfähigkeit.

LÖSUNG 10 **Nicht-medikamentöse VTE-Prophylaxe:** frühestmögliche Mobilisation (nach Möglichkeit am Operationstag oder am ersten postoperativen Tag); zusätzliche Bewegungsübungen; Kompression der Venen durch das Tragen medizinischer Thromboseprophylaxestrümpfe (MTS); intermittierende pneumatische Kompression.
Medikamentöse VTE-Prophylaxe: Low-Dose Heparinisierung.

45 INTENSIVPFLEGE

LÖSUNG 1

Unterstützung bei oder Übernahme von Aktivitäten des täglichen Lebens bei entsprechenden Einschränkungen; lückenlose Überwachung und engmaschige Beobachtung der zu pflegenden Menschen; sichere und kompetente Bedienung und Kontrolle der medizintechnischen Geräte; Assistenz bei Diagnostik, Therapie und Reanimation; Begleitung von zu pflegenden Menschen und Angehörigen

LÖSUNG 2

a) Einstellbare Grenzwerte für Überwachungsparameter, deren Über- oder Unterschreiten ein akustisches und optisches Warnsignal auslöst

LÖSUNG 3

Puls; Blutdruck; Sauerstoffsättigung; Atemfrequenz; Temperatur; ggf. weitere Parameter

LÖSUNG 4

Nichtinvasive Beatmung

LÖSUNG 5

d) Beatmung über einen Endotrachealtubus oder eine Trachealkanüle

LÖSUNG 6

Da beatmete zu pflegende Menschen oft in ihrer Kommunikationsfähigkeit eingeschränkt sind, stellen insbesondere Mimik und Gestik ein wichtiges Beobachtungskriterium dar. Pflegefachpersonen können hierüber unter anderem Ängste, Schmerzen oder Ärger wahrnehmen sowie pathologische Veränderungen (z. B. Zeichen für eine Fazialisparese wie ein hängender Mundwinkel).

LÖSUNG 7

Zentraler Venenkatheter. Ein ZVK, auch Cavakatheter genannt, ist ein zentralvenöser Zugang in Form eines dünnen Kunststoffschlauchs, der direkt in die Vena cava superior, unmittelbar vor dem rechten Herzen, eingeführt wird.

LÖSUNG 8

	Richtig	Falsch
Eine ambulante Intensivpflege beinhaltet oft auch eine Beatmung.	✓	
Eine Beatmungstherapie im häuslichen Umfeld nennt sich außerklinische Beatmung oder Heimbeatmung.	✓	
Die ambulante Intensivpflege wird ausschließlich in Anwesenheit eines Arztes durchgeführt.		✗
Für Betroffene besteht die Möglichkeit, in einer Intensivpflege-Wohngruppe von Pflegefachpersonen betreut zu werden.	✓	
Eine ambulante Intensivpflege kann eine 24-Stunden-Betreuung gewährleisten.	✓	
Eine ambulante Intensivpflege ist ausschließlich für beatmungspflichtige zu pflegende Menschen indiziert.		✗
Die ambulante intensivpflegerische Betreuung von Kindern unter 15 Jahren ist aufgrund eines zu hohen Risikos nicht gestattet.		✗
Die ambulante häusliche Intensivpflege kann unter anderem bei zu pflegenden Menschen mit Querschnittslähmungen, Herzrhythmusstörungen, Schädel-Hirn-Traumata oder Tumorerkrankungen indiziert sein.	✓	

46 ANÄSTHESIEPFLEGE

LÖSUNG 1

b) ...Unempfindlichkeit.

LÖSUNG 2

Analgesie: Ausschaltung der Schmerzempfindlichkeit
Hypnose: Dämpfung, bzw. Ausschaltung des Bewusstseins (Sedierung)
Muskelrelaxation: Reversible schlaffe Lähmung der Skelettmuskulatur

LÖSUNG 3

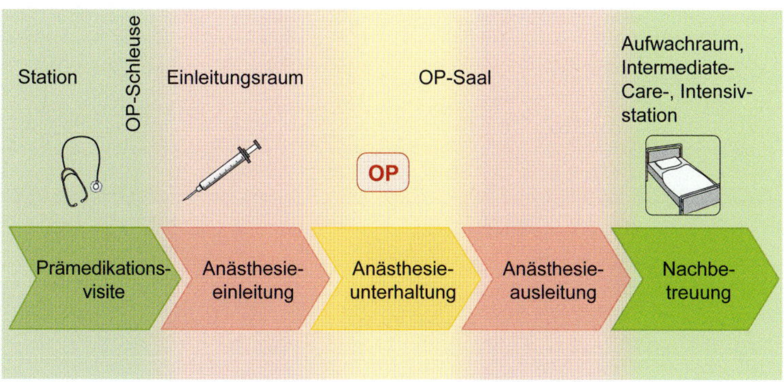

LÖSUNG 4

Eine balancierte Anästhesie ist die Kombination aus einer Inhalationsanästhesie und einer Injektionsanästhesie.

LÖSUNG 5

Der **C-Griff** entsteht, indem Daumen und Zeigefinger ein C formen und damit die Beatmungsmaske umgreifen, während die restlichen Finger den Unterkiefer des Patienten greifen und durch einen vorsichtigen Zug den Kopf nach hinter überstrecken. Dies gewährleistet, dass die Atemwege freigelegt werden.

Bei der manuellen Bedienung des **Hand-Beatmungsbeutels** wird der Sauerstoff, der sich im Hohlkörper des Beutels befindet, durch die Verbindung zu einer Beatmungsmaske oder einem Endotrachealtubus in die Lunge des Patienten befördert und gewährleistet eine Beatmung. Nach jeder manuellen Kompression dehnt sich der Beutel von selbst wieder aus.

LÖSUNG 6 d) Anästhesievisite und Aufklärungsgespräch

LÖSUNG 7 a) ...rückenmarknahes Regionalanästhesieverfahren.

LÖSUNG 8 Vor der Narkose dürfen Patienten in den letzten sechs Stunden nichts gegessen haben und in den letzten zwei Stunden nichts getrunken haben, um als nüchtern zu gelten.

LÖSUNG 9 Die anästhesiebedingte Mortalität ist für geriatrische zu pflegende Menschen höher, da altersbedingte Organveränderungen vorliegen, die einhergehen mit einer verminderten Belastbarkeit und Kompensationsfähigkeit. Das Narkoserisiko ist somit stark erhöht.

LÖSUNG 10 a) Richtig

47 PFLEGE IM GESUNDHEITSSYSTEM

LÖSUNG 1

1. Mobilität
2. Kognitive und kommunikative Fähigkeiten
3. Verhaltensweisen und psychische Problemlage
4. Selbstversorgung
5. Bewältigung von und selbstständiger Umgang mit krankheits- oder therapiebedingten Anforderungen und Belastungen
6. Gestaltung des Alltagslebens und sozialer Kontakte

LÖSUNG 2

b) ... Pflegegrad 1 bis 5.

LÖSUNG 3

Die Stufe 2 der Beurteilung der Selbstständigkeit sagt aus, dass die Person überwiegend unselbstständig ist. Das heißt, Aktivitäten können zu einem geringen Anteil selbstständig durchgeführt werden, es sind aber Ressourcen zur Beteiligung vorhanden.

LÖSUNG 4

Nach den Regelungen der Pflegeversicherung sind die Leistungen der häuslichen Krankenpflege pauschaliert. Anhand der Höhe des Pflegegeldes, ausgehend von den Pflegegraden, unterscheiden sich im budgetierten Umfang die Leistungen, die von der Pflegeversicherung übernommen werden. Die im Einzelnen zu leistenden pflegerischen Tätigkeiten werden in einem Pflegevertrag zwischen dem Dienstleister der häuslichen Krankenpflege und dem zu pflegenden Menschen geregelt. Alle Leistungen, die das Budget der Pflegeversicherung übersteigen, müssen vom Pflegeempfänger selbst gezahlt werden.

LÖSUNG 5

Pflegepersonalregelung (PPR): Ermittlung des Pflegebedarfs als Grundlage zur Berechnung des Personalbedarfs. Unterschieden wird in allgemeine und spezielle Pflege mit jeweils drei „Pflegestufen“ (Grund-, erweiterte und besondere Leistungen)

PPR 2.0: Nach vorliegenden Kriterien soll hier auf Basis der PPR der Leistungsbedarf eingeschätzt werden. Unterschieden wird in allgemeine und spezielle Pflege mit jeweils vier „Pflegestufen“ (Grund-, erweiterte, besondere und hochaufwendige Leistungen)

LÖSUNG 6 a) Funktionspflege

LÖSUNG 7 Der pflegerische Entlassungsplan beinhaltet alle Tätigkeiten im Zusammenhang mit der Entlassung oder **Verlegung** eines zu pflegenden Menschen in eine weitere Einrichtung oder nach **Hause.** Hierbei gilt es, frühzeitig den jeweiligen **Unterstützungsbedarf** und Versorgungsprobleme festzustellen. Jeder Entlassungsplan verlangt ein **systematisches** Vorgehen, um die Kontinuität der Versorgung zu sichern und **Versorgungsbrüche** zu vermeiden. Letztlich profitiert nicht nur der zu pflegende Mensch von einem guten Entlassungsmanagement. Nicht selten führen unzureichend geplante Entlassungen zu dem sogenannten **„Drehtüreffekt".** Das heißt, es kommt nach kurzer Zeit zu einer für den Einrichtungsträger **kostenträchtigen** Wiedereinweisung. Der im Jahr 2019 aktualisierte **Expertenstandard** „Entlassungsmanagement" bietet die fachliche Grundlage für eine strukturierte und systematische Krankenhausentlassung. Für den Prozess verantwortlich sind die **Pflegefachpersonen,** da diese den Bedarf erheben sowie mögliche Umsetzungen planen, moderieren und anschließend **evaluieren.**

48 RECHT

LÖSUNG 1

Das Anbringen von Bettgittern zählt zu freiheitsbeschränkenden Maßnahmen und fällt unter das Verbot der Freiheitsberaubung (§ 239 StGB). Dieses schütz den natürlichen Willen eines Menschen zur Fortbewegung, was bedeutet, dass auch verwirrte oder demente Menschen nicht ohne Einwilligung in ihrer Fortbewegungsfreiheit eingeschränkt werden dürfen. Freiheitsbeschränkende Maßnahmen ohne Einwilligung des Betroffenen sind nur dann nicht strafbar, wenn zuvor eine richterliche Genehmigung eingeholt wird. In Notsituationen, z. B. aufgrund einer erheblichen akuten Eigengefährdung des zu pflegenden Menschen, kann ein Arzt oder die Pflegedienstleitung Einschränkungen der Bewegungsfreiheit anordnen. Es muss aber umgehend eine richterliche Genehmigung nachgeholt werden.

Patientendokumentationen gelten als Urkunden und können bei Gerichtsverfahren als Beweis herangezogen werden. Nachträgliche Änderungen in Pflegedokumentationen, welche im Nachhinein nicht mehr lesbar und nachvollziehbar sind, fallen unter Urkundenfälschung. Diese wird nach § 267 StGB (Urkundenfälschung) mit einer Freiheitsstrafe bis zu fünf Jahren oder mit einer Geldstrafe bestraft.

Der sorglose Umgang der Pflegefachfrau mit den Dokumentationen und Daten von Herrn Gaukler auf dem Stationsflur führt dazu, dass Unbefugte, wie die Mutter der zu pflegenden Jugendlichen, problemlos Einblick in schützenswerte Daten erhalten können. Aufgrund dieses Verhaltens der Pflegefachfrau liegt ein Verstoß gegen die Schweigepflicht vor.

LÖSUNG 2

Tötung auf Verlangen; Schweigepflichtverletzung; Meldepflichtverletzung; Körperverletzung; Urkundenfälschung; Freiheitsberaubung; unterlassene Hilfeleistung und Aussetzung

LÖSUNG 3

a) Richtig

LÖSUNG 4

b) Falsch

LÖSUNG 5

a) Es liegt eine Patientenverfügung vor, in der festgelegt ist, dass keine wiederbelebenden Maßnahmen erwünscht sind, wenn sich die Bewohnerin aller Wahrscheinlichkeit nach unabwendbar im Sterbeprozess befindet.
b) Der behandelnde Arzt hat das unwiderrufliche Eintreten in die Sterbephase schriftlich in der Dokumentation bestätigt.
c) Nach einer schriftlichen ärztlichen Feststellung bezüglich des Eintretens in einen Strebeprozess haben die Betreuer oder Bevollmächtigten festgelegt, dass Wiederbelebungsmaßnahmen nicht mehr sinnvoll sind.

LÖSUNG 6

Eine Zuwiderhandlung gegen die Patientenverfügung gilt als Körperverletzung.

LÖSUNG 7

Infektionsschutzgesetz (IfSG); Arzneimittelgesetz (AMG); Betäubungsmittelgesetz (BtMG); EU-Verordnung 2017/745 und Medizinprodukterecht-Durchführungsgesetz (MPDG); Transplantationsgesetz (TPG); Delegation ärztlicher Tätigkeiten an Pflegefachpersonen (§ 63 SGB V)

LÖSUNG 8

Arbeitszeitgesetz; Bundesurlaubsgesetz; Entgeltfortzahlungsgesetz; Jugendarbeitsschutzgesetz; Mutterschutzgesetz; Pflegezeit- und Familienpflegezeitgesetz

49 ETHISCHES HANDELN

LÖSUNG 1

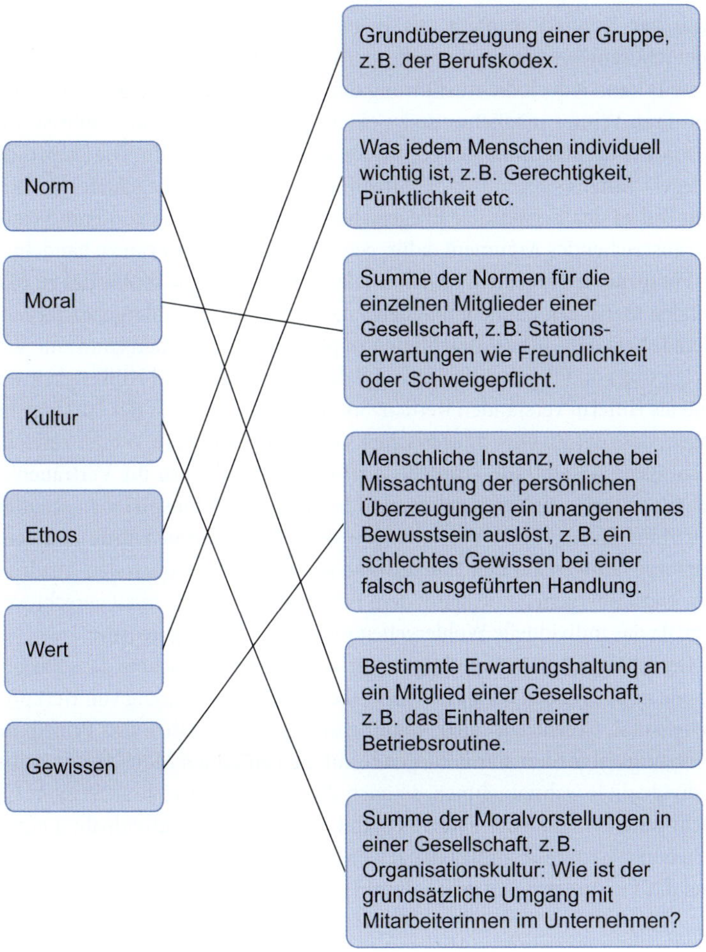

LÖSUNG 2 Ethik bezeichnet die wissenschaftliche Lehre vom guten Leben und rechten Handeln. Sie beschäftigt sich mit der Rechtfertigung von Lebensentwürfen und Handlungsweisen.

LÖSUNG 3 Autonomie/Selbstbestimmung; Schadensvermeidung; Fürsorge; Gerechtigkeit

LÖSUNG 4 **Selbstbestimmung/Autonomie:** Selbstbestimmung in der Pflege steht dafür, dass Pflegende die Autonomie jedes zu pflegenden Menschen respektieren. Dies beinhaltet, dass der zu pflegende Mensch über jede durchzuführende Pflegehandlung aufgeklärt wird und dieser zustimmen muss bzw. sie nicht ablehnt. Im Fall der an Demenz erkrankten Frau Winter besteht eine besondere Herausforderung, da hier aufgrund der Erkrankung kritisch zu hinterfragen ist, ob alle Bedingungen für eine autonome Willensbekundung (also das Ablehnen des Schutzhosenwechsels) erfüllt sind.

Schadensvermeidung: Hinsichtlich der Schadensvermeidung besteht ein ethischer Konflikt insofern, als es einerseits durch das Unterlassen des Schutzhosenwechsels zu einem körperlichen Schaden kommen kann, andererseits kann jedoch die Ausführung der Pflegemaßnahme gegen den Willen von Frau Winter möglichweise zu einem psychischen Schaden führen, insbesondere bei einer Maßnahme, die den Intimbereich betrifft. Die Skepsis des Pflegefachmanns gegenüber der Situation ist also nicht unbegründet. Auf keinen Fall ist der Verweis der Pflegefachfrau auf die Demenz von Frau Winter ein ausreichendes Argument dafür, gegen den Willen der Frau zu handeln.

Fürsorge: Hierbei steht im Fokus, dass Pflegende zum Wohle des zu pflegenden Menschen handeln und dabei das individuelle Wohlergehen fördern. Gerade bei kognitiv beeinträchtigten zu pflegenden Menschen kann eine Verweigerung von Pflegemaßnahmen Ausdruck von Angst und Hilflosigkeit sein und als Hilferuf verstanden werden. Somit würde das Gebot der Fürsorge besagen, dass das Ziel der pflegerischen Versorgung von Frau Winter zunächst nicht darin besteht, die Schutzhose zu wechseln, sondern ihr Vertrauen zu gewinnen sowie eine angenehme und beruhigende Atmosphäre zu schaffen. Ein Handeln nach den Vorstellungen der Pflegefachfrau würde zwar eine Fürsorge bezogen auf den Hautzustand gewährleisten, jedoch den Ausdruck der Angst übergehen und somit dem Prinzip der Fürsorge nicht gerecht werden, da das individuelle Wohlergehen nicht berücksichtigt würde.

Gerechtigkeit: Das Gerechtigkeitsprinzip soll verdeutlichen, dass Pflegende alle zu pflegenden Menschen gleich behandeln, unabhängig von Herkunft, Religiosität, Geschlecht, Alter, Bildung und sozialem Status. Das Prinzip der Gerechtigkeit fordert somit Pflegende auf, den einzelnen Menschen in seiner Individualität wahrzunehmen, so auch die demenzkranke Frau Winter. Gerecht wäre im Sinne der Prinzipienethik auch, auf ihre Individualität einzugehen und weiteres Handeln danach auszurichten. Das Gerechtigkeitsprinzip und das Fürsorgeprinzip gehen dabei Hand in Hand.

LÖSUNG 5

b) Der Ethikkodex für Pflegende des International Council of Nurses stellt einen wichtigen Orientierungsrahmen zur Ausübung der Profession Pflege dar und beinhaltet u. a. die Aussage: „Die Pflegende trägt zu einem ethisch verantwortlichen Arbeitsumfeld bei und engagiert sich gegen unethisches Handeln und unethische Rahmenbedingungen."

LÖSUNG 6

Eine ethische Fallbesprechung bezeichnet ein Verfahren zur Lösung ethischer Fragestellungen und Entscheidungsfindungen bezüglich eines zu pflegenden Menschen. Bestehen Unstimmigkeiten bei der Ausführung eines Behandlungsplans, so kann durch verschiedene Formen ethischer Fallbesprechungen nach Lösungen gesucht werden. Dabei ist vorrangig, dass das fachwissenschaftlich Anerkannte im Einvernehmen mit dem Willen des zu pflegenden Menschen gestaltet wird.

LÖSUNG 7

Selbstbestimmung/Autonomie der zu pflegenden Jugendlichen: Ärzte und Pflegende müssen die Autonomie der zu pflegenden Jugendlichen, wie bereits in Lösung 4 beschrieben, respektieren. Weiterführend bedeutet dies, dass der Wille und das Wohl der zu pflegenden Jugendlichen berücksichtigt werden müssen. Die Besonderheit in diesem Fall ist, dass das Mädchen minderjährig ist. Eine rechtsgültige Einwilligung der zu pflegenden Jugendlichen zur Operation ist somit ohne die Zustimmung der Eltern nicht möglich.

Sorgerecht der Eltern: Die Eltern haben durch ihre Religion bedingt andere Wert- und Handlungsvorstellungen, die es ebenfalls zu respektieren gilt. Da die Jugendliche noch minderjährig ist, sind ihre Eltern die Erziehungsberechtigten. Sie haben nach § 1626 BGB die Pflicht, für die Jugendliche zu sorgen, und können im Rahmen des Sorgerechts Entscheidungen stellvertretend für ihr Kind treffen. Dies bezieht sich auch auf gesundheitliche Belange.

50 PFLEGEWISSENSCHAFT

LÖSUNG 1

Unter Pflegewissenschaft versteht man eine empirische, praxisorientierte Disziplin, deren Gegenstandsbereich die Pflege ist. Die Pflegewissenschaft beschäftigt sich mit dem Menschen und seinem Gesundheitszustand sowie seiner Umwelt und den Möglichkeiten professioneller Pflegehandlungen. Ziel der Pflegewissenschaft ist es, Grundlagen und allgemeine Prinzipien zu entwickeln, die zu einer Verbesserung der pflegerischen Dienstleistungen führen und die Lebensqualität von Menschen und deren Bezugspersonen verbessern oder erhalten können.

LÖSUNG 2

Die Forschung ist ein Mittel zum wissenschaftlichen **Erkenntnisgewinn.** Das heißt, die zentrale Aufgabe von Pflegeforschung ist die **Wissensvermehrung.** Hierdurch wird es ermöglicht, die pflegerische Versorgung der zu pflegenden Menschen qualitativ besser und effektiver zu gestalten. Vorrangiges Ziel von **Pflegeforschung** ist es, durch die Entwicklung von wissenschaftlich fundiertem Grundlagenwissen die **Pflegequalität** zu sichern und zu verbessern. Im zentralen **Fokus** der Pflegeforschung steht die **Pflegepraxis,** wobei es nicht nur darum geht, Wissen für die Praxis zu erzeugen. Vielmehr gilt es, einen theoretischen Rahmen und theoretisch gut fundierte **Konzepte** für die Praxis zu entwickeln. Neben der Pflegepraxis stehen ebenso Themen aus dem Pflegemanagement, der Berufspolitik, der Pflegegeschichte und der **Pflege(aus)bildung** im Mittelpunkt.

LÖSUNG 3

Evidence-based nursing (EBN) bezieht sich auf die Integration der aktuell am besten bewiesenen wissenschaftlichen Erkenntnisse in die tägliche Pflegepraxis unter Einbezug des theoretischen Wissens und der Erfahrungen der Pflegenden, der individuellen Vorstellungen der zu pflegenden Menschen und der vorhandenen Umgebungsbedingungen. Evidence-based nursing bedeutet wörtlich übersetzt eine „auf Beweise gestützte Pflege".

LÖSUNG 4

d) Erstellung und Publikation individueller Qualitätsstandards

LÖSUNG 5

b) Mitte des 19. Jahrhunderts wurde durch Florence Nightingales Schriften der Grundstein für Pflege als Profession gelegt und ein Anstoß für die Entwicklung der Pflegewissenschaft erbracht.
d) Die Akademisierung der Pflege begann Anfang des 20. Jahrhunderts in den USA.

LÖSUNG 6

- Quantitativer Forschungsansatz
- Qualitativer Forschungsansatz

51 BERUF UND PROFESSION

LÖSUNG 1

DBfK steht für Deutscher Berufsverband für Pflegeberufe und repräsentiert mit mehreren zehntausend Mitgliedern den größten Pflege-Berufsverband Deutschlands. Er verfügt über ein großes nationales Netzwerk und steht in Kontakt mit vielen bundesweit relevanten Akteuren des Gesundheitswesens. Ebenso repräsentiert der DBfK Deutschland in zahlreichen internationalen Netzwerken.

LÖSUNG 2

	Richtig	Falsch
Zur Entwicklung der Pflege in Europa haben maßgeblich das Leben im christlichen Glauben und das damit verbundene Wertesystem beigetragen. Lange Zeit erforderte die Ausübung der Pflege eine christliche Gesinnung, aber keine Ausbildung.	✓	
Um 1860 wurden die ersten pflegetheoretischen Schriften von Florence Nightingale veröffentlicht. Die britische Krankenschwester, die 1820 bis 1910 lebte, gilt als eine der ersten Personen, welche sich u. a. mit folgenden Fragestellungen wissenschaftlich auseinandergesetzt haben: Was ist unter Pflege zu verstehen? Was macht das Wesen der Pflege aus?	✓	
Als „wilde Schwestern" wurden jene freiberuflich Pflegenden bezeichnet, die Ende des 19. Jahrhunderts neben konfessionellen Schwesternschaften im Rahmen einer beginnenden Emanzipation tätig waren. Zu ihnen zählte Agnes Karll (1868–1927), welche die Gründung der Berufsorganisation der Krankenpflegerinnen Deutschlands (B. O. K. D.) initiierte. Aus dieser Organisation ging der heutige Deutsche Berufsverband für Pflegeberufe (DBfK) hervor.	✓	
Innerhalb des nationalsozialistischen Regimes wurden unzählige kranke und behinderte Menschen Opfer von „Tötungsaktionen". Die Pflege war bei solchen Massenmorden nicht involviert.		✗

LÖSUNG 3

Auftrag und Ziel; Kenntnisse und Kompetenzen; berufsspezifische Aufgaben; ethische Aspekte; Ansehen, Wertschätzung, Bezahlung sowie Stellung und

Bedeutung in der Gesellschaft (Image und Prestige); Berufsbezeichnung; Qualifikations- und Karrieremöglichkeiten; rechtlicher Rahmen: Festlegung von Aufgaben und Qualifikationen

LÖSUNG 4 Das klassische Rollenbild der Frau in der Pflege ist das Ergebnis einer historischen Entwicklung. In Klöstern kümmerten sich seinerzeit Nonnen und Mönche gleichermaßen um Kranke und Bedürftige. Erst im 12. und 13. Jahrhundert entstand mit den ersten Universitäten auch eine Trennung zwischen Medizin und Krankenpflege. Da Frauen lange Zeit (bis zu Beginn des 20. Jahrhunderts) speziell der Zugang zum Medizinstudium untersagt wurde, entwickelte sich die Medizin zu einem Männerberuf, und die Übernahme der pflegerischen Maßnahmen wurde durch Frauen repräsentiert. Diese geschlechterspezifische Arbeitsaufteilung passte in das Bild des damaligen bürgerlichen Rollenverständnisses. Somit war lange Zeit das Bild in den Köpfen der Gesellschaft vertreten, dass Pflege einem „Liebesdienst" gleichkommt, der mit weiblicher Fürsorge, Geduld und Empathie selbstlos im Dienst der Gesellschaft erbracht wird. Auch nach vielen Maßnahmen zur Professionalisierung prägt dieses Rollenbild nach wie vor das Berufsbild der Pflege sowie Ansehen und Qualifikationsmöglichkeiten für Pflegende.

LÖSUNG 5 c) 1957

LÖSUNG 6 Die **informelle Pflege,** auch als Angehörigenpflege bekannt, ist die Hilfestellung und Übernahme von Tätigkeiten für pflegebedürftige Menschen durch Bezugspersonen ohne pflegerische Ausbildung. Die Übernahme informeller Pflege ist nicht auf familiär verwandte Bezugspersonen begrenzt, sondern schließt Zugehörige wie Nachbarn, Freunde etc. mit ein. Die Tätigkeiten pflegender An- und Zugehöriger haben seit je her einen sehr hohen Stellenwert. Angeleitet und beraten werden die informell Pflegenden unter anderem durch ausgebildete Pflegefachpersonen.

Die **formelle/professionelle Pflege** grenzt sich von der informellen Pflege insofern ab, dass sie durch ausgebildetes Pflegepersonal durchgeführt wird. Das heißt, Handlungen müssen fachlich und wissenschaftlich begründet und eingesetzt werden können. Es liegt aktuelles Fachwissen vor, das auch dazu befähigt, pflegende An- und Zugehörige anzuleiten, zu beraten und zu schulen, um eine qualitativ hochwertige informelle Pflege zu gewährleisten.

LÖSUNG 7

- Erhebung und Feststellung des individuellen Pflegebedarfs
- Organisation, Gestaltung und Steuerung des Pflegeprozesses
- Analyse, Evaluation, Sicherung und Entwicklung der Qualität in der Pflege.

LÖSUNG 8 c) ...eine Weiterentwicklung des Berufes insofern, als hierdurch gesellschaftliche Werte vertreten und Aufgaben erfüllt werden, die für den Fortbestand der Gesellschaft wichtig sind. Die Ausübung der Profession setzt wissenschaftlich gewonnenes Fachwissen und Kompetenzen voraus sowie eine geschützte Berufsbezeichnung und die Autonomie der Berufsausübung. Nach außen werden berufsspezifische Werte und Interessen vertreten.

LÖSUNG 9

Generalistische Pflegeausbildung: Zusammenführung der Altenpflege, der Gesundheits- und Krankenpflege und der Gesundheits- und Kinderkrankenpflege. **Berufsbezeichnung:** „Pflegefachfrau"/ „Pflegefachmann" nach erfolgreichem Berufsabschluss der generalistischen Berufsausbildung. **Vorbehaltene Tätigkeiten:** Vorbehaltsaufgaben werden erstmals für die Pflege festgelegt, die nur von beruflich Pflegenden nach 3-jähriger Ausbildung durchgeführt werden dürfen. **Regelung der hochschulischen Ausbildung:** Die primärqualifizierende Pflegeausbildung kann auch an einer Hochschule absolviert und die Berufsbezeichnung mit dem akademischen Grad Bachelor ergänzt werden. **Finanzierung:** Die Ausbildung ist für alle Pflegeberufe kostenfrei und muss angemessen vergütet werden.